動機づけ面接法の適用を拡大する：
心理的問題と精神疾患への臨床適用

編
ハル・アーコウィッツ
ヘニー・A・ウェスラ
ウイリアム・R・ミラー
ステファン・ロルニック

訳
後藤　恵

星和書店

Seiwa Shoten Publishers

*2-5 Kamitakaido 1-Chome
Suginamiku Tokyo 168-0074, Japan*

Motivational Interviewing
in the Treatment of Psychological Problems

Edited by
Hal Arkowitz
Henny A. Westra
William R. Miller
Stephen Rollnick

Translated from English
by
Megumi Goto, M.D.

English Edition Copyright © 2008 by The Guilford Press
A Division of Guilford Publications, Inc.
Japanese Edition Copyright © 2016 by Seiwa Shoten Publishers, Tokyo

はじめに

　動機づけ面接法（MI）は，そもそも William R. Miller と Stephen Rollnick によって開発された導入接近法であり，クライアントが行動や習慣を変えるように援助することを目的としている。MI は，アメリカ合衆国をはじめとする多くの国々において，物質乱用と健康に係わる問題領域の臨床活動や調査研究に，衝撃的な影響をもたらしてきた。

　MI の魅力にはいくつかの理由がある。第一に，精神療法において普遍的な重要課題である，「変化に対する抵抗」に直接取り組む面接法である。MI では，抵抗は変わることについての両価性に由来すると見なされる。MI の主要な目標は，クライアントの内的動機を強化して両価性を解決し，行動の変化を促進するように援助することである。第二に，MI には柔軟性があって，単独の治療法としても，他の治療法と組み合わせても用いられ，さらには補助的にも使用できる。第三に，物質使用と健康関連問題の領域における調査研究によって，MI の効果や有効性を支持する相当量の実証データが蓄積されている。第四に，MI は学ぶことができ，比較的少ない回数の面接によって有意な効果が得られる治療法であることが，調査研究によって実証されている。

　このように魅力的な特徴に鑑みれば，MI が，物質使用や健康に係わる問題以外の領域でほとんど採用されず，研究されてもいないことは，むしろ驚くべきことである。精神療法の領域では，MI に対する関心の兆しが認められており，いくつかのシンポジウムやワークショップで取り上げられている。また，種々の臨床集団に対して，MI を適用する研究のための助成金申請書が数件提出されており，準備中のものもある。

　変化に対する準備状態を増強し，心理的問題や精神疾患の治療結果を

改善する方法として，研究者や臨床家が，MI の採用を真剣に考慮する時機が到来している。私たちは，本書が，この目標達成を促進することを期待している。私たちは，すでに様々な臨床的問題に対して MI の適用を探究している研究者や臨床家に，彼らの取り組みについて解説する章への寄稿を募った。各章は，臨床的問題と一般的な治療法，MI がどのように用いられているか，その問題や臨床集団に適合させるために必要な MI の改作，臨床例，および関連研究の要約から成っている。

　本書は，共編者たちの協働的努力が真に結実したものである。MI の創始者である Miller と Rollnick は，物質使用障害と健康に係わる問題に MI を適用した，多くの研究と臨床活動を実施してきた。Arkowitz と Westra は，MI の使用を，うつ病や不安症にまで拡張した研究と臨床実践を行っている。

　種々の専門領域出身の臨床家が，本書において，MI の臨床的な適用と多数の臨床例や面接の描写を通して，豊富な情報を見い出すであろう。研究者たちは，MI の効果，有効性および作用機序について検証されるべき仮説を構築する，いくつもの要素を発見するであろう。臨床心理学，精神医学，カウンセリング，リハビリテーション，およびソーシャルワークを学ぶ大学院生たちも，精神科の研修医たちと同様に，本書に興味を抱くであろう。

　私たちのうちのひとり（HA）は，アリゾナ大学で数年間，臨床心理学科の大学院生に，MI の臨床研究と実習課目を教えている。この課目は，学生に大変好評で，殆どの学生が MI を自分の研究課題に組み入れる予定であると言い，履修生を追跡調査したところ，大部分が実際に MI を課題に組み込んでいた。私たちは，MI の履修科目や実習が，他大学でも提供されることを願っている。そのような機会があれば，本書は教科書として役に立つであろうし，心理療法のセミナーや実習では，副読本として用いられるであろう。

目　次

はじめに ……………………………………………………………………… iii

第1章　動機づけ面接法の概要：学習・適用および拡張について …………… 1

臨床実践と調査研究における動機　1
 MIと変化の多理論横断モデル（変化の5段階モデル）　3
MIとは何か？　4
 MIの原理と戦略　6
 MIの基礎的技術　8
 両価性に取り組む　12
 第二段階：責任を持って変わる　12
 臨床実践での様々なMI　14
 MIとその他の精神療法との関係　16
MIはどのように効果を表すのか？　18
 有効性試験　18
 MIの相対的有効性　20
 臨床的有効性　20
MIはどのように働くのか？　22
臨床家はどのようにMIを学習するのか？　25
 熟練のMI治療者になるための8つの技能　25

初期訓練　27
　　　継続的学習　29
　　結　論　30

第2章　不安症に対する動機づけ面接法の適用 ……………… 33
　不安症および通常の治療　34
　不安症に対する MI 適用の論拠　35
　不安症に対する MI の臨床的適用　37
　　概　観　37
　　MI の中核的原理　45
　問題と解決法の提案　62
　　問題の焦点を明らかにする　63
　　変わらないことの「良い点」を同定するためにクライアントを
　　　援助する　64
　　MI の「精神」にとどまり続ける　67
　調査研究：試験的な無作為化研究について　68
　結　論　70

第3章　退役軍人の PTSD 症状と問題行動を変える
　　　　　動機の強化 ……………………………………………… 73
　臨床集団と一般的な治療　73
　戦闘関連 PTSD に動機づけ面接法を適用する論拠　74

戦闘関連 PTSD に対する MI の臨床的適用　77
　　PME 集団療法介入で用いられる MI の改作　78
　　PME 集団療法と他の治療法の統合　80
　　PME 集団療法の概観：論拠・構造および技法　81
　　　モジュール 1：集団療法の概説と潜在的問題の同定　83
　　　モジュール 2：利益と代償　88
　　　モジュール 3：平均的な人との比較（基準比較）　89
　　　モジュール 4：障壁　90
　　臨床的症例　91
　　問題と推奨される解決法　94
　　調査研究　97
　　結　論　100
　　　付録 3.1　問題同定のワークシートサンプル（形式 #1）　103
　　　付録 3.2　治療後の継続的進歩のための自己対話チェックリスト　104
　　　付録 3.3　平均的な人との比較　105
　　　付録 3.4　障害となるもの　106

第 4 章　治療を拒否する強迫症患者の動機づけ　107

　　臨床症状と一般的治療　107
　　OCD に対して動機づけ面接法を適用する論拠　109
　　OCD に対する MI の臨床的適用　112
　　　心理教育　113

MI　113
　　　ERP のビデオを見る　114
　　　曝露階層の標本を作成する　114
　　　ERP を完了した患者との電話による会話　115
　　臨床例　116
　　研　究　124
　　問題と解決策の提案　127
　　結　論　129

第5章　うつ病の精神療法に対する準備としての動機づけ面接法 ……………………………………… 135

　　臨床集団と一般的な介入法　135
　　うつ病治療の受診を強化するために動機づけ面接法を
　　　適用する論拠　136
　　うつ病女性の精神療法への取り組みを強化するために MI を
　　　臨床的に適用する方法　138
　　　物語を引き出す　140
　　　フィードバックと心理教育を提供する　144
　　過去の苦痛，対処法，および治療を探求して治療に対する希望を
　　　明らかにする　152
　　　現実的，心理的，および文化的な治療障壁の解決　159
　　　コミットメント（責任をもって変わる決意の言葉）を引き出す，

あるいは可能性を残しておく　165

　問題と可能な解決策　167

　　半構造的介入　167

　　介入の所要時間　168

　　取り組み強化面接 vs. 精神療法　169

　　自殺念慮，精神病，および激越の患者　169

　　取り組み強化面接の治療者が精神療法家ではないとき　169

　　取り組み強化面接が初回面接でないとき　170

　　他の形式の治療前に強化面接を実施する　170

　調査研究と結論　170

第 6 章　うつ病の治療に統合的枠組みを提供する
　　　　　動機づけ面接法 ……………………………………… 173

　臨床集団と一般的な治療　174

　うつ病の治療に MI を適用する論拠　176

　　MI はうつ病の症状に適合する　176

　　MI はうつ病患者の活動性向上に役に立つ　177

　　共感的治療関係はうつ病を緩和する　178

　うつ病の治療に MI を適用する　178

　　『癒し』をもたらす治療関係　179

　　治療焦点の 3 つのレベル　181

　　抗うつ薬についての両価性　193

治療期間　194
うつ病のクライアントに MI を適用する問題と解決法の提案　194
　複数の焦点　194
　治療過程における焦点の移行　196
　MI は十分に行動志向でないというクライアントの認識　198
臨床心理学の博士課程大学院生に対する MI 教育の観察　199
調査研究　201
結　論　205

第 7 章　動機づけ面接法と自殺志向性 ……………………… 207
定　義　209
臨床集団と一般的な治療　210
自殺志向のクライアントに MI を適用する論拠　212
自殺志向のクライアントに対する MI の臨床的適用　215
臨床例　219
問題と解決策の提案　228
調査研究　232
結　論　233

第 8 章　摂食障害の管理的治療における
　　　　　動機づけ面接法 …………………………………… 235
臨床集団と一般的治療　237

摂食障害における MI 適用の論拠　239
　　摂食障害に対する MI の臨床的適用　240
　　　AN の Maudsley モデル　241
　　　評価と治療導入の段階　243
　　　継続的なリスク・モニタリング　254
　　　栄養面の健康状態　256
　　　重要な他者（大切な人）の協力を得る　258
　　　ケースフォーミュレーションと変化への取り組み　260
　　　再燃防止と治療の終結　264
　　　追加の治療技法：ナラティブ技法と外在化アプローチ　264
　　　家族の技術ワークショップ　266
　　摂食障害における動機づけ介入の研究　267
　　結　論　270

第 9 章　問題／病的ギャンブリングの治療における動機づけ面接法　271

　臨床集団　271
　一般的な治療　273
　ギャンブリングに対する動機づけ面接法適用の論拠　274
　問題／病的ギャンブリングに対する MI の臨床的適用　275
　　動機づけ強化による病的ギャンブリングからの自律的回復の促進　276
　　問題ギャンブリングのための 1 回の動機づけ介入面接　280

問題と提案される解決策　295
調査研究　296
　動機づけ強化によって病的ギャンブラーの自律的回復を促進する　296
　問題ギャンブリングに対する1回の動機づけ介入面接　297
結　論　299

第10章　統合失調症患者の薬物療法アドヒアランスと動機づけ面接法 …… 301

臨床集団と一般的な治療　302
SSD患者にMIを適用する論拠　306
SSD患者にMIを実施する　307
　SSD患者における変化の過程　307
　基本原理　309
　治療チームの構成員は，治療中いつでも，介入の全要素にMIを適用するのが望ましい　310
　面接の背景事情と患者の臨床症状がMIに及ぼす影響　312
　SSD患者との取り組み　313
　　目標を同定する　316
問題と解決策の提案　326
研　究　328
結　論　332

第11章　重複診断を受けている（重複障害の）患者と動機づけ面接法 …… 335

臨床集団と一般的な治療　336
統合的治療の必要性　336
認知の歪み　337
精神病の陽性症状　337
精神病の陰性症状　338
介入を要する急性症状　338

重複障害の患者に MI を用いる論拠　339

重複障害の患者に対する MI の臨床的適用　340
複数の相互に作用しあう行動の標的に対応する　340
認知の歪みに対応する　346
陽性の精神病症状に取り組む　351
陰性精神病症状を管理する　357
MI の使用が適切な時を判断する　361

研　究　363
参考になる研究　363
標準的治療の補完　364
単独型の介入　364
今後の研究の方向性　365

結　論　366

第12章　矯正施設における動機づけ面接法
―刑事司法領域において動機づけ面接法を行う試み― 369

収監された受刑者集団と一般的な治療　369
 『有効に働くこと』の実行　370
刑務所における MI 使用の論拠　372
矯正施設における MI の臨床的適用　374
 プログラムの解説　374
 訓練と治療の厳守および信頼性　378
 治療者の訓練と指導　378
 組織における MI　380
臨床例　381
矯正施設における MI の適用について考慮すべきこと　385
 真の共感性　385
 反映的傾聴　386
 動機づけの取り組みに含まれる反撥の危険性　387
研　究　387
結　論　390

第13章　心理的問題と精神疾患の治療における
   　動機づけ面接法 393
なぜ MI はそれほど急速に広まったのか？　396

MIの有効性にとって本質的なことは何であろうか？　400
　　それはMIと言えるであろうか？　401
　　MIの精神　401
なぜMIは効果的なのであろうか？：3つの仮説　404
MIと認知行動療法（CBT）を組み合わせる　407
MIにおける測定と作用機序　410
残された問題　412
結　論　415

訳者あとがき ……………………………………………………… 417
文　献 …………………………………………………………… 420
索　引 …………………………………………………………… 456
著者・訳者略歴 …………………………………………………… 476

第1章

動機づけ面接法の概要：学習・適用および拡張について

Hal Arkowitz
William R. Miller

　動機づけ面接法（MI）の最初の臨床報告が出版されて以来（Miller, 1983），その研究や適用は急激に増加している。当初 MI は問題飲酒行動に対して適用されていたが，次第に薬物乱用，ギャンブリング，摂食障害，不安症，慢性疾患の管理，健康に係わる行動など，他の様々な問題に対しても用いられるようになった。本章では，臨床実践における MI の適用，治療結果の調査研究，作用機序，および臨床家がどのように MI を学ぶかなどについて，MI の概要を解説する。

臨床実践と調査研究における動機

　動機という概念は，何十年もの間，学習の研究において重要な役割を担ってきたが（Cofer & Apley, 1964; Sorrentino & Higgins, 1996），精神療法という領域における影響は驚くほどわずかであった。20年以上前に，Miller（1985）は動機づけの諸要素や介入法と，治療への導入遵守および成果との関係に関する研究を概観した。それによって彼は，治療における動機づけの諸要素の重要性に光を当て，MI のさらなる発展に先鞭をつけた（Miller & Rollnick, 1991, 2002）。
　動機の概念は，精神療法を受けているクライアントが「行き詰まっ

て」いるように見える時に，特に有用である。最も伝統的な精神療法の観点では，「行き詰まり」は変化への抵抗と見なされる。しかし「抵抗」という言葉は非難の意を含み，故意の（しばしば無意識ではあるものの）頑固さを意味する。さらに，精神療法の各学派は，抵抗の意味と取り扱いについて異なる見解を持つ。「動機」という用語の使用は，敬意を表しやすいというだけでなく，なぜクライアントが実際に変わるのかについての，統合的な理解を深めることを通じて，クライアントの変化を促進する方向へと，治療者を導くものである（Engle & Arkowitz, 2006）。

MI は，治療を求める多くのクライアントが，変化について両価的状態にあり，治療の過程で動機が強化されたり減弱されたりする可能性があることを，前提にしている。したがって，治療者は，そのような諸要素に敏感に応答し，対抗しようとするよりも，調子を合わせて働きかけるべきである。

MI の中心的目標は，クライアント自身の内的な変化への動機を強化することである——それは，他人から変わるように説得されたり，おだてられたり，あるいは強制されたりするといった外的資源よりも，自分自身の個人的な目標や価値観から生じるものである。現に，変化させようとする外的な圧力は，逆に変化したいという意欲の低下を引き起こしうる。Brehm と Brehm（1981）は，変化を忌避するような抵抗は，人が自分の個人的な自由を脅かされると感じた時に生じると提唱している。たとえば，変化の方向を指示されると，反対方向の行動をとることによって，抵抗が表される。治療者が指示的でなく支持的である時には，そのような反応が生じる可能性は低く（Miller, Benefield, & Tonigan, 1993; Patterson & Chamberlin, 1994），変化を生じる可能性が高くなる。

内的動機の重要性は，Lepper, Greene と Nisbett（1973）の研究によって明らかにされた。彼らは，明らかな外的働きかけや誘因のない状

況において，教室内の幼児が，どのような活動に従事するかという観察研究を実施した。この観察では，幼児の活動は，内的（自発的）な動機によるという前提に立っている。研究の次の段階で，彼らは，それぞれの子どもに対して，その時従事していた活動について，それに言及して褒めた。こうした強化が，その活動を促進するであろうという通常の予測に反して，研究者たちは，褒められることによって，子どもの活動が減少することを見い出した。研究者たちは，大人から褒められてしまった子どもたちが，自分自身の楽しみのためではなく，大人の機嫌を取っていると指摘されたように感じたために，賞賛された活動が減少したのであろうと考えた。そこで彼らは，外的な賞賛によって内的な動機が損なわれたと解釈した。そのほかに，賞賛によってその活動に対する幼児の関心が低減した可能性もある。さらに，自分自身の自発的な変化は，外的な要因（治療者や薬物療法など）によってもたらされる変化よりも，持続する可能性が高いことが，研究によって明らかにされている（Davidson, Tsujimoto, & Glaros, 1973; Davidson & Valins, 1969）。

MIと変化の多理論横断モデル（変化の5段階モデル）

MIとProchaskaらによる変化の5段階モデル（Prochaska & Norcross, 2004）は，別々に発展したものではあるが，いくらかの類似性が見られる。どちらの理論においても，人々は変化の過程で様々な準備状態を通って変わっていくことを想定している。多理論横断モデル（変化の5段階モデル）は，異なる変化の段階が，変化に対する準備状態の程度と関連していることを示唆し，具体的に人が通過する5つの段階を提案している（前熟考期，熟考期，準備期（決断期），実行期，維持期）。これらの段階においては，一方向的に前進するというより，むしろ各々の段階を行ったり来たりする。例えば，実行期にある人が熟考期に戻ることもあり，そこから前熟考期へとさらに後退したり，あるいは再び実行期へと前進したりする。このモデルは，変化の各段階で最も

多く用いられる，具体的な変化の過程を表している．例えば意識化は，前熟考期や熟考期において用いられるのが一般的であるのに対して，随伴性管理はそれより後の実行期や維持期において用いられることが多い．Prochaska と Prochaska（1991）は，変化の過程と段階との間に不一致が見られる（前熟考期において随伴性管理が用いられているなど）場合には，段階における移行が遅れ，その人が抵抗しているか，遵守していないように見えてしまうことになると示唆している．

両価性は，MI においても，多理論横断モデル（変化の５段階モデル）においても，熟考期の特徴として正常なものと考えられている．変化することによるデメリットがメリットを上回ってしまう人は，変化に対してあまり動機づけられないであろう．メリットがデメリットよりも多い場合，その人は変化に対してより動機づけられる．問題を，抵抗としてではなく両価性と考えることによって，両価性のそれぞれの面を検討し，両面相互の動的関係を検証する道が拓かれる．変わらない理由は，相応の価値があるものと見なされ，変化の過程で十分に吟味される．MI は，変化の方向に向けて，両価性を解決することによって，動機を強化するように構造化されている．

MI とは何か？

Miller と Rollnick は，MI を，両価性を探究し解決することによって，変化への内的な動機を強化する，指示的なクライアント中心療法であると定義している．MI は，クライアントの内的準拠枠や現在の関心事を理解することに重点を置く Carl Rogers のクライアント中心療法に深く根ざしており，また行動や生活態度と価値観の矛盾に取り組むことを基礎に据えている．MI においてもクライアント中心療法でも，どちらも治療者は，正確な共感性と無条件の肯定的な関心を含むコミュニケーションにより，クライアントの成長と変化への環境を整える．

MIは，クライアント中心療法を少し作りかえたものと言える。クライアント中心療法との違いは，MIが変化に関する両価性を低減し，内的動機を強化するという，具体的な目標を持つ点にある。換言すれば，MIは，クライアント中心療法でありながら，指示的な治療法なのである。MIの治療者は，治療者よりもクライアントこそが，変化の擁護者であると同時に，変化の主要な力となるような雰囲気を醸成する。MIの精神は，協働性，喚起性，自律性にあり，それこそがMIの中心である。それなくしては，たとえMIの方法を用いたとしてもMIとは言えない。しかしながらMIは，単にMIの精神によってのみ規定されるものではない。MIの精神に加えて，具体的な原理（共感を表現する，矛盾を拡大する，抵抗に逆らわず一緒になって進む，自己効力感を育成する）も，MIの重要な構成要素である。さらに，両価性の解決を通して変化への動機を強化し，ひいては行動の変化を導き出すという目的を達成するために，変化を促進し，責任を持って変わる決意を語る言葉（チェインジ・トーク）を，クライアントから引き出して聞き分け，それを強化するという，最も重要な取り組み方などの技法が含まれている。

　Burke, ArkowitzとMenchola（2003）は，MIの長期的結果の研究を概観して，当時の文献には「純粋な」MIを用いたものがひとつもないという，やや驚くべき報告をした。事実上，全ての既出の研究は，何らかの形でMIを改作したものであった。多くは，認知行動療法など他の治療法と，MIを組み合わせていた。最も一般的な改作版において，クライアント（通常は飲酒か薬物の問題を持つ）は，標準化された評価指標の個人的結果に基づいてフィードバックを与えられる。この組み合わせは，現在，動機づけ強化療法（motivational enhancement therapy：MET）（Miller, Zweben, DiClemente, & Rychtarik, 1992）として知られている。このフィードバックは，クライアントの標的とする症状の重症度を，正常値と比較した値に関連したものであり，動機づけ面接の形式

で提供される。そのようなフィードバックは，MIに不可欠な部分というわけではなく（それでも極めて有益ではあるが），フィードバックを伴わないMIそのものの有効性は，明らかにされていない。

MIの原理と戦略

MillerとRollnick（2002）は，彼らが得た具体的な臨床的戦略と共に，MIの4つの基本原理について述べている。

原理1：共感を表現する

共感的な治療者は，審判や批判をせずに，クライアントの観点から見た世界を，そのまま経験しようと努力する。そうすることによって，クライアントの思考，感情，および行動がよりよく理解できる。例えば，私たちの一人（Hal Arkowitz）は，コントロール不良な重症の高血圧を患っている男性を受け持つことになった。その人は50代前半の男性で，脳梗塞や心臓発作の発症リスクが高いことをよく知っていながら，決められたとおりに服薬せず，医師による食事や運動のアドバイスにも従わなかった。彼の担当医と家族は，外的な立場から彼の状態を見て，彼の行動が理解できず，健康的な生活をするように，彼を説得しようと努力していた。しかし，クライアントの観点に立てば，彼の行動を理解することができた。彼は，自分の仕事が「まあまあうまくいっていて」，自分の家族が「まあまあうまくいっていて」，自分の生活も「まあまあうまくいっている」と報告した。これらの見解は，明らかに活気と熱意に欠けた口調で述べられた。しかし，彼は，好きな食物（どれも彼にとって身体に良くないもの）について話す時には，生き生きとしていた。そのような食物は，他の領域では得られない喜びや情熱を，彼にもたらしていた。治療者が，服薬遵守不良について尋ねると，彼は即座に，口に入れる一口一口の食べ物を分析し，薬を毎日慎重に数えて，正しく服用しているか確かめている，高齢の両親について述べた。彼は

「私は自分の人生をそんなふうに生きたくはないのです。彼らのように生きるよりも，外に出かけて楽しみたいのです」と言った。彼の観点から見るならば，彼の行動は完全に理解可能であった。

共感性は，治療者がクライアントの観点から世界をながめる，非審判的な態度を必要とする。それは治療者が，クライアントの行動を容認するという意味ではないが，彼らの選択に不賛成を表明したり批判したりはしないということである。それはすなわち，クライアントの行動は，彼らの観点に立って理解しようとする時に，より理解しやすくなるという意味である。

原理2：矛盾を拡大する

動機は，クライアントの現在の行動と，価値観との矛盾によってもたらされる。矛盾を認識すると，変化への動機は強化される。例えば，良い親であることに大きな価値を置く薬物依存のクライアントであれば，薬物使用と，望ましい親になろうとする自分の決意との間に生じる矛盾を認識すると，不全感を味わう。この不全感が，変化への動機を増強する。MIの治療者は，動機を強化するために，行動と価値観の矛盾を，クライアントに対して明らかにする。MIにおいて，治療者は，変わらないことを主張するクライアントの意見よりも，変わろうとするクライアントの発言に，特別の注意を払う。治療者は，両価性から抜け出す道筋として，クライアント自身の変わろうとする発言を区別し，特に引き出して探究する。

原理3：抵抗に逆らわず一緒になって進む

MIでは，変化への抵抗は，克服すべき障害物というよりも，正常な変化の過程の一部とされており，クライアントの経験について，貴重な情報を与えるものと考える。両価性は，クライアントの希望，願望，恐れを明らかにする。クライアントは，変化のメリットについて考えてい

る可能性もあるが，失敗の恐れ，変化に伴って生じると彼らが信じている要請や責任に対する恐れ，または変化によって未知なるものや予測不可能なものに直面する不安など，変化にかかわる懸念を抱いている可能性もある。

MI においては，治療者がクライアントの観点から両価性の両面を理解し，尊重するよう努める。変化に反対する意見は，共感と受容をもって受け止められる。問題を持つことの利益について話すこと，これに対して治療者が傾聴し，変化を押しつけることなく共感的に応答するのを見い出すことは，クライアントにとって意義深い経験となるであろう。抵抗とともに進むことは，抵抗を増幅するよりも，むしろ減弱するのである。

原理4：自己効力感を育む

MI では，治療者がクライアントの自己効力感を育む。自己効力感とは，自分が，なすべきことを実行し，変化を達成できるというクライアントの信念である。人が変わろうと決断する時には，望ましい変化を達成するための知識や手段を，すでに持っていることが多い。そうでなければ，治療者が相談役や案内役として，変化の過程を進展させる可能な方法を提案することもできよう。しかし，MI においては，変化の過程で最終的に決断を下すのは，あくまでもクライアントである。

MI の基礎的技術

MillerとRollnick (2002) は，上記で考察した精神（原理）と一致する，多くの基礎的な技術について述べている。彼らは，MIを2つの段階に分けた。第一段階では，クライアントは変化について両価的であり，変化を達成するには不十分な動機しか持っていないと想定される。したがって，この段階における目標は，クライアントの状態に応じて両価性を解決し，変わるための内的な動機を構築することである。第二段

階の始まりは，クライアントが変化について話し始めたり，変化について質問したり，望ましい変化に伴う未来を思い描くなど，彼らが変化に対して準備を整えている徴候を示すことによって明らかになる。この段階では，クライアントが責任を持って変わる決意を強固にすること，さらに彼らが変化の計画を発展させ実行することへと，援助の目標が移行する。

MIの技術のうち，開かれた質問，反映的傾聴，肯定，要約はRogers（1951）のクライアント中心療法を取りいれた技術である。しかしながら，チェインジ・トーク（変化の言葉）を引き出す方法は，意図的に方向づけをするMIに特有の技術である。

開かれた質問をする

MIではクライアントが多くを話すべきであり，開かれた質問をするのは，この目標を達成するためである。治療者は，注意深く選択した開かれた質問をし，その答えに反映的傾聴で応答することにより，クライアントが，両価性を解決して変化を達成するために重要と思われる領域に，集中して取り組むよう援助する。

反映的に傾聴する

反映的傾聴は，おそらくMIにおける最も重要な技術のひとつであろう。MillerとRollnickは，「反映的傾聴の要は，話し手の言おうとするところを推測する点にある」と示唆している。人々は，自分が本当に話したいと思うことを正確に表現するとは限らない。彼らが本当に話したいことを言葉にできないのは，怖れ，心配事，または彼ら自身の意見を認識できないからであるかもしれない。あるいは，彼らの経験を適切に表現する言葉を見い出せないからということもあろう。反映的傾聴によって，治療者は，彼らが自分の言いたいことを言語化し，もっと明瞭に自分の意見を自覚できるように援助する。表1-1では，様々な反映的

表 1-1 動機づけ面接法における反映のレベル

クライアントの発言		
「特に何が起こったわけでもないのですが，最近さらにうつになってきています」		
	定 義	応答の例
繰り返し	クライアントの発言内容のうち，ある要素を繰り返すこと	「あなたは最近さらに落ちこんでいるのですね」
言い直し	クライアントの発言内容に近いことを，いくらかの言い直しと同義語を交えて言うこと	「では，あなたの悲しみは，もっと深くなっていて，あなたはどうしてそうなったのかわからないのですね」
言い換え	クライアントの発言の意味を推測し，推論して反映すること	「あなたは自分の気持ちがどうしてそのように変化するのかを理解したいのですね」
感情の反映	感情についての発言や喩えを通して感情的な側面を強調すること	「自分の落ち込んだ感情を理解できないというのは，怖いものです」

応答の具体的な例を描写している。

　多くの治療者が，基本的面接技術訓練の初期に，その一部として反映的傾聴を学習する。したがって，熟練した共感的反映の難しさは，しばしば見過ごされてしまう。質の良い反映的傾聴は，動機を増強して変化を決意させる，MIの中核的な技術である。MIの治療者が用いる言葉の殆どは，クライアントの言いたいことを反映的に熟慮した，推測に基づく言葉である。私たちがMIを教えてきた経験からは，初心者ばかりでなく経験を積んだ専門家であっても，外的（一般的）な価値基準によって指示することなく，共感的な反映的応答を基本において面接を進めるのは，当初はかなり難しいということがわかっている。

肯定する・褒める

　MIの治療者は，変化の過程でクライアントを支えて励ますために，好意的な評価や理解を示す言葉によって，クライアントを頻繁に肯定し賞賛する。単純な例としては「それは勇気のある行動でしたね」「それは本当によい考えだと思います」などがある。

要約する

　要約は，MIの面接全体を通して重要な役割を演じる。要約という技術は，治療者が傾聴していることを伝えるだけでなく，クライアントが話した内容をつなぎ合わせて関連づけたり，重要な点を強調するために用いられる。要約は，クライアント自身の口から語られる，変化への動機を示す「チェインジ・トーク」を，集めて強化するために，特に有用である。「チェインジ・トーク」とは，変化へ向けて動機づけられていることを表明するクライアント自身の言葉である。

チェインジ・トークを引き出す

　以上に述べた4つの技術は，MIの基礎的技術であるが，それらは必ずしも，クライアントに両価性から抜け出す道筋を提供するわけではない。単に質問・反映・肯定・要約を繰り返して，堂々巡りになってしまうこともある。チェインジ・トークを引き出すという5つ目の技術では，治療者は変化を擁護する立場に立って見せることなく，意図的にクライアントを誘導し，変わろうという決意の言葉（チェインジ・トーク）を，引き出すのである。チェインジ・トークとは，願望，認識されている能力，必要性，準備状態，理由および責任を持って変わろうとする決意の言葉などである。Amrhein, Miller, Yahne, Palmer と Fulcher（2003）は，変化への決意を表明する言葉が，薬物乱用・依存症の治療における成果を，最も強力に予測させる因子であることを見い出した。MIの治療者は，チェインジ・トークを引き出すように開かれた質問を

し，クライアントの発言を熟慮して反映し，探求する。そうして，チェインジ・トークに表れた様々な内容や課題を，集めて要約するのである。

両価性に取り組む

上記で考察した戦略の全ては，両価性に取り組むために用いられる。両面の反映は，「では，あなたは一方ではその関係を実際に終わりにしたいと感じていて，また一方では，そうするのが正しいことかどうかよくわからないと感じているのですね」など，クライアントの矛盾を浮き彫りにするために用いられる。折々のこのような要約は，チェインジ・トークを収集し，強化するのに有用である。

治療者から見て，クライアントが両価性を解決する方向に傾いていると感じられる時には，「現時点で，あなたは，どのようなことをなさるおつもりですか？」等の，開かれた質問をすることもできよう。クライアントは行動を変えることに前向きな反応をするか，または，何事かを実行する用意ができているかどうかわからないという徴候を見せるであろう。後者の場合には，治療者は第一段階に戻って，クライアントが第二段階に進むかどうかを試すのに適切な状態になるまで，両価性を解決する取り組みを続ける。

第二段階：責任を持って変わる

MIの第二段階では，変化の計画を発展させ，責任を持って変わる決意を強化する。MillerとRollnick（2002）は，クライアントが，第二段階に移行しつつあることを示唆する，準備状態を示す徴候について論述している。以下にそれを挙げる。

・変化への抵抗が減少している
・次の段階へ進む躊躇や当該の問題について言い争う態度が減少している

・クライアントが,問題という重荷を降ろしてリラックスしているように見える「解決したような感覚」
・チェインジ・トークが増加する
・変化に関する質問が増える
・変化を含む,大きな未来の展望を描く
・面接の合間に,可能な変化を実験的に実行してみる

　私たちは,人々が動機づけの諸段階においても,両価性の取り組みにおいても,常に動揺するであろうことを心に留めておくべきである。Mahoney が示唆したように,変化とは振幅のある動揺性の過程として最も良く表現される。
　さらに,変化が一元的であることはめったにない。治療を求めてくる人々の殆どが,ひとつ以上の問題を抱えており,いろいろな次元での変化を必要としている。例えば,うつ病は,しばしば人間関係の問題と物質依存がからんでいる。このように,様々な問題領域において,それぞれに異なる段階の「変化への動機」が存在するのである。
　加えて,Arkowitz と Burke(第6章)および Zuckoff, Swartz, Grote(第5章)によれば,その人の問題に対する全体的な動機と,変化を達成するのに必要なひとつひとつの行動を実践する動機との間には違いがあって,これを区別しなくてはならない。辛い問題を軽減することには強く動機づけられている人であっても,ある特定の戦略に従って実行することにはためらいがあるかもしれない。すなわち全体か部分的過程か,いずれかの課題に,または両方に関してクライアントは両価的であり得る。
　MI の流儀では,クライアント自身から始まる変化の計画のほうが,治療者による計画よりも重要視される。治療者は,次のような質問によって,クライアントが考えることを奨励し,変化について語るように導く。「あなたがそれを実行するとしたら,どのようになさいます

か?」。クライアントは,変化に動機づけられていることもあるかもしれないが,時によっては,変化を達成するために為すべきことを知らないこともある(例；パニック発作を減らす)。そのような時こそ,治療者の専門的技術や知識が,治療の部分として有用であり必要とされる。大切なことは,助言や提案をするかどうかではなく,いつどのようにそれを提供するかという点にある。MIにおいての助言や提案は,案内人(ガイド)または変化の相談役としての役割を取る治療者によって行われる。案内人は,あなたがいつどこへ行くのか決定しない。その代わりに,あなたが行きたいと望むところへ到達するのを助けてくれる。クライアントが望むならば,治療者は,どのように変わる過程を進んでいけばよいか提案するであろう。しかし,その態度は押しつけがましいものでなく,その時点で最適と思われる他の選択肢を,クライアントが選ぶことを受け容れる。例えば治療者は,変わる準備はできているが,どのように変わっていけばよいのかわからないというクライアントに,次のように言うかもしれない。「私は,同じような問題を持った人々に役に立った方法を,いくつか知っています。あなたは,それを聞いてみたいとお考えでしょうか?」。このような方法で,治療者は変化を促進する助言や提案を提供しつつも,自分自身のために最良の方法を選択するであろう,クライアントの能力に対する尊重を表明する。

臨床実践での様々なMI

　MIは,他の治療法と同様に,「単独の」治療法として用いることができる。比較的短期間の(1～4回の),MI単独の治療面接を受けても,重要な変化へと導かれることがある。例えば,アルコール依存症治療の大規模比較研究(4回の根拠)によれば,4回の動機強化療法を受けたクライアントは,飲酒しなかった日数および飲酒時の酒量測定において,12回の認知行動療法(CBT)面接や12ステッププログラムによる治療を受けた人々と同程度に,良好な結果を残している。MIは,特

に動機に焦点を当てているので，その他の治療の触媒として作用する可能性がある．実際 MI は，様々な治療法の初期治療や補助療法として用いられており，その他の組み合わせ形式や統合された形式でも用いられている．

　MI は，後に続く治療に対する動機を強化するための，初期治療として用いられ，効果的であることが知られている．MI のメタ解析によれば，初期治療としての MI は，単独で用いられた場合よりも大きな効果（Burke et al., 2003）と長時間に及ぶ効果（Hettema et al., 2005）をもたらすことが見い出されている．さらに，Connors, Walitzer と Dermen（2002）は，MI による初期治療が，Frank（1974）らによって開発された役割誘導による初期治療に比較して，アルコール依存症に対する CBT の効果を，より有効に強化することを見い出した．役割誘導の面接者は，治療の論拠や治療過程におけるクライアントと治療者それぞれの期待について，クライアントと話し合った．MI による初期治療は，指示的な入院治療プログラム（Brown & Miller, 1993）でも，外来プログラム（Bien, Miller, & Boroughs, 1993）においても，治療の長期的結果を改善した．変化に対する内的動機が十分であれば，人は変化に対して抵抗することが少なくなるため，指示的プログラムを有効に活用できるということであるのかもしれない．

　Arkowitz と Westra（2005）は，臨床実践における MI の，また別の適用について考察している．それは急に現れてくる両価性や抵抗に対処する目的で，他の方法による治療中に，MI を取り入れるという適用法である．面接中に動機の脆弱さや両価性に遭遇した時にはいつでも，治療者は，MI を他の治療法に統合させて用いることができる．さらに治療者は，一連の面接で，両価性に取り組むことを明確にしている時には，治療法を MI 形式に変更する（それを，なるべくクライアントに伝えて，変更に関して了解を得ながら）ことができる．MI は変化に対する心理的圧力を取り除いて，クライアントの心を自由にするので，ク

ライアント自身が，変化を妨げている要因を探求しやすくするかもしれない。多施設による大規模なCOMBINE研究でも，アルコール依存症の治療において，CBTとMI形式を組み合わせた，似たような研究を実施した（Miller, 2004）ところ，MIを組み合わせない時に比べて有効であること，およびナルトレキソンによる薬物療法に匹敵する効果があることが，医学的レベルの検証において明らかになった（Anton et al., 2006）。

MIとその他の精神療法との関係

前述のとおり，MIは，別の治療「流派」というよりも，人とともにある技術によって立つ治療法である。しかし，他の精神療法と同様，その目標は，治療的変化を促すことである。本項では，MIを他の精神療法と比較対照し，MIがどのように他の治療法と合わせて用いられるかについて，簡単に考察する。

MIは，Rogersのクライアント中心療法に深く基盤を置いている一方，他の治療法と似たところもある。MIと精神分析療法は，両価性と抵抗を，治療中に有意義な情報を提供できる生産的なものと見なす。しかし2つの治療法は，重要と考える情報の種類や両価性に対する取り組み方において明確に異なっている。精神分析理論では，両価性は，通常無意識のなかにあって意識できない，人格の別々の部分間に存在する葛藤として理解される。力動的精神療法の視点に立てば，両価性は，過去から持ち越されている抑圧された葛藤や，安定した自己像に対する脅威，病気の原因となる信念，変化への恐れ，および二次的な疾病利得に関する情報を与えるものと見なされる。対照的にMIは，抵抗や両価性をもたらす理由について，先験的に決めつけることなく，「いま，ここ」に集中し，現在を最も大切に考える。両価性も抵抗についても，病理的なものと見る立場は採らない。MIで重要なことは，クライアントが変化への利益と損失をどのように見ているのか，その認識を理解する

ことである。

　CBT では，抵抗も両価性も，何ら特別なものとは認識されない。それでも行動療法家の一部（eg. Patterson & Forgatch, 1985），および認知行動療法家の一部（eg. Leathy, 2002）は，抵抗を取り扱う。CBT の先駆けとなった行動療法では，治療者の設定した行動統制条件が，不十分な概念化を基に決定されている時に，抵抗が生じると考える。認知療法家（eg. Beck, Rush, Shaw, & Emery, 1979）は，抵抗が，クライアントの歪んだ思考と信念に関する情報を提供していると考える。例えば，抑うつ状態の患者が宿題をやってこなかった場合，認知療法家はそのような抵抗を生む間違った信念とスキーマ，例えば変わることに関する悲観主義などを探すのである。

　MI とは対照的に，CBT はクライアントに新しい行動や非機能的信念を修正する方法を教えることに力を注ぐ，かなり教育的な治療法である。宿題という言葉が示すように，CBT では，変化を企画するにあたって治療者は，教師の役割を務めることが最も重要であるとされている。CBT の治療者は，クライアントの変化を促進するために，的確な指示を出すことができる専門家と見なされるのである。これとは逆に MI では，専門家と患者の関係よりも，もっと平等なパートナーシップが必要とされる。

　MI は，CBT やその他の治療効果を増強する潜在的可能性を秘めている。例えば Arkowitz（2002），Engle と Arkiowitz（2006）および Miller（1988）は，MI 精神という文脈で，CBT はどのように実施され得るかという議論を展開している。CBT も精神分析理論も，その戦略は（面接と面接の間になされる活動を組み立てておき，次の面接では解釈を提供するなどのように），専門家－患者関係によってクライアントを動かすというよりも，むしろ MI 精神に一致した平等な関係性によってこそ，効果的に実施されるであろう。MI を取り入れることによって，抵抗と防衛を軽減し，変化に取り組む自発性を促進させることがで

きるはずである。つまり MI には，その他の治療法の成果を向上させる可能性があると思われる。

MI はどのように効果を表すのか？

　MI は，どの程度，何に対して，どのような人にとって効果的なのであろうか？　30 年間にわたって，これらの問いに答えるべく，多数の調査研究が実施されてきた。私たちはここで，これらの文献を 3 種類に分類して要約した。(1) 臨床試験における MI の有効性を確かめるもの，(2) 他の治療法と比較した相対的な有効性を調べたもの，そして (3) 臨床的な有効性の研究——地域における実際の臨床実践に対する研究で，比較対象条件を設定できない場合に，どの程度 MI が有効であるかを調査したもの，である。MI のウェブサイトでは，これまでに蓄積されてきた文献や書物を閲覧できる（www.motivationalinterview.org を参照）。

<u>有効性試験</u>
　治療法の有効性を実証するためには，無作為化臨床試験の結果を判断基準にすべきとされている。無作為化臨床試験では，被検者は合意の上で，有効性を確かめようとしている治療を受けるグループと，受けないグループに，無作為に割り当てられる。比較対照条件のグループに割り当てられた人は，治療を全く受けないか，通常の治療を受けるか，あるいは異なる種類の治療を受けることになる。私たちが本章を書き終えた時点で，100 以上の MI の無作為化臨床研究の結果が発表され，研究の知見をまとめて概観した文献も多数出版されている（Britt, Hudson, & Blampied, 2004; Burke et al., 2003; Dunn, Deroo, & Rivara, 2001; Hettema et al., 2005; Moyer, Finney, Swearingen, & Vergun, 2002; Rubak, Sandbaek, Lauritzen, & Christensen, 2005）。

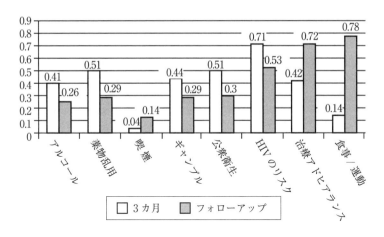

図1-1 動機づけ面接法の平均エフェクトサイズ（d）

　これらの文献からは，いくらかの一般的な結論を引き出すことができる。MIは，変化を誘導するために効果的でありうる，という有力な証拠が存在する。大多数の研究によれば，MIを受けていない人と比較して，MIを受けた人には，有意に大きな行動の変化が認められている。同時に，MIは常に効果的であるとは限らず，その有効性が研究，場所，治療者およびクライアントによって様々であることは明らかである。次項では，MIが，ある状況においては有効であっても，別の状況では有効でない理由について考察する。

　MIの強力な効果は，治療対象となる問題の種類によって様々である。図1-1は，これまでの研究に基づいて（Hettema et al., 2005），比較的短期間（3カ月まで）の治療と，その後の経過観察（12カ月以上）を実施した結果を分析し，異なる問題を標的としたMIの平均効果量を表したものである。MIは，いくつかの問題に対しては，大きな効果（≧ 0.70）をもたらしているが，全般的には，小（0.3）から中（0.5）程度の統計的な有意差をもって，効果があることを示している。大部分のMIによる効果は，治療後の最初の数カ月に最大となり，時間ととも

に低下する傾向が認められる。通常，これは，MIの効果が減少するからというよりは，比較対照グループが時間とともにより多くの変化を表して追いついてくるからである（他の精神療法研究による結果と一致する）。興味深い例外は，MIが他の治療に付加された場合に，一貫してかなり大きな効果（0.6）を表し，時を経てもその効果が持続することである（Hettema et al., 2005）。MIと他の治療法は相乗的に作用し，それぞれが他方の効果を強化するように思われる。MIは治療アドヒアランスの改善を通して，他の治療法の有効性を増強すると考えられる。

MIの相対的有効性

MIと他の治療法を直接比較するとどうなるのだろうか？　ここでは，MIは別の治療面接に付加されるのではなく，クライアントは無作為にMIか，別の治療を受けるよう割り当てられる。どの研究であっても，MIを受けている人は，教育的，教訓的，または説得的な介入を受ける人に比べて，多くの変化を成し遂げる傾向にある。MIをその他の積極的な治療法（CBTなど）と比較すると，治療の成果は似ている傾向があるものの，MIでは，より少ない面接で同様の効果を達成できる（Hodgins, Currie, & el-Guebaly, 2001; Marijuana Treatment Project Research Group, 2004; Project MATCH Research Group, 1997）。

臨床的有効性

全てではないが，殆どの先行研究によれば，MIは行動を変えるという課題において，厳密な対照条件下での無作為化臨床試験によって，相当に効果的であることが認められている。これは，地域の中で多種多様な患者の診療をするという通常の臨床現場におけるMIの有効性を保証するものではない。とはいえ，臨床試験の文献は，いくつかの点でMIが有望であることを示している（Hettema et al., 2005）。様々な問題，いろいろな人種や年齢集団，治療者，および様々な国におけるMIの有

効性が示唆されている。米国の少数民族に対するMIの研究では，白人（アングロアメリカ人）を主とした研究に比べて，平均して明らかに大きな効果が示されている。MIは，治療者がクライアントの固有の背景や観点に焦点を当てることから，特に異文化間のカウンセリングにおいて効果的であるかもしれない。さらに，臨床家がMIのマニュアル指導書を使用して治療した場合には，強制的なマニュアルを使用しない治療に比較して，MIの効果は小さかった（Hettema et al., 2005）。これは，特定の技法よりもMIの精神や全体的な態度を重要視する方法論にかなっており，マニュアルに従うと治療者の柔軟性が損なわれて，MIの効果的な使用に不利益が生じるのであろうと考えられる。いずれにしても，複数の研究から得られているこれらの知見によれば，MIは，様々な集団や問題に対して用いられ得ること，および，マニュアルやアドヒアランスのモニタリングなどは必要としないであろうことが示唆されている。

　National Institute on Drug Abuse（NIDA）によって，薬物乱用の治療に対するMIの大規模研究がいくつか実施されており，NIDAが創設し調整しているClinical Trial Network（CTN）に属する治療施設が協力機関となっている。CTNにおける試験的研究では，地域における治療プログラムの一部として，MIが施設職員によって提供され，通常のクライアントがMI面接を受けている。これらのうち最初に終了した研究では（Carroll et al., 2006），治療プログラムの通常の初回面接のなかに，20分間のMIを組み入れて，その有効性を評価した。先行研究と同様に（Hettema et al., 2005），MIを受けたクライアントは，通常の初回面接を受けた人々に比べて，それ以後の治療面接への出席が有意に増加していた。他の研究では，アルコール（Senft, Polen, Freeborn, & Hollis, 1997）や薬物乱用（Marijuana Treatment Project Research Group, 2004），高血圧（Woollard et al., 1995），および健康増進（Resnicow et al., 2001; Thevos, Quick, & Yanduli, 2000）などの問題

に対して，臨床現場の治療者によって実施された場合，MI の臨床的な有用性が有意差をもって実証されている。

MI はどのように働くのか？

治療の有効性が，治療提供者やプログラムによって様々に異なる場合，その効果に影響を及ぼす決定的要素を理解する必要がある。創始者（Miller & Rollnick, 2002）が，MI の有効性の中核をなすと考えている要素のひとつは，治療者の正確な共感性である（Rogers, 1959; Truax & Carkhuff, 1967）。正確な共感性は，治療者が似たような経験をすることによって身につくと誤解されがちであるが，クライアント固有の経験を正確に同定し，慎重に熟慮することによって学習できる臨床技術である。先行研究によれば，MI を取り入れるにあたって，この領域における治療者の人間関係技術は，クライアントの面接後の変化に関連することが明らかにされている（Miller, Taylor, & West, 1980; Truax & Carkhuff, 1967; Valle, 1981）。

MI の臨床実践を重ねるにしたがって正確な共感性が，その他の人間関係技術と融合して，MI の精神の基盤を構成する。その技術は，治療者－クライアントの相互作用を包括的に評価する測定法を用いて評価される（Baer et al., 2004; Miller & Mount, 2001）。この包括的な評価法を用いて観察者が臨床家を評価したところ，その評価は，MI 面接を受けているクライアントの望ましい反応（Moyers, Miller, & Hendrickson, 2005）とともに，良好な治療の成果（Miller, Taylor, & West, 1980）をも予測させることがわかった。すなわち，臨床家とクライアントの協働性を重んじ，クライアントの自律性を尊重し，クライアント自身の知恵や資質を喚起するような，人間関係における特別な関係性の質が存在し，MI の有効性に影響を与えるように思われる。

Miller によれば，MI は，クライアントが変化についての自分自身の

意見を言語化することによって働くと推定されている（1983）が，これは上述の研究による知見と矛盾しない。

　クライアントの両価性は，クライアントが現状維持の不利益をはっきりと言葉にして表明し，変化の利益と変わる能力，および変化への意思を述べるにしたがって，変わる方向へと解決される（Miller & Rollnick, 1991）。そのようなクライアントの意見表明は，いずれ「チェインジ・トーク（変化を語る言葉）」として結実し，チェインジ・トークを引き出す戦略は，MIを一般的なクライアント中心療法によるカウンセリングと峻別させる（Miller & Rollnick, 2002）。

　MI面接中のチェインジ・トークは，その後に引き続いて変化が生じる可能性を予想させるものであると考えられる。この仮説を検証するために，言語心理学者のPaul Amrheinは，チエインジ・トークを5つに分類した。すなわち，希望・能力・理由・必要性，および責任をもって変わる決意の言葉（「私は——します」）である。薬物乱用に対するMIの調査研究（Miller et al., 2003）から，彼は，責任をもって変わる決意の言葉のみが，その後の断薬を予測させることを見い出した。そのほかの4つのチェインジ・トーク——希望（「私は——したい」），能力（「私は——できるだろう」），理由（「私は——しなければならない，なぜなら——」）および必要性（「私は——すべきである」）——の発言は，行動変化の前兆としての変わる決意を強化し促進する。これらの知見は既述されている動機づけの2段階に照応される（Miller & Rollnick, 1991, 2002）。動機づけの第一段階では，クライアントの観点に立って，変化に対する希望・能力・理由・必要性を探求し，動機を拡張することが目標である。引き続く第二段階では，必然的に変わる決意の強化に焦点が当てられる。

　対照的に，現状維持を論じる防衛的なクライアントの意見（維持の言葉）は，引き続いての変化が生じないことを予測させる（Amrhein et al., 2003; Miller et al., 1993）。クライアントが，変化に反対の意見を述

べれば述べるほど，変化の可能性は減弱する。この事実そのものは，特段驚くべきことではない（抵抗するクライアントは変わらない）。臨床実践から明らかにされているように，クライアントの抵抗の度合いは，臨床家自身の面接スタイルに強く影響される（Miller et al., 1993; Patterson & Forgatch, 1985）。

　MIの基礎をなす原理の解明は，いまだに困難な課題として残されている。どのようにMIが働くのかという疑問に対する，私たちの現在の認識は以下のようなものである：臨床家がクライアントの抵抗を引き出し，防衛的に現状維持を論じるような面接法をとれば，その後の変化は生じ難い；反対に，臨床家が正確な共感性をもって面接し，クライアント自身の動機を引き出し，責任をもって変わる決意の言葉を強化するならば，しばしば変化が生じる。さらに複雑な問題ではあるが，なぜ，またどのような条件の下で，変わる決意を表明する言葉が実際の変化へとつながるのであろうか？という疑問がある。

　MIが特に効果的なクライアント，または逆効果になるクライアントというものがあるだろうか？　調査研究による証拠は少ないが，傾向は明らかである。クライアントの抵抗が大きいほど（敵対的または怒っている），対処法を指示する治療に比べて，MIの有効性がより際立つように思われる（Babor & DelBoca, 2003）。MIは，変化の過程を進むことに対して両価的で，準備の乏しい人のために，特別に開発されてきた。逆に言えば，変わる準備ができており，変化を待ち望んでいるクライアントに対しては，MIは不必要であり，非生産的でさえあるかもしれない。クライアントが，今にも変わろうとしており，受容可能な実践法を推奨してほしいと望んでいるのであれば，わざわざ変化の利益と損失を比較して，動機を固めることに時間を浪費する必要があるだろうか？

臨床家はどのように MI を学習するのか？

　臨床家がある治療法を学ぶにあたって，どのように援助すべきかを明らかにするためには，その治療法がなぜ，どのように効果を表すのかについて理解することが有益である。本項では，臨床家による MI の学習法について，わかってきたことを解説する。

熟練の MI 治療者になるための 8 つの技能

　Miller と Moyers（2006）は，MI に熟達するための 8 つの技能について述べている。

　第一には，MI を学ぼうとする治療者が，MI の方法論の精神と基礎となる仮定について，少なくともそれを尊重する心を持っていることが必要である。すなわち，対処法を教えるというよりは協働性を重んじる態度であり，クライアントに動機を押しつけるのではなく，むしろクライアントから動機を引き出そうとする姿勢であり，対決し指示するという立場に依らず，むしろクライアントの自律性に敬意を払う立場に立つことを受け容れようと思う心が必要である。MI の精神全体は，臨床実践の積み重ねによって少しずつ身についていくものであるが，この方法の実行可能性を考慮しようとする意志がなければ，MI を学ぶ（または学ぼうとする）こと自体が，そもそも難しいように思われる。私たちの経験によれば，MI の学習は，援助過程を指示的に行うべきであると考える専門家にとっては，特に困難である。

　次の課題は，それだけでも相当に困難な課題であるが，クライアント中心療法の人間関係技能に熟達すること，とりわけ正確な共感性を身につけることである。熟練の臨床家は，反映的傾聴をいとも簡単なことのようにやって見せるが，実際には長期間の研鑽によって発展させてきた優れた技術なのである。MI の学習をもう一歩進めるには，臨床家は，

正確な反映を返すことによって,クライアントが自分自身についてさらに探求し続けるよう励ますという技能に習熟し,十分使いこなせるようになじんでいる必要がある。

　MI は,両価性に特別に焦点を当てて取り組むところと,チェインジ・トークを特に聞きわけようとする点において,クライアント中心療法とは異なっている。そこで,MI を学習するための第 3 番目の技能は,チェインジ・トークを聞いた時に臨床家がそれを認識し,ほかの種類の発言と区別する能力を獲得することである。Amrheim の最近の研究も,責任を持って変わる決意を表明するチェインジ・トークは,特に重要な変化の予測因子であり,したがって,他の形式のチェインジ・トークと区別する必要性があると示唆している（Amrhein, Miller, Yahne, Knupsky, & Hochstein, 2004)。

　チェインジ・トークが認識できるようになれば,臨床家が次に学習する技能は,いかにしてクライアントから,それを引き出し強化するかである。治療者はチェインジ・トークを引き出す特別の戦略を用い,クライアントの言葉を聞きわけながら応答することによって,チェインジ・トークを増量し強化する。これは第 5 番目の技能に深く関係しており,その技能とは,クライアントの抵抗をなるべく少なくし,また"現状維持の言葉"を極力増やさないように面接する方法である。

　クライアントの両価性を探求する過程は,際限なく続くこともあり得る。そこで,クライアントが変化の計画について話しあう準備が整っている時を識別する,もうひとつの技能が必要となる。クライアントが変化の計画を構成できるように援助することは,熟練の MI 治療者になるための第 6 番目の技能である。しかしながら,まだ準備が整わないうちに変化の計画を立てさせようと追い詰めれば,クライアントの抵抗が引き出されて,現状維持を言いたてる発言が増え,実際にクライアントは元の方向に後退するであろう。MI では,変化の計画を立てる過程も,話し合いの一環として実施される。変化の計画が展開されつつあって

も，なお治療者は，クライアントが真剣にその計画を実行するよう，積極的に参加し協力しなくてはならない。これは MI に習熟するために必要な第 7 番目の技能である。
　最後に，MI とその他の治療法を合わせて一緒に用いる，柔軟性という技能が求められる。MI は，決して他の全ての治療に取って代わる，総合的な治療法として構想されたものではない。現実に，最も一貫した有効性を示している例のひとつは，MI がその他の治療法と組み合わせて実施されている場合である。熟練の MI 治療者であっても，その他の治療法と MI を柔軟に切り換えることは，それが必要な場面であってもしばしば難しいことがある。MI から，教育的で指示的な治療法に滞りなく切り換えるためには，相応の技能が必要とされる（Rollnick, Miller, & Butler, in press）。

初期訓練

　前述の動機づけ面接の技能を学ぶにあたって，臨床家が，一度きりの MI のワークショップで学べるものには明らかに限りがある。熟達した MI のトレーナーによる，2〜3 日間の初級ワークショップでも，せいぜい MI の精神と基本的スタイルの紹介，および反映的傾聴の第一歩とチェインジ・トークを聞きわける能力を養成する程度になってしまう。ワークショップは，MI の技術を身につける手段というより，むしろ，MI 学習の単なる始まりに過ぎない。2 日間の初級ワークショップによって学習され得る，最も野心的な目標をいくつか次にあげる。

1. MI の基本的精神と方法論にふさわしい面接態度を理解する。
2. 反映的傾聴によって応答する方法を理解し，その応答法を他のカウンセリング法と区別して認識する。
3. 面接中に少なくとも半分以上は，反映的傾聴で応答できるようになる。

4. チェインジ・トークを認識し，責任を持って変わる決意を表す言葉を，その他のチェインジ・トークと区別できる。
  5. クライアントのチェインジ・トークを引き出すために，複数の戦略的方法をひと通り思い出して実行できる。

　しかしながら，ワークショップ終了後にも，経過を追って後付けの訓練をするのでなければ，臨床実践に相当の違いをもたらすことはできないであろう。上述したように，初級ワークショップを受けた臨床家が，必要に応じてMIの技術をいくつか実行してみせることはあるとしても，練習中の技術による効果はわずかであろう (Miller & Mount, 2001)。さらに，ワークショップに参加しても，治療者に対するクライアントの反応は（例：チェインジ・トーク），あまり変化しない傾向にある (Miller, Yahne, Moyers, Martinez, & Pirritano, 2004)。

　MIを初めて学ぶにあたって役に立つと考えられるのは，継続的なフィードバックと指導である。個人的フィードバックと実践的指導という2つの要素が役に立つことは理にかなっている。これはどのような新しい技術を学ぶにしても，殆どいつも有用だからである。MIの臨床技術を十分身につけるためには，初級ワークショップの後に，臨床実践に即した個人的なフィードバックと，実際の面接技能を改善するための指導を受けなくてはならない (Miller et al, 2004)。大学院での教育訓練は，臨床実践に即して技能を磨く機会を提供する。たとえば，アリゾナ大学大学院の臨床心理プログラムでは，現在1年間のMI講座を開催している。その内容は，講義と話しあい，模擬面接の見学，治療者と患者の役割を取る実技演習，および地域から紹介されてきた患者を実際に治療しながら，その治療面接について指導者の助言を得られるという，実践的なプログラムである。

継続的学習

　たとえ数カ月にわたる指導的援助が受けられるような，MIの非常に優れた初級訓練であっても，やはり臨床的方法に対する導入以上のことはできない（たとえば，精神分析とテニスとピアノおよびチェスを，2日間のワークショップで学習すると想像していただきたい）。実際の学習は実践のなかでこそ行われるものであり，そのためには，現実の臨床場面に即してフィードバックが提供されなくてはならない。

　結局のところ，必要なフィードバックはMIの過程に組み込まれており，注意すべきことが何かを知っていれば，おのずから明らかになる。良質な反映的傾聴による応答があれば，クライアントはそれに反応して話し続け，もう少し多くを明らかにし，さらに深く探求する。クライアントによるこのような正確なフィードバックを継続的に得られるので，反映的傾聴の過程こそが，治療者の進歩をもたらすのである。

　反映的傾聴に対しての，基本的なクライアントの反応は，「はい」または「いいえ」である。

　クライアントは，「はい，その通りです」または，「いいえ，それは私が言おうとしたこととちょっと違います」と言って，どちらの場合でも，自分の話を展開し続け，探求し続けることが多い。これはゴルフボールを打てば，その方向に飛ぶのと同じくらい，確かなフィードバックである。

　同様に，効果的なMIにおけるクライアントの発言の流れを，一度，認識できるようになれば，面接の進捗状況についてのフィードバックが直ちに得られる。臨床家の「正しい」応答とは，クライアントのチェインジ・トークにつながる応答である。要するに，クライアントのチェインジ・トークが，臨床家の正しい言動の強化因子となっていくのである。臨床家は，どのような自分の応答が，現状維持の言葉や抵抗を引き出すのかを学ぶ。すなわち，クライアントの現状維持を主張する言葉や抵抗は，臨床家に，その応答を繰り返すのではなく，他の応答を試すよ

うにという，即座の合図を送っているのである。このようにクライアントは教師となって，継続的な情報を提供する。弓の射手が，弓を射た後に，的に当たったかどうか，即座にフィードバックを与えられるのとよく似ている。

　クライアント自身によってもたらされるフィードバック以外にも，継続的に MI を学習するために，役に立つ方法がある。模擬面接のビデオテープは，臨床家が応答を考え，フィードバックを受けることができるように開発されたものである（Rosengren, Baer, Hartzler, Dunn, & Wells, 2005）。自分自身の面接を記録し，それを聞き直すことは有用であり，MI Skill Code（MISC; Moyers, Martin, Catley, Harris, & Ahluwalia, 2003）や MI Treatment Intergrity Code（MITI; Moyers, Martin, Manuel, Hendrickson, & Miller, 2005）のような，構造化された分析用標識システムを用いて分析すれば，特に有効であろう。そのような面接の記録テープは，MI の臨床技術教育を担当する上級指導者によって，指導のために見直されることもあろう。ある臨床家たちは，同僚を集めて MI の学習グループを開催し，自分たちの面接の記録を見直しながら話しあって，実際の治療に MI を適用するという挑戦を続けている。

結　論

1. これまでの比較的短い期間で，MI は人々が変わることを援助する臨床実践や調査研究において，かなりの成果を上げてきた。MI は，アルコール・薬物問題と同様に，数多くの健康に係わる問題やライフスタイルとしての行動上の問題に対しても，一定の効果が実証されている。
2. MI を適用できる問題の種類，MI によって最もよく治療効果を表す人々，およびどちらかと言えば MI があまり適切でない人々とは，どのような特徴を持っているのかを明らかにする研究が

求められている。

3. アルコール・薬物以外の問題，たとえば，不安症，うつ病，摂食障害等で，人々が精神療法を求めるような臨床的課題に対して，MIの有用性を検討する時期が来ている。このような点では，MIは，単独の治療法としてはもちろんのこと，CBTのような他の効果的な治療法と統合したり，初期治療として組み合わせたりできる可能性が高い。WestenとRollnickによる，うつ病と不安症に対する治療法（主としてCBT）のメタ解析によれば，2分の1から3分の2の患者に対して，相当程度の効果が見い出されている。しかしながら，治療から脱落する人々のことを考慮に入れるならば，改善したとはいえ，依然として問題を持ち続けている人々がいることや，再発率が比較的高いことは周知の事実であり，これらの点で，改善されるべき相当の余地がある。WestraとDozois（2006）が実施したように，MIを初期治療として用いたり，MIをCBT等他の治療法と並行して用いたり，あるいは，MI精神によって行われる治療を用いると，その結果は，いずれも改善される可能性がある。

4. MIの基本的原理の理解においては，確実な地歩を固めているとはいえ，前途はいまだ多難である。MIの有効性をもたらす，最大の要因がさらに明らかになれば，もっと効果的な治療法のために，MIを改作することができるだろう。

5. MIを教える最も効果的な方法についても，さらなる調査研究が必要である。

第2章

不安症に対する
動機づけ面接法の適用

Henny A. Westra
David J. A. Dozois

　動機づけ面接法（MI；Miller & Rollnick, 2002）は，物質使用障害の治療において広く用いられ，支持されてきた［本書第1章参照］。しかし，MIが不安症に適用されるようになったのは比較的最近のことである。現在用いられている不安症に有効な治療法においては（Barlow, 2002参照），通常クライアントが変化を実践すべく積極的に前進することを，想定している。しかし多くのクライアントは治療に来ていながらも，変わることや変化の戦略を実行することについては両価的な感情を抱いている。変化に対する両価性の解決が問題の中心であるならば，不安症に対するMIの適用は，クライアントが効果的な治療に取り組むための有望な方法であると言えよう。

　本章では，不安症に対する既存の治療法について考察し，不安症にMIを適用する論拠の概略を明らかにする。さらに臨床例を交えてこの適用法を解説し，臨床上の課題を提示する。次いで，不安症に対する認知行動療法（CBT）の初期治療として，MIを応用するための予備的研究の結果を紹介する。本書の他の章において，特定の不安症〔心的外傷後ストレス症（PTSD），強迫症（OCD）〕について記述しているので，本章では，全般性不安症（generalized anxiety disorder：GAD），社会恐怖症，パニック症，および広場恐怖症など，その他の一般的な不安症

に焦点を当てる。

不安症および通常の治療

不安症は，あらゆる精神疾患のうちで最も一般的な疾病であり，生涯有病率は 25％にのぼる（Kessler et al., 1994）。不安症は，再燃しやすい慢性的疾患であり，治療しなければ，深刻な個人的苦痛と困難をもたらす（Dozois & Westra, 2004）。不安症罹患者の生活の質は，他の重篤な医学的疾患に勝るとも劣らない低下を示すことが知られている（Rubin et al., 2000）。不安症による経済的損失も大きい。米国だけでも，不安症に起因する直接および間接費用は，年間およそ 420 億ドルに上ると推計されている（Greenberg et al., 1999）。

CBT などの曝露療法を基盤とした行動療法は，最も詳細に調査され，最も支持されている不安症の治療法である。実際に，種々の治療指針では，不安症に対する治療として，現在のところ CBT を第一番目に選択するよう推奨している（National Institute for Clinical Excellence, 2004）。通常 CBT は，複数の介入戦略（呼吸再訓練，自己モニタリング）によって構成されているが，不安症に効果的な心理学的介入の重要な要素は，クライアントの恐怖条件／刺激への曝露であることを，殆どの研究者が認めている。具体的な曝露の焦点は，治療する不安の種類によって様々であるが，理論的根拠は同様である。すなわち不安誘発刺激に立ち向かうことによって，徐々に恐れが消えてゆき（馴化の過程），新たな対処技術が発達し，重要な適応的認知が生じる。破壊的な信念と矛盾する新たな証拠が蓄積されるにつれて，脅威に関連した認知に変化が起こり，新たな学習の機会が提供される。

CBT の有効性は，あらゆるタイプの不安症に対して，確立されている。そのうち，パニック症の治療成功率が最も大きい。例えば，パニック症の患者のうち 63％ は治療終了時に有意な改善を達成しており

（Westen & Morrison, 2001)。その効果は，経過観察の評価時にも継続する傾向が認められる（Craske & Barlow, 2001)。43の比較対照研究のメタ解析によれば，パニック症に対するCBTは，向精神薬による治療や，薬物療法と精神療法の組み合わせに対する比較研究において，最大の治療効果と最小の脱落率を示している（Gould, Otto, & Pollack, 1995)。社会不安症の治療では，当初はCBTと薬物療法の相違はあまり認められないが（Rodebaugh, Holaway, & Heimberg, 2004)，CBTは，薬物療法単独の治療よりも，再発に対して優れた予防効果をあげている（Hofmann & Barlow, 2002)。CBTは，GADに対しても効果的であるが（Borkovec & Ruscio, 2001)，GADのクライアントは，CBTに最も反応し難い不安症の罹患者である。例えば，FisherとDurham（1999）が，GADに対する6つの比較対照CBT研究の結果を再分析したところ，総合的な回復率は40％以下であった。

不安症に対するMI適用の論拠

既存の有効な治療法に対する反応率を向上させることは，臨床研究の重要な優先事項である。現在，厳密な回復の基準に基づいて治療反応性を限定的に評価すると，明らかに相当数のクライアントがCBTに反応していない。例えば，うつ病，パニック症，およびGADに対する治療のメタ解析において，WestenとMorrison（2001）は，治療を完了した人々の37～48％と，治療意欲のあった人々の46～56％は，経過観察の評価時点で，その病状が改善していないことを見い出した。

クライアントが既存の有効な治療に取り組むなら，少なくともある程度は高い回復率が得られる（Collins, Westra, Dozois, & Burns, 2004)。精神療法からの脱落はしばしば認められるものであり，クライアントの23～49％は面接を1回以上欠席しており，3分の2のクライアントが不十分な改善段階で治療を中止している（Garfield, 1994)。さらに，クラ

イアントが宿題を怠ることは，CBT 治療者の間で一般的に認められている問題であり（Huppert & Baker-Morissette, 2003），CBT 全体の遵守率は，個々人によってかなり異なる（Burns & Spangler, 2000）。治療に取り組む態度が，精神療法の結果を左右する重要な予測因子であるならば（Henry & Strupp, 1994），クライアントが全力を尽くして治療に取り組むように面接し，クライアントの治療反応性を改善し，さらに強化する方向へと，私たち治療者の能力を拡大することが重要である。

治療に取り組む姿勢が動揺するのは，変わることに対する両価性が大きいからであるかもしれない。例えば GAD の領域で，研究者は心配と相反する信念の存在を指摘している。Borkovec と Roemer（1995）によれば，GAD のクライアントは，自分の心配を問題であると考える一方で，心配について肯定的信念も持っており（心配は動機づけになるなど），そのため心配を手放すことに関して両価的である。パニック症（Dozois, Westra, Collins, Fung, & Garry, 2004）や OCD（Franklin, & Foa, 2002）などの不安症の調査研究から，多くのクライアントが治療に取り組むことに関して，大いに躊躇しつつ治療を開始することがわかっている。最後に，不安症の精神療法においても変化への動機が，結果を予測させる重要な因子であることが明らかになっている（GAD; Dugas et al., 2003）。

Engle と Arkowitz（2006）は，精神療法において抵抗，または非遵守と考えられる多くのものが，変わることへの両価性の反映であると提案した。さらに最近の研究によれば，クライアントの両価性に対する臨床家の応答が，治療の結果を決定する可能性があると示唆されている。例えば，Huppert, Barlow, Gorman, Shear および Woods（2006）は，パニックの制御療法における治療手続きの厳密な遵守が，変わる動機が乏しい人々の，芳しくない治療結果と関連していることを報告した。この結果は他の研究とも一致しており，マニュアル化された手順の厳格な遵守が，状況によっては治療効果を妨げるかもしれないということを意

味する（Castonguay, Goldfried, Wiser, Raue, & Hayes, 1996）。

そういうわけで，思慮深く賢明に共感を表現することや，抵抗の存在下で両価性に焦点を当てることなどを推奨するような，治療における柔軟性が，治療態度として重んじられるようになっている（Burns & Auerbach, 1996）。したがって，不安症の治療におけるMIとCBTの組み合わせは，MIがクライアントの変わる動機を強化して両価性を克服するよう援助し，CBTが望ましい変化の達成を援助するので，特別に治療効果が期待できる組み合わせなのである（Arkowitz & Westra, 2004）。

不安症に対するMIの臨床的適用

概　観

不安症に対するMIの適用は，MillerとRollnick（1991, 2002）の研究に基づいており，MIの広汎な適用法の中でも特に適用しやすいとされている（MIの基礎的記述については本書第1章を参照）。私たちは，不安症への適用にあたって，MIの全ての中核的戦略と原理を具体化して用い，不安管理の対処方法（回避，曝露療法の練習など）を実施したり，根源的な問題（不安など）を変えてゆく際の両価性に焦点を絞って取り扱っている。動機づけの要となる，不安症における両価性の考察に続いて，臨床例を適宜紹介しながら，中核的なMIの原理を不安症に適用する方法について記述する。

両価性

変わることや，そのために必要な段階を踏むことに対する両価性は，臨床場面のみならず，日常生活のあらゆる場面で観察される。全ての治療者は，クライアントが，対処に苦慮している問題に関して「矛盾の両面について語る」のを聞いたことがある。不安への取り組みも例外で

はない。著者の一人（Westra）は，1990年代後半にMillerとRollnick（1991）によるMIの初版で，MIが，嗜癖行動の治療における動機づけを強化することについて，読んだ時の記憶を鮮やかに想起できる。MIは「物質乱用」の専門用語のなかに「不安」を使用しており，その時彼女は，両価性なるものが不安症のクライアントにとっても，少なからず重大な問題であることを理解したのであった。

　不安症のクライアントは，しばしば宿題の内容に対して，特に曝露課題に対しては強烈で複雑な反応を示す。どのような形式の曝露であっても，クライアントが圧倒的な不安に打ち克とうとして始めた（短期的には成功することもある）対処行動（通常は回避行動）の殆ど全てと，対照的な行動をとるように要請されるのであるから，驚くにはあたらない。したがって，治療の論拠に対する受容はクライアントによって様々に異なり，この受容がCBTの治療結果を予測させる因子であることが実証されている（Addis & Jacobson, 2000）。クライアントが，変化についての両価性を率直に表現することは稀であるが，受動的態度，面接のキャンセルや遅刻，遵守不良，言い争い（「はい，でも」），および治療者の援助に対する欲求不満などによって，それとなく伝えられる（Newman, 2001）。

　変化にかかわる両価性（変わりたい，でも変わりたくない）を正常と認める治療者の認識と統合的理解は，クライアントが，この矛盾を克服するのに重要な支持を与えるであろう。耳を傾け，進歩の道を拓き，価値を認め，まとめあげ，さらにクライアントの様々に異なる自己の部分を尊重して取り扱うことは，両価性の解決に成功するために非常に重要であると考えられる。クライアントはしばしば（複数の治療が不首尾に終わった経験のある人でさえ），変わる理由については熱意をもって治療を開始する。しかし，そのような意志表明は，変化の過程で繰り返し挫折したり，治療への取り組みに苦闘した歴史がある人では，変化にかかわるクライアントの複雑な認識を，部分的にしか表していないであろ

う。

　利益と損失を比較対照し，意思決定を下す作業は，目に見える形であれ，あるいは口頭であれ，いずれにしても両価性を取り扱う治療者にとっては指針ともいえる，主要な構造として実施されている。私たちの臨床実践では，クライアントに紙の中央に線を引いてもらい，両価性の両面をそれぞれ検討して，線の左右に書き込む（変化の利益と損失，および現状維持の利益と損失）ように依頼するという，形式的な枠組みを用いて実施している。これは，変化に関連した「綱引き」を明らかにする方法として構造化されている。Burns（1989）と同様に，私たちは，治療者が「変わらない」ことについての話し合いから始めるように提案している。私たちの経験では，多くのクライアントは「変わることが妥当な理由」を巧みに，明確に述べることができる（「この不安が理屈にあわないのはわかっています。私は落ち込んでいて，何でもかんでも避けようとして，自分の人生をメチャクチャにしています。私は手にしたいものがいろいろあるのに，失ってばかりなんです」など）。私たちは，クライアントを前進させるのに，このタイプの「チェインジ・トーク」で十分ならば，すでに彼らは実行しているだろうと考える。

　したがって，私たちはMIの適用にあたって，殆ど明確に語られず，しばしば十分認識されることさえない，両価性の否定的側面の重要な価値を認め，その意味を理解した後でなければ，変わろうという発言を探究しない。そのような側面は，変化に抵抗しているクライアントの一部分だからである。そのようなクライアントの一部分を十分探究しなければ，クライアントが変化に抵抗するのは非合理的な振る舞いではないことをその人自身が理解する機会を奪いかねず，また，変化の過程の困難や混乱に立ち向かう，その人自身を思いやり，いたわる気持ちを持つ機会を逃すことになるであろう。すなわち，クライアントには耳を傾けられ，注意を向けられるべき，重要で強力な欲求（例えば統制，予測可能性，安全および拒絶などの否定的結果からの自由などに対する欲求）が

存在し，クライアントを抵抗へと駆り立てる。さらに言えば，変化の障害物について共感的に探究するならば，変わる理由は，クライアントの発言のなかで自然に，また自発的に姿を現すのである。

クライアントは，変わり始める時に浮かび上がってくる，しばしば強力な，変わりたくないという気持ちを十分認識することなく，受け容れられやすいと思うことや，周囲の人（治療者など）が望んでいるとクライアントが考えること（変化に対するもっともな理由）へ，あまりにすばやく飛びついてしまう。私たちの経験では，殆どの人々が，自分に変わる必要があることをすでに知っており，そのために必要なことについての具体的な考えさえも持っているので，クライアントは，かなりバランスのとれた展望を持っているものである。例えば，私たちのクライアントで，虐待的な関係に苦しんでいたある人は次のように述べた。「この人から離れたほうが良いのはわかっています。私がとっくにわかっていることをわざわざ言いたてて，私を侮辱しないのは先生だけです。私が本当に知りたいのは，どうして離れられないかということなんです」。

現状維持の利益を詳しく調べるための基本的な思考の枠組みは，「問題」の機能的な側面について誠実に耳を傾け，その正当性を認めることである。その機能的側面について探究するための基本的手段は，共感性と正当性の承認である（後により詳しく考察する）。治療者が，変化への抵抗に対して軽蔑的でない見方を培うことは重要である。人々はしばしば自分が，問題に対する自分の認識に基づいて，最も意味のあることを行っているだけであることを理解できない。したがって，意味のないように見える問題行動の根底にある，意味のある動機にクライアントが耳を傾け，その意味を「理解する」ことができるように援助することが目標となる。すなわちMIを適用する目的のひとつは，問題行動を含む現状が，人間的欲求に基づいた妥当なものであり，かつては望まれたものであると理解することである。それは，彼らが，問題の解決を含む彼らの目的を達成するために（あるいは，それらの方法が役に立たなく

なった時に）学んだ手段だからである。Mahoney（2003）は，現在ある全ての問題が，以前の問題に対する解決策であったと指摘している。変化に対する躊躇も，自分にとっては意味があるということを，クライアント自身が理解するよう援助することこそ，この探求の重要な目的である。また，自分をもっと大切に，思いやりをもって扱うようになることも目標となる。治療者が，広い心をもってクライアントの自己否定的な面に価値を見い出し，クライアントの基本的欲求や願望を共感的に反映していると，クライアントは自己批判的で否定的な態度を捨て，受容的で素直な思いやりのある態度を見習うようになる。

社会不安症のクライアントとの対話を例に挙げよう。

治療者：あなたは，他の人々が必要とするものや考えることに対してはそれほどまで注意を向けてきたのに，ご自分が何を必要としているのかということについては，少しもおわかりでないのに驚きました。

クライアント：それを認めるのは大変危険なことです。

治療者：そうすることに対して，何か，恐れがあるのですね。もしよろしければ，何が危険なのかについて，もっとお話ししていただけますか？　どのようなことが起こると思っていらっしゃるのでしょう？

クライアント：そうですね。他の人を傷つけてしまうでしょう。私は意地悪な人になると思います。

治療者：そしてあなたは，そのようにはなりたくない。他の人たちを喜ばせ，お世話することが大事なのですね。なぜあなたがそうなりたくないのかはわかります。

クライアント：でも同時にそうしなくてはならないのです。私には今までしたことのない，これからやりたいことがたくさんあります。私はいつも他の人に譲ってきました。それを思うと，今まで

はスリに遭っていたような気持ちです。
治療者：なるほど，他の人々があなたのものを持ち去って行くような感じですね。でも，あなた自身はそれに全く気づかなかったのでしょう。そして，ある時「私の人生はどこへいったのだろう？」と気がついたのですね。
クライアント：そのとおりです！
治療者：私はあなたがそれでいくらか怒りを感じておられるように思うのですが。
クライアント：はい。先日，妻が家の修理をしたいと言い出しました。余分なお金があれば，私にもやりたいことはあるのです。私は「そんなのは不公平だ。君は私が望んでいることがあるかもしれないとは考えたこともないんだろうな」と思いました。

　思考内容としてその人は，現状維持の「価値」（慣れ親しんだ，予測可能な，拒絶されない，準備状態での援助）だけでなく，変わるために支払う代償（懸命に変わろうと努力するよりも「楽」，曝露実習をするよりリスクが少ない，自己主張をしてみて失敗したり，他人を傷つけたりする危険をひきうけずにすむ，など）を支払わずにすませることについても考慮するよう勧められる。例えば，GADのクライアントは，コントロールの喪失や愛する人を危険に曝すなどの望ましくない結果をもたらす恐れや，不安が悪化するのではないかという恐怖のために，安心の追求を止められないであろう。あるいは，社会恐怖症のクライアントは，失敗すれば，もっと無力感にさいなまれるだろうという恐れから，混み合ったレストランで食事をするとか，授業中や会議の場で質問をするなどの社会的曝露には，大変躊躇するであろう。
　MIの優れた点のひとつは，治療者ではなく，クライアントを励まして，変わる理由を明確に言語化するよう奨励することである。決断の利益損失を探求するにあたって，治療者はクライアントが，不安や変わら

ないことの不利益と変わる利益について詳細に考え明瞭に言語化するよう援助する。これは，クライアントが「チェインジ・トーク」を言語化し始める（変化への抵抗についての，もっとも理由を探求する過程で，しばしば始まる）時に勧めるのが最も適している。治療者はクライアントに，変化の利益と同様に不安や回避行動の損失の両方について熟慮し，変化にかかわる意見を深めて詳細に探究するよう促す。ここでは，チェインジ・トークを増加させること（あるいは，変化の方向へ話を向けること）が MI の当面の目標である。

　場合によって人々は，変わらない時に支払う代償について，限られた認識しか持っていないこともあるだろう。例えば，不安な親は，自分の抱える不安症が幼い子どもに与える影響について，十分認識しようとしないかもしれない。社会不安症の若い男性は，それが自分のキャリアや人間関係を将来にわたって制限する可能性について十分に，あるいは頻繁に考慮してはいないかもしれない。次の例を考えてみよう。

　治療者：不安は，様々な点で役に立ちますが，あなたは不利益な面についてもお話しくださいました。あなたがそこで変わりたいと考えておられるのはどのような理由からですか？
　クライアント：そうですね，それは緊張をもたらしますし，その他にも人間関係の妨げになります。
　治療者：では，不安は人間関係に緊張をもたらし，その他にも障害になるのですね。それはどのような妨げになるのでしょうか？　あなたが具体的に考えていることはどのようなことですか？
　クライアント：私はいつも不安にとらわれています。いつも不安なので，何にも集中できません。それで，疲れるし，落ち込むし，ヘトヘトになるし……そういう気分になるのがとても嫌なんです。
　治療者：では，不安によってあなたの集中力が低下し，エネルギーと気分が消耗してしまうのですね。あなたは，自分がそれほど不安

にとらわれていなければ，もっといろいろなことができるだろうとお考えなのでしょう。

クライアント：はい。例えば，もっと仕事ができると思います。それに他の人たちとももっとうまくやっていけるでしょう。

治療者：そして，どちらもあなたにとっては重要なことなのですね。

クライアント：ええ。私は私がそうありたいと望む人間の半分でしかないような気がするんです。それは殆ど不安のせいなんです。気が重くなりますね。

治療者：それでは，これから6カ月，または1年間，あなたが現在と同じように不安にとらわれているとしたら，あなたはどのように感じるでしょう？

クライアント：とてもイヤな気持になりますね。そうなるのはもっと不幸で，なすすべが全然ないように感じるでしょう。

クライアントの変わる理由を詳しく探求し，理解することが重要である。なぜなら，クライアントが言葉にする変化の代償は，その人の価値観や大切にしている生き方を考慮すると，その他のことより重要であるかもしれない。上記の例で，人間関係の妨げという不安が，クライアントにとってかなり重要であると思われるなら，その点について長時間話し合うこともできる（「不安があなたの人間関係に不利益をもたらした例を挙げていただけますか？　何が最も苦しいのでしょうか？」）。この過程を誘導するにあたっては，感情を手がかりとして用いることもできる。すなわち，変化のために支払う代償について考える時の否定的感情か，または変化が起こった場合について考える時の前向きな感情のいずれかを手がかりとするのである。例えば，自分の回避行動が子どもに与える影響を考えて悲しんでいる親には，現在の影響と将来にわたって生じる潜在的な影響について，もっと詳しく考えるよう促すこともできる。同様に，社会場面での不安が少なくなれば，友情をもっと楽しめる

と話し合って，活気づいているクライアントには，その可能性をこと細かに詳しく考えるよう，勧めてもよいであろう（「将来，ご自分の人間関係がどのようになっていて欲しいと思いますか？　それによってあなたは何を得るのでしょうか？」）。

MI の中核的原理
共感を表現する

　共感は，様々な理論学派によってそれぞれに異なる意味をもつ複雑な構成概念である（Bohart & Greenberg, 1997）。その最も基本的な形は，精神療法における共感であり，クライアントの視点からクライアントを理解しようとする態度を意味する（Rogers, 1959）。共感とは，クライアントに対する優しい親切な態度をはるかに越え，全身全霊を傾けてクライアントに注意を向け，関心を寄せる態度と，クライアントの観点にたって，クライアントを理解しようとする意志を意味するものである。それはクライアントを裁いたり，変えたりするためではなく，クライアントを十分に理解し，その人の経験の意味がその人自身に理解できるよう援助するためである。共感は，クライアントの希望，恐れ，野心，期待，意味，および信念と，クライアントの心配事に対する注意の共有（Bohart & Tallman, 1997）を含む。これは，クライアントの反応を真剣に，非審判的に吟味してクライアントの言おうとするところを慎重に把握しようとする態度を指す（反応を外側から見て，防衛，合理化，否認と見なす態度をとらない），治療者は自分の理解と自分のコミュニケーションに対するクライアントの認識を検証し続け，クライアントであるということはどのような経験であるかについて感覚的に理解する必要がある（Bohart & Tallman, 1997）。治療者は，クライアントであるという経験と，そのクライアント特有の現実を理解するために，自分自身の希望，先入観，理論，機能的概念，価値感，戦略などを積極的に棚上げする（Geller & Greenberg, 2002）。

したがって，重要なことは，治療者の理解の正確さであるよりも，クライアントに対する関心とクライアントを知りたいという治療者の気持ちであるように思われる。成功すれば，共感的な共鳴はクライアントと「調和して振動する」にいたる。そのような共鳴の要素のひとつは，共感の多くの定義に共通した，隠されているものに光を当てる，あるいは，語られていないものに言葉を与えるという概念である。治療者の応答は，クライアントの明瞭な言語化の土台となり，または言語化を促進して，双方の理解のわかちあいを拡大し，課題の探求を促進する（Greenberg & Elliott, 1997）。婚約者との結婚について両価的であったパニック症のクライアントとの以下の面接を考えてみよう。

クライアント：彼は素晴らしい人です。自分でも何がこんなに不安なのかわかりません。彼には良いところがたくさんあります。私は恵まれていると思います。

治療者：資料を拝見した限りでは，彼は素晴らしい男性のようですね。全て本当に，本当に立派な方ですよね。あなたの気持ちだけが……。

クライアント：（長い沈黙の後に）彼はとても立派な人なんですが，私は彼と心の結びつきを感じられないんです。彼を理解しているように感じられませんし，彼も私を理解していません。（はなはだしくゆううつな様子で）

治療者：それで，あなたはお困りなのですね。

クライアント：ええ，そうです。愛のない結婚をしたくないんです。もっと心が通じていなければ。

これに類似の概念が，正当性を保証するというLinehan（1997）の概念である。共感は，正当性保証の前提条件であり，共感的コミュニケーションはそれ自体で正当性を保証するが，正当性の保証は単なる共感以

上のものである。正当性の保証には，理論的であれ，機能的であれ，反応，信念，感情，および行動様式の知恵に対する理解を明白に伝えることが必要とされる。それはクライアントと，その人固有の反応の正当性を認めて肯定する過程である。治療者は，クライアントの反応が理解可能で理にかなっており，機能的，論理的であることや，学歴ないし現在の状況に見合った反応であることを同定し，伝達し，さらには拡大することさえあるだろう（Linehan, 1997）。「もちろんです」「そうでないことなどあり得ません」，あるいは「それはもっともなことです」などの応答は，クライアントの経験の正当性を保証し反映する際に，よく用いられる。

　共感は単なる技術用語ではないということも重要である。Rogers は，共感とは基本的には，全ての人間関係に通底するものであり，敬意をもって賞賛をおしまず，非審判的，協働的に対処しようとする態度であると考えた（Bozarth, 1997）。MI では，この態度は，「精神」と呼ばれている。共感的な態度や精神なくして MI の技法を用いても効果はないと考えられる。さらに，治療者は，クライアントを信じ，その人の本来の能力を信じる。社会心理学研究は，そのような期待に効果があることとその影響を支持している。すなわち，他者の能力を信じるということは，信じる相手から，現実に大きな力を引き出すことができる能力につながっているのである（Rosenthal, 1994）。したがって共感とは，言語的および非言語的に伝えられるクライアントに対する基本的態度なのである。

　共感の伝達に成功すると，安全感と率直なコミュニケーションが醸成される。それは，クライアントが避けてきた，耐え難く認め難い，または探求し難い自分自身の一部分や，自分の問題を深く考えることができる環境を創出する。さらに，治療者の，クライアントを知ろうとする意欲，扱いにくい感情を受容する能力，およびクライアントへの信頼は，クライアントが自分を大切に扱い，認め難い自己の一部を探求し統合す

るのを促進するであろう。また，このような共感的接近法を用いるならば，治療者の考えや提案を，より広い視野で統合的に理解することを可能にするであろう。簡単に言えば，自分の主張をまず聞いてもらえば，人々は他者が言わねばならないことにも，進んで耳を傾けるものである。

　GADのために，仕事をしていないクライアントとの，初回面接を以下に紹介する。

　　クライアント：私は，ここへ何をしに来たのかわかりません。私の精神科の主治医は，否定的に考えているとか，もっと前向きに考えなさいとか言っていましたが，私はそうは思いません。
　　治療者：精神科医があなたに問題があると言ったことについてはさておいて，今のところ問題はないとお考えなのですね。
　　クライアント：ないと言えばないし，あると言えばあります。それほどのこととは思えないのです。でも，私が仕事をしていないのには理由があるのでしょう。
　　治療者：何か問題があるのかもしれませんが，あなたは，それが治療をしなくてはいけないほど深刻なものであるかどうかわからないのですね。あなたは，おそらく「これまでかなりうまくやってきた」と感じておられるのでしょう。
　　クライアント：はい。私は，ただ「問題なんてない」と自分自身に言いきかせてやっていけるタイプの人間です。それでうまくやってきました。最近まで，殆どの場合においてですが。
　　治療者：それはかなり効果的な対処戦略のようですね。そして当然のことながら，あなたはそれを止めようとは思っておられない。しかし，今あなたは，他の対処方法を身につける時期にきているのかもしれないと考えているのですね。
　　クライアント：そうです。私の考え方が問題であるということを否認

し続けるために，多大なエネルギーを注ぎこんでいます。何とかしなくてはいけない問題があるのに，耳をふさいで聞かないようにしているせいで，周囲の人々を怒らせているのです。

矛盾を拡大する

　クライアントが望むことや，もっと大きな価値を置いていることと，その人の現在の行動の間の矛盾を明らかにし，時に増幅することは，クライアントの変わる動機を強化するのに有効である（Miller & Rollnick, 2002）。その人が強く望むことや望む方向性と，現在の満足できない行動との矛盾が露呈する時に，動機は強化される。クライアントが，種々の領域で価値を置くものや価値観について考え，言語化し，彼らの望むことと彼らの問題が，その価値観とどのように一致しているのかを照らしあわせることによって，彼らが両価性を解決するよう援助できる。クライアントは，「あなたの人生で最も重要なことは何ですか？」や「どんなことを夢見ていますか？　あなたの将来が最大限理想的になっているとしたら，どんな生活になっているでしょうか？」という質問に答えるようクライアントに求めることもできる。その後，クライアントは，現在の行動が理想の方向に一致しているかどうか，一致していなければ，その矛盾の程度はどのくらいかと考えるよう求められる。

　同様に，治療者は，行動を変える場合の利益と損失という形式で矛盾を展開することもできる。全ての技術とともに，クライアント中心療法の精神に基づいて，そのような矛盾について考えるようクライアントに勧める。ただし，この矛盾は思考の材料であり裁いたり批判したりせずに提案されなくてはならない。共感的反映は，思考過程で生じてくる題材について，クライアントが考えることを通して決断へと辿りつくよう，援助するために用いられる。

　治療者の，様々なクライアントとの対話の例を以下に紹介する。それらは全て不安に対する取り組みにおいて，矛盾を拡大することを狙いと

したものである。全ての題材は，面接の中でクライアントが述べたことから選択されたものであり，治療者の想像によるものではない。

【GADのクライアントに対して】
「では，一方では，心配は他の人々を危害から守るという感覚を，あなたに与えているのですね。そうしたいと思うことは素晴らしいことです。しかし，人々を心配することによって彼らを守るのは，彼らの感情を害することもあるかもしれません。というのは，あなたが，彼らを信頼していないという意味に，取られることもあるからです。どう思いますか？」

あるいは，

【ソーシャルワーカーとして働いているクライアント：社会不安症のために同僚と交流できず，クライアントに有用な情報を入手できない。ワークショップにも参加できないので，クライアントを欺いているように感じると打ち明ける】
「クライアントを欺くことは，仕事の力量に重要性を置くあなたの職業的信念とどのように一致するのでしょう？ あるいは，ワークショップに参加できないことは，どの程度，よい仕事をしたいというあなたの願望に一致しているでしょうか，または矛盾しているのでしょうか？」

あるいは，

【広場恐怖症のクライアントに対して】
「あなたは，自由と冒険が自分にとって非常に重要だと言っておられました。自由を愛する人にとって，いつも家にいるということは，どのような感じがするのでしょう？」

あるいは，

【GADのクライアントに対して】
「では，心配は，確実に起きる悪いことに備えておくために重要なのですね。でもあなたは，心配事があると身動きがとれなくなるともおっしゃいました。2つの考えはどのように合致するのでしょうか？」

この形式は，CBTの臨床家にとって「証拠を調べる」として良く知られている技法である。MIでは，これらのソクラテス式技術が，クライアント中心の精神に統合される。ここでは，クライアントの思考をより適応的な思考と置換するために，反論したり，機能的でないと断ずるのではなく，むしろクライアントのために「観察」することが目標である。矛盾を拡大することを目的とした全ての応答が，クライアントの思考を「変える」ことを意図して行われるのではなく，関心と探求の精神に基づいて行われるということが重要である。すなわち，MIの精神においては，治療者が，クライアントを変える，あるいは，治療者が問題の大きさを明らかにするという戦略を取らずに，クライアント自身が問題を探求するように，クライアントと治療同盟を結ぶのである。

抵抗に逆らわず一緒になって進む
抵抗は，臨床実践において最も重要な現象のひとつであるが，しかし最も理解されておらず，また調査もされていないもののひとつである（Engle & Arkowitz, 2006）。調査研究によれば，抵抗は，望ましい治療の結果を破壊し（Millerf, Benefield, & Tonigan, 1993），クライアントと治療者の双方にとって，切り抜けるのが極めて難しい臨床的難題であることが示唆される（Burns & Auerbach, 1996）。一般には，抵抗に関する研究によれば，教育的対決的スタイルによって抵抗が喚起され，促進的支持的スタイルに比べて，クライアントの非遵守率は高くなると

されている（Miller et al., 1993）。概して，抵抗の存在に敏感であり続け，支持的で探求的なスタイルによって面接することは，抵抗を効果的に処理するにあたっての，決定的要因であると思われる。

MIでは，抵抗は関係性によって生じると考える。共感が協働的に構成され，共有される現象として考えられているように（Bohart & Tallman, 1997），抵抗も協働的に生じ共有されると考える。このような概念は，抵抗がもっぱらクライアントの性格的要因，わけても防衛性，自閉的で非協調的な性格によるものと決めつけられてきたので，最も受容しにくい難題のひとつに数えられるであろう。MIは，抵抗が，クライアントの両価性のみならず，この両価性に対する治療者の応答の産物であるとしている（Moyers & Rollnick, 2002）。共感的な態度によって，全体的な抵抗そのものは最小化される可能性がある。一般に，MIによる面接においては，抵抗に対決するのではなく，一緒になって進む，あるいは巻き込まれながら進む。具体的な戦略としては，抵抗を減弱するという目標を達成するために，基本的に抵抗を支持し同調するという方法をとる（e.g. 枠組みを変える，拡大した反映，両面の反映，クライアントの選択と自律性の強調など）。

抵抗に応答している以下の例を考えてみよう。まず，抵抗の拡大（治療者の過ち）について解説し，次に抵抗と一緒になって進む方法を紹介する。

クライアント：（社会不安症のクライアント）30歳にもなって両親と一緒に暮らし，仕事もしていないというのは気が滅入ります。

治療者：それでは，あなたが，もし1年後もご両親と暮らしていて，仕事もないとしたら，どのような生活になっていると想像なさいますか？　気分の落ち込みは良くなっているでしょうか？［抵抗を拡大している］

クライアント：わかりません［黙りこむ］。

この例が描出するように，この治療者の戦略に基づいたコミュニケーションは，わずかながらも，クライアントの気に障るかもしれない。ここで治療者は，クライアントに「状況がずっと変わらなければきっと気が滅入ってしまうでしょう」と「言わせたい」（チェインジ・トークを増やしたい）のである。今度は，クライアントが閉じこもってしまうのを見て，抵抗に気づいた治療者が，応答を変更している次の面接を呈示する。

クライアント：わかりません。
治療者：では，あなたの状況が1年後も同じであるとしたら，どんな生活になるでしょうか？　良いことでしょうか，それともあまり良くないことでしょうか？　それにはどのような利益と損失が考えられますか？
クライアント：かなり気が滅入ってしまうでしょう。

　この治療者は，クライアントが，どのような状況であっても自分の反応を自由に決められる，自律的人間であるということを伝えている。利益と損失の両方にバランスよく目配りされた言葉を使うことによって，治療者は，クライアントの反応の選択肢を広げている。クライアントは，治療者の管理や支配を感じることなく，本当の自分の気持ちを明確に述べることができる。
　社会不安症のクライアントの，もうひとつの例を考えてみよう。このクライアントは，夫に対して自己主張をしてみようと考えているところである。

クライアント：何かを言うこともできたと思いますが，これが私なのです。たぶん私の問題なのでしょうけれど，そのうち自然になくなると思います。

治療者：そう考えるのは大変結構ですが，そうなるという証拠は何かあるのでしょうか？　これまで何も言わないでおいて，問題がなくなったことはありますか？［抵抗を拡大する］
クライアント：でもこれは私の問題ですから。夫にまたケンカをしかけるなんてフェアじゃないわ。

今度は，抵抗に逆らわず一緒になって進む，別の応答を考えてみよう。

クライアント：何かを言うこともできたと思いますが，これが私なのです。たぶん私の問題なのでしょうけれど，そのうち自然になくなると思います。
治療者：たぶんなくなるでしょうし，そうなれば理想的です。どうして余計な問題を起こす必要があるでしょうか？　あなたは些細なことを大げさに考えているのかもしれません。［抵抗に同調する］
クライアント：夫も，いつもそっくり同じことを言うんです。
治療者：では，あなたはそれについてどう思われますか？　そうなのですか，それともそうではないのでしょうか？
クライアント：彼は間違っていると思います。私は話したいことが本当にいろいろとあるんですが，彼は，いつもたいしたことではないと軽く考えているんです。

この症例において，治療者が抵抗に逆らわずに，クライアントの選択における自律的な意思決定を促すと，クライアントは問題に対処するために障害物のない方向へ進むことができる。もし治療者が，このような修正を実行しなければ，治療的コミュニケーションは容易に言い争いへと陥ったり，クライアントが心を閉ざしたりするであろうことは想像に難くない。興味深いことに，クライアントが治療者に同意するとし

ても（このクライアントは夫に対して何かを言う必要があったことに同意した），強要されたいと望むクライアントはいない。すなわち，概念の正確さではなく，面接過程が問題なのである。このスタイルは逆説を用いた戦略と表面的には類似して見えることも重要である（Haley & Richeport-Haley, 2003）。しかし，逆説を用いる治療者の戦略的思考は，MI の精神に合致しない。それは治療者がクライアントを意図的にコントロールし，策略を用いて動機づけを強化し，あるいは行動を変えるように操作することを意味するからである。この MI の例では，治療者はクライアントが表現する矛盾を，共感的に反映し共鳴している（クライアントの観点からクライアントを理解しようとしている）。

クライアントの選択と自律性を明確に強調することは，MI において抵抗に出会った時に用いられる，もうひとつの方法である。次は，初回面接で健康不安を開示する思春期の若者の例を考えてみよう。

クライアント：両親に連れられて精神科にくるのは三度目です。私は治療したくないんです。自分自身で解決できるんですから。

治療者：あなたはもうすぐ 16 歳になるのですね？

クライアント：はい，15 歳と 9 カ月です。

治療者：そうですか。私も確かに，あなたは自分のことは自分で決められると思いますし，あなた自身の選択は尊重されるべきだと思います。結局のところ，最終的にはあなた自身で対処しなければならないのですから。今日は 1 時間ほどの面接を予定しています。ここでやめることもできますが，もしあなたさえかまわなければ，あなたの不安について少し話しあうこともできます。そして，終了する頃には，私があなたのお役に立てるかどうか，お伝えすることもできます。あなたには特段ご心配な点はないようですが，私は専門家として経験を積んでいますので，あなたのお役に立つことができるかもしれませんし，少なくともあなたがご自

分の計画に取り組むのをお手伝いできると思いますが。いかがなさいますか？

クライアント：このまま続けたいと思います。何から話せばよいでしょうか？

クライアントの進歩を促進したい，あるいは楽観性を伝えたいなど，それが最善の治療的意図によるものであったとしても，抵抗に出会うことはある。以下の例を考えてみよう。

クライアント：（人前で話すのに不安を感じる）そうしたいのはやまやまですが，私が友人のAAのバースデイ（断酒記念日）にスピーチをすることは無理だと思います。難しすぎて。
治療者：（クライアント自身が，過去に実行して，何回も成功してきた曝露療法に言及して）以前にもよくそうおっしゃいましたね。あなたは，課題の実行前によく「できない」とおっしゃっておられましたよね？
クライアント：はい。
治療者：そして，「決してこの曝露課題はできない」という考えが正しかったことは，今まで何度あったでしょうか？
クライアント：その時はその時で，今は今です。

＊＊＊

クライアント：私はいつかこの不安を克服できるでしょうか？
治療者：（希望を伝えようとして）もちろんそう思います！ 不安はかなり治療可能ですよ。
クライアント：そうは思えません。私はこの問題にずっと悩まされていますので。

＊＊＊

クライアント：（広場恐怖症でずっと無職だった）仕事が決まりました。
治療者：素晴らしいではないですか！　良かったですね。
クライアント：実際のところ，それほど素晴らしいとは思えないんですが。

　これらの例では，それぞれ治療者は正しい意図により，正しい治療原理に従って面接しているように思われる。すなわちクライアントの能力を支持し，クライアントへの信頼と回復の可能性への確信を表現して，肯定的な強化を提供している。私たちの同僚は「賞賛は強制力を持つことがある」と観察して報告したことがあり，それは誰の戦略を実行しているかによるように思われる。上述したそれぞれの症例において，治療者は，クライアントが自分の状況を，治療に役立つ視点に立って見直すことができるようにという正しい戦略によって面接している。しかし別の次元から見ると，その発言は治療者の価値観に基づいた判断や前提条件を暗示している。すなわち，「あなたが治療を進展させる場合にのみ，私はあなたを認めますし，あなたが好きです」とか「職を持たないよりは持っていたほうが良いのは明らかです」などである。肯定的な強化，あるいは希望の促進それ自体が悪いのではなく，時機を得てさえいれば，クライアントの目標に向けた前進に対して極めて有用である。鍵となるのは，クライアントのその時々の受容能力を見極め，柔軟に対応する能力であろうと思われる。
　私たちの経験では，これらは，習得するのが最も難しい技術のひとつである。治療が滞りなく進展している時に，クライアントに対して温かい気持ちや，肯定的な考えを持つのは容易である。一方，抵抗に出会った時にも，クライアントを賞賛し，理解しようと努力し続けるのは，複

雑な地形を迷わずに通り抜けるくらい難しい。

　自己効力感を育む

　MIは，主要な2つの段階に分けられる。両価性に取り組み解決する第一段階では，変化の計画に着手して成し遂げる能力に対する自信の育成が求められる（Miller & Rollnick, 2002）。第二段階の戦略は，クライアントが変化についての両価性を十分に解決し，変化に対する準備の発言を明確に述べ始めてからのみ活用される。そのような発言の例として「この頃生き方を変えてみようかなあ……とよく考えるんですよ」「私には助言と提案が必要です」あるいは「行動を変えるのに良い時期だと思います」などがある。

　他の研究者たちと同様に（Linehan, 1997; Prochaska, 2000），MillerとRollnickは，クライアントが変化に対して準備を整えた時には，クライアントとともに治療者も，行動を中心とした面接内容へと切り替えることが重要であると，観察し記述している。そうでなければ，クライアントは十分に配慮されていないと感じるであろう。また，この段階でも反映と正当性の保証を続けていたのでは，クライアントの進歩を促進させることはできない。ここでは，クライアントと協働して，変化の戦略のブレインストーミングを実施し，変化の計画を練り上げつつ，変わる自信を育成しなければならない。クライアントが準備にかかわる言葉を述べたなら，治療者は様々な資源を用いて，クライアントの自己効力感を育むことによって，変化の段階に備えるようクライアントを援助することができる。何が有効で，何が有効でないかについてはクライアントが自分自身の専門家として判断することであり，変わる方法，時期，および望ましい戦略について自由に選択する。

　動機づけの第二段階では，クライアント中心療法の精神に基づいてクライアントの自律性を保証しつつ，治療者は，クライアントの相談役を務めることが重要である。クライアントの相談役を務めるとは，様々な

考えを提供し，それまでに他の人々に有効であった方法に基づいて選択肢を広げて，クライアントに課題を与えるということである。クライアントが，その人自身の専門家であるという信念と尊敬を持ち続けるならば，前向きな変化の過程が進展する可能性は十分に開かれる。また，治療者は，いつでも抵抗に逆らわず，一緒になって進むことができるよう準備していなくてはならない。クライアントの変わる決意は芽生えたばかりであるのに，あまりに速く変化の計画を立てはじめてしまう（この移行を実行段階に移ろうとする強固な決意として見誤っている）ならば，クライアントの変化は，かえって遅くなってしまうであろう。そのように共感とは，その時点にとどめようとするものではなく，行動の単なる前提条件として考えられるべきものでもない。むしろ，共感的反映は，変化の実行や行動を変える準備を，他者の視点から見るという意味において，変化の戦略を効果的に実行に移すよう，クライアントを支持するためには大変有用である。

「変化を起こすとしたらどこから始めますか？」「あなたが何かを変えたことがある，以前のどのような経験が，この変化を考えるうえで役に立つ可能性がありますか？」，あるいは「あなたが変わることを選ぶとしたら，どのような人や施設，または治療機関が役に立つでしょうか？」のような，示唆に富む質問を用いて自己効力感を育成し，変化の計画を発展させることができる（Miller & Rollnick, 2002）。

変わり始める

私たちの経験では，クライアントが，変わる準備を整えているという一般的な徴候は，変化の過程に専念しないけれども，変化を「試す」ことから始まる。すなわち，クライアントは，いくらかの「小さな」変化を実行し，段階的な方法で変わる方向に向けて動き始める。不安症のクライアントは，通常曝露課題を見つけて，試し始める（社会不安症のクライアントが，恐れの比較的少ない状況で自己主張してみたことを報告

する，広場恐怖症のクライアントが，友人の家を訪問するために市外に住む友人に電話をかける，など）。治療者は，このような自発的な変化の試みに心を開いて耳を傾け，全ての変化が治療者の提案によって始まるとは限らないことを理解し，新しい変化の試みを追及する努力が明瞭に言語化されるよう注意を払う必要がある。

　このような状況について，治療者は，新しい変化の試みをクライアントの変化の可能性を表す例として，または自己効力感を拡大する機会として，さらには責任をもって変わる決意を促すために探求することもできよう。例えば，そのクライアントが曝露療法の経験があると述べたなら，治療者はその試みに至った理由は何か，その試みの良かった点と良くなかった点は何か，自分自身または不安について学んだことは何か，また再度同様の不安が問題になった場合など他の状況に一般化できることは何か，などについて尋ねることもできる。

　ここでは関心を持つという精神が決定的に重要であろうと思われる。治療者は，クライアントがなぜ，どのようにして，もともとのその人の行動様式から逸脱してしまったのかということについて，強い関心を抱くようになるものである。治療者は，自律した個人としてのクライアントに，従来の回避的な対処法も，完全に受容可能な選択肢として継続できるということを明確に伝えることもある。その際には，クライアント自身の決断が重んじられるべきであり，治療者の観点から特定の望ましい行動を強制してはならない。どのような賞賛も応答も，クライアントが，クライアント自身の観点から変化について十分に探求し，評価した後になされるべきである。

引き出し－提供し－引き出すスタイル

　MillerとRollnick（2002）は，フィードバックを提供する場合に用いられるひとつの基本形式を導入した（うつ病の治療におけるこのフィードバック形式の説明については本書の第5章，Zuckoff, Swartz, & Grote

を参照)。この形式は，変化の戦略について治療者の考えを説明するなど，治療場面で広範囲に用いることができる。その基本形式は，最初に許可を求め，情報を提供し，その後クライアントの意見や気持ちを尋ねるというものである（Rollnick, Mason, & Butler, 1999）。

不安症の治療としてCBTを実施する場合を例にあげると，中核信念や，恥ずかしいと感じる状況，および心配を惹起される場面への曝露など，極度の不安を誘発する課題を提案される時に抵抗が生じる。MIは，ここで「説得する」形式や，治療者主導型の形式に代わる方法を提供する。どちらの場合も効果的ではあるが，「引き出し－提供し－引き出す」導入面接法は，抵抗に遭う可能性が低い。パニック症のクライアントとの面接の例を考えてみよう。

治療者：あなたは，パニック発作のコントロールに何回か成功しましたが，不安の過敏性スコアは，まだ正常値を超えています。つまり，パニック発作は起こしていないけれど，症状については恐れが残っているということでしょう。

クライアント：はい，そうです。心臓がドキドキしたり，めまいがしたりすると，まだ怖くなります。

治療者：そうですね。ですからその恐れを軽減することが，再燃予防には必要不可欠なことと言えるかもしれないのです。これがあなたのお役に立つかどうかわかりませんが，その不安を解消するために使える技術に，興味はあるでしょうか？［引き出す］

クライアント：ええ。

治療者：少し難しくて，最初は奇妙に聞こえるかもしれませんが。あなたと同じような状況にいる人が実行することであり，再燃予防に効果的であると調査研究が認めていることは，あなたが恐れている症状そのものを実際に引き起こすことなんです。そうすると，動悸やめまいが死につながったり，あなたの精神を破綻させ

たりするものではないと，明確に証明することができます。
これは，今のあなたにとって効果的かもしれませんし，そうでないかもしれませんが，かなり怖いことですから，多くの人々は，この考えに対して難色を示します。あなたが探求する価値があると思ったり，あるいはそれについて聞いてみたいだけであっても，もちろんそれについてお話しできます。［提供する］ しかし，何が最も効果的でありそうかを決めるのはあなた自身です。そのことについてどのようにお考えでしょうか？ ［引き出す］

　治療者は，クライアントの選択の自由を保持しようと努めている。クライアントは，これを（あるいは，どんな技法も）そのようにすべきと指示されてはおらず，協働の過程の一部として提供されているだけである。問題を抱えるクライアントから，治療者はクライアント自身の資源と「専門性」を引き出して，クライアントに提示する。クライアントはそれを受容することも拒否することも自由に選ぶ。ちなみに，この形式を用いるようになってから，私たちは，治療者の提示を受け入れようとするクライアントの意欲が，大幅に高まることを見い出した。クライアントが受容的であるならば，先述した他のMIの戦略を用いて，変化への決断を強化したり，自己効力感を構築したりするように援助することができる。クライアントが受容できない場合には，治療者はそれを認め，他の代替案を探求することに焦点を移す。

問題と解決法の提案

　不安症に対して，動機づけ面接法を適用するにあたって，私たちが考慮すべき3つの困難な課題がある。それは，問題の焦点を具体的に明らかにすること，不安の「良い点（利益）」を解明すること，およびMIの精神であるクライアント中心の面接態度を維持することである。以下

にこれらを順次検討し，私たちの取り組みについて解説する。

問題の焦点を明らかにする

　不安症には合併症を伴うことが多く，気分障害，物質乱用，その他の不安症，人間関係の問題などが一般的である。クライアントにとっては，そのような合併症も心配の焦点となり得るものであり，それぞれの焦点に対する動機のレベルも様々であろう。さらに言えば，クライアントが自分自身の専門家であるという立場に立って，クライアントを中心に据え，治療においてクライアントの力を喚起するMIの精神によれば，治療者が，従来の決まりきった焦点に固執するのは不適切であると示唆される。そのうえ，クライアントの焦点は移っていく可能性があり，臨床的にも実際に移っていくことが多い。あるひとつの焦点（不安など）から始めて，現在の関心事など，より広範な異なる領域（夫婦間の問題など）へと，クライアントの焦点が移っていくことはしばしば認められる。

　これらの問題に対する安易な解決法はなく，実証的研究が必要とされている。私たちは，取り組んでいる不安の焦点について考えながらも，クライアントが流動的かつ具体的に焦点を決定し，移すことができるよう，心を開いて準備しておくことが有益であり，MIの精神に一致することを見い出した。Arkowitz, Burke（本書第6章）とBurns（私信，2003年11月）と同様に，私たちは動機を強化するために標的とした具体的な焦点について以下に概説する。不安に特化した焦点に関しては，私たちはクライアントが次の2つの次元において両価的であり得ると考える。

1. 不安はおのずから変化する：パニックや心配事がなくなるとしたら私の生活はどのように変わってしまうのだろうか？　その他の欲求が頭をもたげてくるのだろうか？

2. 現在の回避的対処方法か，または反対に不安統制の代替法を用いる：曝露療法，安心の希求を制限する，過保護の程度を軽減する，対人関係のリスクをひきうけてみる，など。

　私たちは，治療者とクライアントが開始時から協働して，そのクライアントが自分の不安に対処しようと発展させてきた，個別の方法（「物事を先延ばしにする」「考えるのを避けるために眠る」など）を探究し，理解するよう提案している。この点を理解したうえで，「現状維持」の利益と損失についての広範な説明のもとで，意思決定バランスの演習を行う。そうすることで焦点はいくらか流動的になり，クライアントが手放すことを両価的に感じている，特定の対処行動を治療者が取りあげることを可能にする。例えば，治療者は，「変わらないことの良い点はなんでしょうか？」という質問から開始して，次に「不安の良い点は？　過保護の良い点は？　心配の良い点は？　自分自身のために時間を取らないことの良い点は？　人々を避けることの良い点は？」のように，具体的な焦点にかかわる質問へと発展させる。このような質問を用いることによって，両価性の探求と動機の強化を中心におきながら，多数の問題を抱える人々を治療するにあたって，必要であろうと思われる自由を許容し，治療者中心の相互関係を回避するためにも役に立つ。さらに，クライアントの最大の関心事をあらかじめ決めつけないことによって，治療者は「早まった焦点の落とし穴」を避けることができる（Miller & Rollnick, 2002）。

変わらないことの「良い点」を同定するためにクライアントを援助する

　最初，クライアントは，自分を苦しめている問題に，良い点（利益）があるかもしれないというと，たじろぐことが多い（あるいは，気分を害することもある）。不安や心配の良い点を考えることは，クライアン

トにとっても治療者にとっても難しい。クライアントが,「私の不安には良い点など何もない」と強く主張することも珍しくない。ここではクライアント中心の態度を堅持することが重要である。治療者は,この点について議論をしかけ,または見過ごしている利益があると主張するのは避けるべきである。このような点に配慮しつつ治療を継続するには,相当の臨床的技術が必要とされるものであり,クライアントが,自分の症状に良い点（利益）があると認めることに対する躊躇と,クライアントを支えるという重要な働きをしているかもしれない不安の力動や信念を,見下さずに尊重する態度が求められる。

　ここで,私たちは治療者に数多くの提案をしたい。以下にそれを挙げる。

- 変化の過程について簡単な心理教育を提供する。
- その人の,変わりたい部分を認めつつ,同時に,変わろうとする努力を妨げる部分について,耳を傾けるよう,そっと誘導する。
- 変わらないことによる利益について,1つ2つ提案する。
- 問題の枠組みを換えて「変化に対する障壁」,または「変わらないようにとどめる人」と考える（「あなたの不安はあなたが変わらないように説得するもっともな理由を教えてくれますか？」など）。
- 特に初期には,現状に固執するクライアントが心ひそかに抱いている思考の価値を認め,共感を表明する。

　MIの重要な側面とは,人々がこのような利点をはっきりと表現しても差し支えなく,安全であると感じられるようにすることである。通常,クライアントはそのような情報は受け容れられないと考える（特に自分自身,あるいは治療者にとって）。「不安は私の役に立っている」とか「私は,不安を表現することで人々をコントロールできる感じがとても気に入っている」と述べることは,社会的には受け容れられない。私

たち治療者は,「二次的な疾病利得」という批判的な見方をすることが多い。次に広場恐怖症のクライアントとの面接の例を考えてみたい。

治療者：家から出なくて良いことは何でしょうか？

クライアント：良いことなど何もありません。それで困っているんです。

治療者：もちろんです。外出できないことは，あなたが克服したいと強く希望されていることだと良くわかっていますし，そう思うことはあなたにとって良いことです。これは，あなたの場合に当てはまるかもしれませんし，そうでないかもしれませんが，家のそばに居ると少しは安心できるとかコントロールできるような気がする，という人もいます。それは，あなたにもいくらか当てはまることでしょうか？

クライアント：はい。外出しなければ，自分に何も悪いことが起こらないようにできるわけですから。

治療者：では，家にいることはあなたを守ってくれるのですね。そして私たちが生きていくには，安心感が必要です。あなたはおそらく，良くないことが起きたらどうしよう，自分で対処できるとは思えない，と感じているのでしょう。

クライアント：はい，そのとおりです。外出すればパニック発作におそれて，抑えることができないのではと思うと心配になるのです。

治療者：では，あなたは，家にいることによって，現在の問題以上に難しい事態を引き起こさずにすむので安心していられるのですね。なかなか賢いやりかたですね。その他にはどのような動機があなたを家に留まらせているのですか？

MIの「精神」にとどまり続ける

　受容の奨励から実行の促進へと，滞りなく誘導することは，効果的で幅広いMIの適用を目指す私たちにとって最大の難関のひとつであるかもしれない。このような弁証法的治療を学ぶということは，構造化された治療法や不安を統制する行動療法で経験を積んできた人（著者のように）にとっては特に難しい。そのような場合には，その人はMIに一致した応答をしつつ，MIに一致しない応答を避けるという二重の課題に取り組まなくてはならない（Miller & Mount, 2001）。これが効果的に成し遂げられなければ，治療者は自分自身で正しい言葉（「あなたに決定権があります」など）を言っているのに，全く逆の意図が伝わってしまっているのに気がつくこともあるだろう。MillerらのMIの訓練に関する研究も（Miller, Yahne, Moyers, Martinez, & Pirritano, 2004），MIの精神に重点をおいた訓練のほうが，技術に焦点を当てた訓練よりも有効であることを示唆している。MI，わけても共感的な態度こそ，一見簡単なように思われるが，実際の臨床活動においては非常に難しい課題なのである。

　共感やそれに関連した治療同盟などの概念は，精神療法の良好な長期的結果に寄与しているという多数の実証的支持を集めてきた（Bohart & Greenberg, 1997）。そういうわけで，MIのような治療法によって，行動療法や変化を求める治療法を完全に統合できるとすれば，大きな効果が期待できる。しかし，これらの治療法をさらに大きな視点から統合するのは，必ずしも容易なことではない。なぜなら，MIの精神による強固な統合を求めるなら，例えば，変化の機序，変化の資源，変化の過程と機序，治療者の役割などに対する基本的仮説が不確かなものになってしまうからである。どちらかといえば，変化の技術を強調しているこのような状況において，人々の出会いの本質というものは，たやすく統合できる概念ではない。真の共感は，常に簡単に成し遂げられるとは限らない，根本的な視点の変換を必要とする。換言するならば，変化を促

進するための賢明な技術として MI を適用することは，そのモデルの基礎そのものと対極にある。治療者が，共感を基礎にした治療モデルを継ぎ目なく，行動基盤の方法に統合するのは難しいことが多い（Bohart, 2001）。受容と変化，あり方と技術，指示的と非指示的の弁証法的対立には，苦労して取り組む価値もあろうが，一方不安定で危険な面も併せ持つものでもある。

　私たちの経験によれば，治療者の恐れは，変化の戦略から受容へと視点を変換する時に生じることが多い。おそらく治療者は（たぶんクライアントも），変化に抵抗する部分に価値を認めてしまうと，それは変わらないことの許容を意味することとなり，変化の生じる可能性が少なくなってしまうのではないかという恐れを感じるのであろう。もしくは，私たちが自分の役割を，第一義的に変化をもたらすものと考えるならば，抵抗に逆らわず巻きこまれながら進むことは，あたかもクライアントの治療を「諦める」かのように感じられるであろう（そしてもちろん私たちはそれに抵抗する！）。熱心に変化を勧める治療法の限界を理解したとしても，そのような方法を手放す瞬間には葛藤を経験するであろう。つまり代替療法を受け入れることは，クライアントのみならず私たちも不慣れであり，不安を感じさせられるものである。

調査研究：試験的な無作為化研究について

　MI の改作版は，様々なメンタルヘルスの問題にますます数多く適用されつつあるが，今日までのところ，不安を持つ人々を対象に行われた MI の比較対照試験は存在しない。これは，実証的研究に値する重要な領域である。不安に対する取り組みに MI を適用するにあたって，私たちは CBT に反応性不良であった人々を対象とした一連の比較対照症例研究を実施しており，そのうちいくつかはすでに発表されている（Arkowitz & Westra, 2004; Westra, 2004; Westra & Phoenix, 2003）。

WestraとDozois (2006) は，CBTの初期治療として，不安症向けに改作したMIを適用し，無作為化予備研究を実施した（Westra & Dozois, 2003）。彼らは，集団のCBTを実施するに先立って，不安症の診断を受けた（パニック症45%，社会恐怖症31%，全般性不安症24%）55人のクライアントを，2つの集団に無作為に割り付けた。ひとつは準備的初期治療として，不安症向けに改作したMIを3回受ける集団であり，もうひとつは，初期治療を全く受けない集団（NPT）であった。MIによる初期治療を受けた集団はNPTに比較して，初期治療からMIまでにわたって，不安症状の変化に対する前向きな期待が有意に増加した（時間の経過；効果値0.60）。この結果は，変化に対する両価性が解決されることによって，変化に対する楽観的態度が強化されるであろうという論理的考察の視点から考えると興味深い（Miller & Rollnick, 2002）。さらに，初期の前向きな期待がCBTの良好な治療結果をもたらす重要な要因であるという主張が，有意差を持って実証的に支持されている（Arnkoff, Glass, & Shapiro, 2002）。

　集団CBTの全体を通して，MIによる初期治療群は，NPTに比べて宿題の遵守率が有意に高かったと報告されている（効果値0.96）。MIによる初期治療群の84%が集団CBTを完了したが，NPT群では63%であった。この傾向は，MIによる準備的初期治療群の維持率を裏付けるものであったが，統計的な有意差はなかった。しかし，このような結果が繰り返し実証されるのであれば，臨床的には注目に値するであろう。両群ともに，CBTの前後では有意な不安症状の改善を示したが，臨床的重要性の評価基準を用いると，MI初期治療群は，NPT群に比べてCBTに反応性良好な人が有意に多かった（NPT 50%・MI初期治療群75%）。6カ月後の経過観察の時点で，両群ともに改善の結果は維持されていた。

　要約すると，上記の試験的研究からは，MIがその後に行われる治療への取り組みを強化し，治療結果を改善するという証拠が得られてい

る。最大の効果は，自己報告によるCBTの宿題遵守率において観察された。このことからMIの潜在的長所のひとつは，触媒として働くことによって，行動の変化を目標とした次の治療手順に対する取り組みを，強化する点にあることが示唆される。このような有望な効果が，MIに特別なものか，それとも準備的初期治療一般による効果であるのかについては，今後その点を識別できる強力な研究デザインを用いた調査研究によって，明らかにされねばならない。さらに言えば，この結果は，他の介入法に先立って実施される初期治療に，MIを適用して有効であったとする，他領域のMI研究と一致している。他の形式の治療法は，今後の臨床研究における重要な比較集団を形成するであろう。例えば，他の形式の治療によって準備的初期治療を実施した場合に，治療が触媒として働くことによって期待が増強されたり（Constantino, Greenberg, & Aptekar, 2005），治療への取り組みが強化される（Zuckoff et al., 本書第5章）かどうかについての研究も，考慮されるべきであろう。変化に対する両価性を測定する方法が明らかになれば，強度の両価性を持つ人々に対して，MIを改作して適用することにも追求する価値があると思われる。

結 論

不安症のクライアントにおいては，変化に対する両価性が普遍的であることを考えると，MIはCBTなどの不安に対する既存の効果的な治療法を補完するものとして，あるいはその前後に追加するものとして期待できるであろう。試験的研究の結果は有望ではあるが，CBTとMIの統合については，明らかにもっと厳密な調査研究が必要とされている。不安症と関連疾患の治療において，MIの調査研究にひとつの大きな意味があるのは，それが概念的にも方法論的にも既存の治療と相補的なものだからである。実際，既存の文献によれば，MIは，MIを

単独で使用した場合よりも，むしろ他の治療法の準備的初期治療として適用した場合に，最も大きい効果を表すことが観察されている（Burke, Arkowitz, & Menchola, 2003）。この研究における喫緊の課題は，どちらかと言えば MI のような共感に基づいた面接法が望ましい場合と，行動療法的介入が適切である場合を区別するための，信頼できる指標を明らかにすることである。プロセス研究も，MI のどの要素が最も有効であるかを明らかにするために重要である。最後に MI そのものが有効なのか，治療の準備（期待の強化や役割提示など）としては，その他の治療法も有効であるのかを明らかにするためには，他の治療法による準備的初期治療を，MI によるものと直接に比較しなくてはならない。本章で明らかなように，現在，物質使用障害の患者以外の人々を対象とした，MI の適用拡大と調査研究には大きな関心が寄せられている。この探求は，精神療法の基礎となる作用機序に関する重要な洞察を解明して，臨床活動を発展的に展開させる可能性を秘めている。

第3章

退役軍人のPTSD症状と問題行動を変える動機の強化

Ronald T. Murphy

臨床集団と一般的な治療

　戦争の歴史を振り返ると，兵士たちは戦時中の体験に関連した感情と行動上の問題を呈することが知られてきた。ヴェトナム戦争の帰還兵が，祖国に戻った時に経験した問題は，DSM-III・IVおよび最新版において，心的外傷後ストレス症（posttraumatic stress disorder: PTSD）を第一軸診断に加えることを余儀なくさせた。PTSDには主要な3つの症状がある。すなわち，再体験・持続的回避・過覚醒である。再体験は繰り返されるトラウマの映像，フラッシュバック，悪夢であり，持続的回避とはトラウマの経験に関連した症状誘発刺激にさらされることを避けようとする努力である。過覚醒には，過剰警戒・過敏性・驚愕反応があり，これは危険に対する全般的に過剰な警戒の徴候である。日常生活において，このような症状は通常，怒りっぽさ，社会的孤立，不信，感情鈍麻などの問題として表れる。合併症としてはうつ病や物質乱用が一般的である。

　医療従事者，特に退役軍人病院の専門家は，慢性のPTSD症状に長期間悩まされているヴェトナム帰還兵を長年にわたって治療してきたが，未だに多くの退役軍人が40年前の外傷的出来事によって引き起こ

された戦闘関連PTSD症状の治療を求めている。

　退役軍人の慢性PTSDに対する治療としては，特に退役軍人プログラムに含まれる認知行動療法による介入や精神医学的薬物療法などがある。そのプログラムは，しばしば不安を軽減するように組み立てられた曝露／消滅アプローチや，怒り・抑うつ・社会的孤立を軽減する対処法，社会的技術訓練（SST）など，いろいろな治療による介入を提供している。例えば，New Orleansの退役軍人PTSDクリニックでは，患者は様々な問題（怒りの対処法・人間関係技術・ストレス対処法など）に焦点を当てた1カ月の集団療法に参加している。そこでは戦闘体験を含めて，それまでの生涯を振り返ってみる治療法も実施されている。

　臨床家や研究者は，有効な治療法を開発しようと努力しており，専門家会議では，新たな認知行動療法，薬物療法，代替療法について多くの発表が行われている。しかし，戦闘関連PTSDの治療については，2つの主要な研究（Fontana & Rosenheck, 1997, 2003）における結果が芳しいものではなかったので，有効性には疑問が持たれたままである。この問題について，その関連性が見落とされがちな点として，PTSDに罹患している退役軍人は，治療を受けることに躊躇しがちであり，扱いにくい患者であると評されやすいことがあげられる。本章は，慢性の戦闘関連PTSDの治療における重要な側面を取り扱う。それは治療提供者によって無視されてきた側面であり，あるいは対決的な方法で扱われてきた側面である。この集団にかかわっている臨床家であれば，誰でも理解できるであろうが，しばしば彼らは，PTSD症状や関連している不適切な対処行動を，変える必要性を認めない。

戦闘関連PTSDに動機づけ面接法を適用する論拠

　援助を求めたり受けたりすることは，PTSDに罹患している退役軍人にとっては難しい課題である。彼らの38％は，退役軍人管理局のサー

ビスを受けていないという報告がある（Rosenheck & DiLella, 1998）。Hogeら（2004）によれば，『イラクの自由作戦』やアフガニスタンにおける『不滅の自由作戦』からの帰還兵で，精神疾患の基準を満たした兵士のうち，援助の受給に興味を示した人は38〜45％であった。さらに精神疾患のスクリーニング基準を満たす帰還兵は，基準に達しない人に比較して，偏見の目で見られることなど，サービス受給への障壁に対する懸念を2倍ほど示していることがわかった。前年にサービスを受けなかったPTSDの退役軍人は，援助を求めるにあたって，精神科治療への偏見を含む，いろいろな障壁を経験したことがあると報告した（McFall, Malte, Fontana, & Rosenheck, 2000）。

　このような退役軍人は，治療を求めている時でさえ治療に完全には取り組まず，危険に対する過剰警戒，社会的孤立，怒りっぽさ，他者不信など，生命を防御する姿勢を変える必要性に疑問を抱く人が多い。残念なことではあるが，著者は，家族や友人または見知らぬ他人（運転中に激怒する人など）との社会的相互関係に対処するにあたって，何が最善な方法であるかについて，患者と治療者（著者自身も！）が言い争うのを目撃してきた。実のところ，多くのPTSD治療プログラムは，アルコールの否認に対するSynanone^{訳注1）}形式の治療法に倣った，対決的要素（強制的直面化）を取り入れている。言い争って説得する対決的面接は，抵抗の増加をもたらすので，動機づけ面接法（MI）のような支持的な方法と比較して，有効性には限りがある（Miller, Benefield, & Tonigan, 1993）。対決的面接法の効果が乏しいことは，PTSDの治療にMIを適用する論拠の推進力となるであろう（Miller & Rollnick, 2002）。

　最近の研究は，PTSDの治療を受けている退役軍人が，重要な症状や関連した問題行動を変えることに対して両価的であるという想定を，あ

訳注1）AAの12ステッププログラムを基礎にしたアルコール依存症者の治療施設。強制的な直面化（対決技法）による治療を実施していた。

る程度支持している。Murphy, Cameron ら（2004）は，入院プログラムで治療中の戦闘関連 PTSD 症状を持つ退役軍人に対して，『持っているかもしれない』問題について報告するように求めた。次に，その問題を，自分でも持っているかもしれないと思う問題と，他者は持っていると指摘するが，自分では持っているとは思えない問題に分類する。これらの『持っているかもしれない』問題は，確かに持っている問題（『確かに持っている』）や，全く持っていない問題（『全然ない』）とは別の欄に記入される。その結果をみると，患者たちは幅広い PTSD 症状や関連した問題行動を，『持っているかもしれない』問題としてあげており，そのうち最も多かった問題は怒りに関連した行動（48％）であった。およそ3分の1の患者が，孤立，抑うつ症状，信頼，健康の問題を『持っているかもしれない』問題に分類しており，4分の1の患者が，葛藤の解決，飲酒，コミュニケーション，人間関係と親密性，感情の狭小化，および薬物使用を，『持っているかもしれない』問題として報告した。その他の PTSD 症状（例えば，過剰警戒など）を，『持っているかもしれない』問題としてあげたのは，15〜21％の患者であった。

　退役軍人の変わる準備に関する他の研究によると，Rosen ら（2001）は，問題が重篤であるにもかかわらず，PTSD の患者は飲酒問題と怒りの問題について，変わる準備の程度においては様々であり，おそらく変化の4段階に応じて4つのサブタイプに分けることができるであろうと述べている。また飲酒問題を変える動機は，怒りに関する問題を変える動機とは独立していた。

　上記の所見を最もよく説明する仮説は，このような退役軍人たちが，過剰警戒・他者不信・怒り・社会的孤立などを，トラウマに由来する問題のある行動または対処法とは認識しておらず，むしろ彼らを傷つけたり殺したりしかねない，信頼に値しない不注意な人々がうようよしている危険な世の中で生きていくには，適切な対処戦略であると見なしているからであろうというものである。このような人々の治療に取り組むに

あたって，共感と肯定的な治療関係を重要視する MI は，特に適切であろうと考えられる。なぜなら，信頼にかかわる問題は，このような患者の間では，普遍的かつ一般的な問題だからである。さらに他の疾患の患者で，問題の認識と変化の両価性に苦しむ人々に対して適用されるのと同じように，MI は退役軍人に対して，それまで認識されていなかったトラウマに由来する PTSD 症状について，変える必要があることを彼らが理解するよう援助するのに適切である。

戦闘関連 PTSD に対する MI の臨床的適用

　MI を基礎とした面接によって，PTSD 症状と関連する問題行動を変える動機を強化するための面接法を発展させるに当たっては，解決すべき数多くの問題が生じてきた。ひとつの重要な考慮すべき事項は，退役軍人に対する最も一般的な PTSD 治療プログラムの構造に関するものであった。このようなプログラムは，典型的には長期間の外来通院プログラムであり，様々な治療目標を持った一連の集団療法による介入である。それは例えば，PTSD に関する疾病教育と，怒りと感情のコントロール，対人関係技術，およびある種のデブリーフィングまたはそれまでの人生の出来事を振り返ってみるなどである。このような治療スケジュールに合わせるためには，MI による面接は短期的介入でなくてはならず（4～8回面接），さらに集団療法形式でなければならない。そもそもの最初から，治療中の退役軍人は，様々な問題を幅広く持っており，特定の問題を変えるための準備状況は，それぞれの患者によって全く違うという現実に対応する必要があった。したがって介入法としては，変化の動機を強化するにあたって，標的とされた問題が異なっても，柔軟に対応できるよう考案された。

　そこで現在実施している介入は，PTSD の動機づけ強化（motivation enhancement: PME）グループと呼ばれる4セッションの構造化され

た集団療法となった。この介入の基礎のひとつは多理論横断モデルであり，特に変化の多段階理論が基礎となっている（Prochaska & DiClemente, 1983; Prochaska, DiClemente, & Norcross, 1992）。介入の臨床的方法は，MIの直接的適用，または改作版である。面接様式は概してMIと同様であり，グループリーダーは患者の抵抗に対決することなく，共感をもって応答する。なお4回のセッションは以下の内容から構成されている。ひとつには，認識されていない可能性のある問題を明らかにすること。次に心理教育によって，適応的な対処行動をとることに責任を持つような，積極的な認知スタイルを発展させること。さらには，決断の利益と代償を検討する技法と基準比較の技法を用いて，問題の認識を促進し，変わる動機を強化すること。最後に，問題の認識と非適応的な対処行動の変化を妨げる，認知的・感情的障壁を同定することである。

PME集団療法介入で用いられるMIの改作

　PMEの治療者は，MI治療家のスタイルに従って面接を実施し，具体的なMI面接の技術をいくつか用いる。加えて，MIの具体的な改作は，問題と対象集団にとって適切であるように行われる。まずはじめに，問題飲酒者のためのMIにおけるMillerのフィードバック面接に例証（Miller, Soveregen, & Krege, 1988）されているように，基準値との比較は強力な技法である。しかし，PTSDを持つ退役軍人を悩ませる様々な問題においては，その基準となるデータが欠落している。したがって，基準比較モジュールでは，PTSDに関連した問題行動の頻度，結果，行動の目的，認知，および感情的反応それぞれについて，『平均的』『中等度問題あり』『極度の問題あり』という尺度を，グループの討論によって導き出すことになる。その後患者は，自分自身の問題行動が上記の尺度のどこに位置するかを考え，その行動を変える必要性の有無

を決定し，集団療法で発表するために準備を整える。

　通常の MI による介入と，PME 集団療法とが相違する別の側面としては，変化の必要性を考える全般的な意欲を育むための，心理教育的な構成要素があげられる。ここでは患者が，状況に対する自分の反応は過去の経験に由来する過剰反応であり，現状に対処するのに適応的とは言えないという可能性について，自分の言葉で明言するように奨励される。具体的な自分の明言を繰り返し述べて練習しつつ，患者は，そのような可能性を考慮し，対処法や問題解決法として採用する価値について考えるよう求められる。この構成要素は，いくらか指示的ではあるものの，変化をもたらす患者自身の明言を喚起する MI の面接法を取り入れており，患者は，この考え方を取り入れるべきであると指示されることはない。一般的な退役軍人プログラムで治療を受ける患者は，日常生活での困難な経験に対して，通常の表面的な対処法に傾きやすく，それゆえに問題解決能力や自分の立場を再検討する能力を発揮できないことが多いので，この要素を追加しておくことは，決定的に重要であると思われる。

　標準的 MI のもうひとつの適用として，各セッションの終わりに宿題が出される。宿題には，ワークブックの一部を読むことと，利益と代償の比較によって決断する技法の演習を完了すること（以下を参照）が含まれる。患者は，集団療法を最も効果的に活用するために，これらの課題を完成するよう勧められる。PME 集団療法の中でも，この構成要素はかなり指示的であるが，準備の時間が追加されることや繰り返し練習できること，さらに提示される認知療法課題の効果を増強し理解を深めるために，情報提供にあたって患者の能動的な情報処理を勧めることによって，指示的方法の不利益を上回る価値を与えられると期待している。

　最後に，PME 集団療法は，変化に対する認知的・感情的な『障壁』を同定するセッションを含む。しばしば人々は，何らかの恐怖を避け

るために問題を認めない（Newman, 1994）。DiClemente と Vasquez（2002）は，変化の各段階において患者を特徴づける要因（前熟考期にある人には情報が不足しており，熟考期にある人には変化の否定的結果が肯定的結果より重大に思われるなど）に加えて，前熟考期の人が変わらない理由として，躊躇・反抗・諦め・合理化をあげている。MI によって治療アドヒアランスに取り組むという視点から，Zweben と Zuckoff（2002）は，問題の重要性に対する誤解や不確実な認識，変化によってもたらされる意図しない結果への恐れ，あるいは変化が実際に実現可能かどうかという疑問などによって，問題の受容が損なわれると解説している。変わる必要の認識を妨げるその他の障壁については，以下で論じる。MI のこのような領域では，変化の障壁を評価する測定法の開発と，MI モデルを用いると否とにかかわらず，その障壁を直接に除去する具体的技法の考案を目的とするような，さらなる議論と調査研究が有益であろう。

PME 集団療法と他の治療法の統合

どのような PTSD のプログラムを受けるにしても，取り組むべき問題への気づきを促すことによって，プログラムの効果を増強することが PME 集団療法の目標である。PME グループに参加する患者にとって望ましい結果は，治療の課題や技術の練習に積極的に取り組むことによって，症状が緩和され適応的機能が促進されることである。したがってそれは，患者が，PME 後に続く技術的課題を中心とした集団療法において，どの問題に焦点を当てて取り組むべきかがわかるように，治療初期に実施されるのが最もふさわしいと考えられる。PME 集団療法では，通常そのような時期に設定されている。

PME 集団療法は，退役軍人が PTSD の治療を受けるか否かを決定する際の援助にも適用される。すなわち，PME 集団療法は日常生活で対

処するのに困難があるものの，治療の必要性や困難な問題の原因，または治療参加によって被る不利益について，確信を持てない退役軍人を対象として実施される。このような場合のPME集団療法は，もっと短期のワークショップ形式か，または介入後に治療参加の決断を促されることのない，決まった内容の4回セッションからなる治療法として実施される。

PME集団療法の概観：論拠・構造および技法

　現在のところ，PME集団療法の治療手順では，認識されていないPTSD関連問題について，変える必要性の有無を患者が理解するのに役立つように，決断の利益と代償を検討する技法に焦点を当てた90分のモジュール（各モジュールは1回のセッションで行われる）を，計4回実施する。PME集団療法の人員構成としては，患者8名に対してグループリーダー1～2名が最適である。グループリーダーは，詳細な脚本を備えたマニュアルに基づいてグループを運営し，患者は集団療法の解説とリーダーのマニュアルに対応した各モジュールごとのフォーマット，および例題つきの治療活動記入用紙からなるワークブックを用いて治療に参加する。

　最初のセッションと第2回目の冒頭部分で，PME集団療法の目的・論拠・具体的な目標の概観（モジュール1で解説する）が提示される。それはグループリーダーが質問し，患者に答えを求めるという質疑応答形式で行われる。内容は認知リハーサルの演習として実施され，患者は第4回セッションの終了までには迅速に適切な返答ができるようになり，それによってグループ参加の主旨を容易に思い起こし，理解を深めることができる。患者の認知障害および記憶障害の頻度と程度によっては，繰り返して練習する必要があった。このような障害の原因は，長期間の薬物使用・睡眠障害・脳損傷・脳挫傷・うつ病・PTSDによる過覚

醒から来る集中力や注意力の低下など，数多い。

　PME 集団療法の論拠は，患者が治療から学んだ対処技術を自分と関連づけて理解し，具体的な PTSD 症状や関連した問題行動を変える必要性を認識することによって，治療アドヒアランスや治療の結果を改善するというものである。ある意味では，PTSD 症状と関連問題行動の再燃を予防することが集団療法の目標である。換言すれば治療の目標は，終了後に，認識されていない問題によって『不意をつかれる』ことのないように援助することであり，患者にも同様に説明される。グループ内の隠語では認識されていない問題を『ブラインドサイダー（無防備なところを狙って不意をつくもの）』という。

　介入の重要な部分，すなわち認識されていない潜在的問題の評価は，最初のセッションで行われる。患者は様式♯1（付録3.1参照）という，自分の考えを，自由に書きこむ形式のワークシートに『持っているかもしれない』問題とされる，自分にとって問題であるかもしれない行動や信念のリストを記入する。患者は，その後の PME 集団療法で学習する，利益と代償の比較による決断の技法を用いて，これらの『持っているかもしれない』問題が，実際に持っている問題かどうか，それは現実に問題であるかどうかを判断する。

　モジュール 2・3・4 では，認識されていない潜在的（持っているかもしれない）問題が，確かに問題であるのか，それとも問題ではないのかを決定するために，具体的な決断の利益と代償を検討する技法を学び，実際に用いる。モジュール 2 では，決断にあたって利益と代償をバランスよく検討する基本的技法を学習し，モジュール 3 では基準比較演習を行う。モジュール 4 は，認識されていない問題を認めるにあたって，認知的および感情的障壁を同定することが目的である。宿題は 3 回目のセッションまで，終了時に毎回出される。それは次回セッションの準備としてワークブックを読むことと，セッションの課題ごとに特有の，決断のために利益と代償を比較検討する追加練習の遂行である。

モジュール1：集団療法の概説と潜在的問題の同定

　最初のモジュールでは，集団療法の目的と達成できる価値の可能性について詳しく解説された後に，標的となる問題が同定される。治療後の再燃は，不十分な治療や『治癒不能』の患者に帰するべきでなく，むしろ認識されていない問題によって，徐々にあるいは突然に旧い対処行動に引き戻されるからであるという，PME集団療法の論拠が提示される。話題には，集団療法の意義・目的およびクライアントにとっての有用性が含まれる（例：認識されていない問題が治療終了後に出現してPTSD症状が再燃するのを防ぐこと）。

　集団療法の参加者には，彼らの『持っているかもしれない』問題について，確かに変える必要がある問題か，それとも変える必要があるほどの問題ではないのか，決断するための援助が目的であると説明される。換言すれば『持っているかもしれない』問題と，変える必要があると間違いなく確信している問題の間に，明瞭な線を引くことであるともいえる。自分が『持っているかもしれない』，あるいは持っていないかもしれない問題について，判断することが有用であるという理由が，集団療法で引き出され，グループリーダーによって拡張強化される。治療者は，論拠の概説が終了する時点で，集団療法の最終的な目標は，治療終了後に認識されていない問題によって『不意をつかれる』ことのないよう援助することであると指摘する。

　前述のようにPME集団療法の最近の改作は，慢性PTSDの治療を受ける退役軍人にしばしば認められる，概して表面的な認知スタイルに取り組むように変更されている。この認知スタイルは，他者や社会状況に矛先を向けて，怒りなどの激烈な反応の原因であるとか，または孤立・過剰警戒・他者不信を余儀なくさせるなどの，非難の形を取ることが多い。しばしば，PTSD症状や困難な状況について，政府が非難の的となる。これら全ての症例では，困難な状況に対する自己責任や，自分の症状と反応を抑制しコントロールする責任を全般的に放棄している。

PME集団療法では，このような責任の問題に取り組むために，過度に指示的であることと，症状（とは見なされないことも多いのであるが；他者不信・孤立・支配的態度・完璧主義など）を抑制しコントロールする責任を自らとるよう奨励することの間の，ごく細い線上を歩もうと試みている。具体的には，認識されていない問題が，自分の困難な状況の原因の一部かもしれないと，患者が考えるように援助する。その認識を通して，過去のトラウマ経験が症状を誘発したり悪化させたりするので，困難な状況に対する患者の反応がトラウマの影響を受けていることを理解できるよう援助する。すなわち困難な状況に対処するためには，もっと責任を引き受ける必要があるだろうと考えるようになることを，PME集団療法の目標のひとつに据える。患者は，この新たな態度に一致する自分の言葉による明言のリストを手渡される。以下に，この点を考慮したマニュアルから抜粋した患者の言葉の例をあげる。集団療法の論拠や目的の概説など，全ての集団療法場面で，グループリーダーは，患者の質問に対する迅速な反応やフィードバックを他のメンバーに求め，望ましい解答を声に出して読む。

　新しい態度は，問題に遭遇した時に，あなたがそれを引き起こしたものではないとしても，あなたの反応，あなたの考えが，多少なりとも問題に影響を及ぼしている可能性があることを，いつも自分を省みて考える態度です。この態度の一部には，あなたを変えた戦闘状況に遭遇した事実に関してあなたに責任はないけれども，現在の状況やPTSD症状に対して，過去の経験に従ってではなく，現在の状況に即したやり方で対処する責任が，あなたにはあると信じることが含まれます。
　私たちは，あなたが「私が抱えている問題は，状況そのものよりも，状況についての私の見方，反応の仕方，あるいは対処法と何らかの関係があります」という立場を受け入れて欲しいと思います。言い換えれば，問題がある時にはいつも，『ブラインドサイダー（気づいていない問題）』

を探すということです．この態度を取るのは難しいことですし，あなたが経験したことを考えれば，フェアとは思えないかもしれませんが，それはあなたの生命を守り，健康や人間関係を改善し，ストレス状況を減らして，人生の異なる領域で多くの満足をもたらすでしょう．

集団療法の参加者は『治療後の継続的進歩のための自己対話チェックリスト』から，患者自身の言葉のひとつを声に出して読む．このチェックリストは，付録3.2に挙げられている．

標的となる『持っているかもしれない』問題の同定

最初のセッションの残り時間で，患者にとって問題であるかもしれない行動や信念のリストを作成する．それは彼らが認識していないか，あるいは変えることに両価的であろうと思われる行動や信念である．患者は，それを様式#1のワークシート（付録3.1）に記入する．ワークシートは『確かに持っている』『持っているかもしれない』『確かに持っていない』の3つの欄から構成されている．『持っているかもしれない』問題の欄は，さらに自分で持っているかもしれないと思ったことがある問題と，自分ではそう思わないが持っていると他者に言われる問題の2つに分けられる．『持っているかもしれない』問題は，変える必要があると思った問題の領域（熟考期）だけでなく，気がついていない問題や，変えるつもりはなさそうな問題（前熟考期）を引き出すために，上記のように2つに分類され定義されている．患者は，PTSD症状と関連問題についてざっと数え上げたリストを，患者用ワークブックに付属しているワークシートの完全な記入例と比較して考察するよう求められる．目標は，最終的に患者が『持っているかもしれない』に分類した項目を，『確かに持っている』あるいは『確かに持っていない』の，いずれかの範疇に分類できるようになることである．

患者が自分自身の言葉を用いて，潜在的な問題について記述するとい

う自由記述式のワークシートを用いる利点は，直ちに明らかになった。私たちの対象集団は，チェックリストを提示されると，多くの問題に印をつけやすい傾向にあるが，それは部分的には，彼らがしばしばサービス関連の補償金を申請したり受け取ったりしているので，自分の問題をできる限り徹底的に記録しておく必要性を感じているからである。患者は，自分の行動や態度が，評価のチェックリストに提示されている内容と，同一のものであるとは考えないことが多い。別の表れかたとして，患者は，トラウマが基になっている特定の行動や態度が症状として表示されていない場合，その行動や態度を適応的と考えることがある。たとえば著者は，患者が質問票では怒りを問題であると認めながらも，他者から短気であるとか怒りっぽいと非難されるとそれには同意せず，『間違ったことをする人には，厳しい態度で臨むべきである』などと発言し，その行動を正当化するのを見てきた。

　ワークシートに記入した後，患者は4つの欄それぞれのリストを声に出して読み上げるよう求められる。これは参加者が，それまであまり考えたことのない問題の可能性について耳にする機会であり，また潜在的問題を打ち明けた時に感じるかもしれない，参加者の恥や不安を軽減して，楽な気持ちにしてくれる。このような患者の場合は常にそうであるが，誰にも言ったことがないかもしれない問題，または少なくとも自分にとって問題であり得るとは認めていない問題について，他の患者が話しているのを聞くことにより，孤独感が和らぎ「狂ってしまった」という感覚が軽減される。

　最後に，集団療法の望ましい参加が達成される場合には，いくつかの共通点がある。以下にワークブックに記載されている例を紹介する。

集団療法の目標は？
- 『持っているかもしれない』問題を，『確かに持っている』または『確かに持っていない』に移行させる

・持っているかもしれない問題が，本当に変える必要のある問題かどうか『決断する』。

これから3週間で何を学ぶのか（PME集団療法2・3・4）？
・『持っているかもしれない』問題が，『確かに持っている』問題か，そうでないかを決定するのに有用な，利益と代償の比較による決断技法。

持っているかもしれない問題が，実際に『確かに持っている』あるいは『確かに持っていない』問題であるかどうかを決定するのは誰か？
・それは完全に患者によって決定されるべきであり，治療提供者によるものであってはならない。それは患者の責任である。

この集団療法を成功させるのに必要なものは何か？
・正直，参加，および――潜在的な問題に開かれた心。

この集団療法の成功とは，『持っているかもしれない』問題を全て中央の欄に移行させることを意味するか？
・成功は移行させた項目の数と同じではない。以前には認識できなかった問題を，持っているかもしれないと考える限りにおいて，集団療法は成功している。認識されていない問題を持っているかどうか決定するのは，長期間の継続的な過程となるであろう。

『確かに持っている』と同定した問題はどうするか？　『確かに持っていない』問題は？
・『確かに持っている』問題は，トラウマ回復プログラムの集団療法や，PTSD治療機関に持っていき，そこで取り組む。『確かに持っていない』問題については，何も心配する必要はなく何事かをする

必要もない。

集団療法の終了時に宿題が出される。具体的には，患者に，ワークブックの初回セッション項目の復習と，次回に学習する決断の比較対照技法の項目を読むように薦める。

モジュール２：利益と代償

　第２回のPMG集団療法では，患者が，自分でも持っていると同意した『持っているかもしれない』問題行動を，変える必要について判断するのに役に立つ，決断のための比較対照技法を学習する。この技法では患者が，様々なPTSDの症状や拳銃の所持，連続飲酒，過剰警戒など『持っているかもしれない』問題として挙げた行動の，利益と代償を秤にかける。たとえばある患者は，孤立について「他人は持っていると指摘するが，自分はそう思わない」とするかもしれない。その利益は「安全感」「何かをしたければそうできる」「他人の問題にかかわらなくて済む」「他人と争わない」などであるだろう。代償としては，「子どもと距離ができてしまう」「うつになる」「戦争中に起きた悪いことにとらわれ，そのことばかり考える」「薬を使いたいと思う」かもしれない。まず一般的な例が挙げられ，それについてグループ全体で話しあい意見を出しあった後で，患者は自分自身の『持っているかもしれない』問題のひとつについて，決断するために利益と代償をワークシートに記入する。その利益と代償について，患者は１から10までの評価尺度を用いて，個人的な価値の重要度を決定する。次に，一人ひとりの患者の例がグループ全体で討議され，全ての参加者は個々の分析に対して利益と代償の追加項目を提案する。個々の例について利益と代償を比較検討した後に，患者は『持っているかもしれない』問題行動を変える必要性について，結論に達したかどうかと訊ねられる。

　宿題としては，患者が集団療法で取り組んだ例について，比較対照分

析を完了することと，別の『持っているかもしれない』問題にその技法を適用して，利益と代償を分析することが奨められる。次回と同様に，この宿題も次回セッションの冒頭部分で検討される。

モジュール3：平均的な人との比較（基準比較）

　第3のモジュール「平均的な人との比較」（基準比較）は，患者が自分の行動を，PTSDを持たない，年齢相応に"普通である"と想定される人の行動と比較することによって，どれほどの問題行動であり得るかを判断するために，役立てることを目標とする。患者には，このような論拠の全体的見通しが解説される。具体的な決断の方法としては，問題となり得る行動を，問題の重症度という観点から，平均的，中等度の問題，極度の問題という3つの範疇に分類する手続きを行う。次に，それぞれの重症度別に，問題行動の頻度，結果の深刻さ，および目的という3次元で検討する。グループリーダーは，ある特定の問題が3次元から観察して，どの重症度レベルに属するか分析するように，参加者を誘導する。たとえば，選択された行動が過剰警戒である場合（付録3.3），グループリーダーは標準レベルの安全意識について，夜間のドア施錠の確認や，動作感知式照明の屋外設置などであると説明する。このレベルでの影響は，照明器具代の追加程度の軽微なものである。中等度の問題とされる安全意識の行動としては，夜間に行われるドアと窓の施錠の頻繁な確認や，複雑な警報装置の設置が考えられる。結果として多くの時間が費やされ，多額の費用が投入される。ここでは行動の目的が，安全そのものから不安を軽減するという方向へ変わり始める。極度の問題レベルの過剰警戒行動は，家の周囲を一晩中見廻って確認し，ベッドの下に銃を置き，あちこちに地雷を仕掛けることなどであろう。その行動は"生か死か"という切迫した感覚によって，生き残ることが目的となっており，その結果多くの時間とエネルギーを費して，子どもたちや近所の人を銃撃戦の危険に巻き込んでしまうのである。重要な点は，それま

で認識されていなかった問題を『持っているかもしれない』と患者が考えるよう援助するために，その人の問題がどの範疇に相当するかを決定することである。ひとつの例を取り上げて全員で討論し，その後全体の提案を用いて（通常は上記の過剰警戒の例を用いる），患者は平均的な人との比較分析（基準比較）を，自分自身の『持っているかもしれない』問題リストに適用してみる。ここで患者は，一般的には孤立，信頼，感情表現の欠如および飲酒問題などをあげる。それぞれの患者の例を，グループ全体の意見を用いて再検討し，患者は，自分の『持っているかもしれない』問題が，どの程度重症であるかについて考えるよう求められる。

　第3回の宿題は，集団療法で取り組んだ『平均的な人との比較』分析を完了することと，他の『持っているかもしれない』問題行動を平均的な人と比較分析して，ワークシートに記入することである。

モジュール4：障壁

　最後のモジュールでは，グループリーダーが『障壁』という概念について討論を始める。すなわち障壁とは，ある行動が問題であることや，変化の必要性があるかどうか考察することさえも難しくする信念や恐れ，または状況などであると解説される。しばしば人々は，何らかの恐怖を避けるために，問題を認めないことがある（Newmann, 1994）。一般的な障壁としては，罪悪感，恥，恐れ，認知のゆがみ，問題を持つことの意味に対する不正確な固定観念などがある。ここで退役軍人は，弱いと思われることへの恐怖と，愛する人たちを苦しめてきたことを恥じる気持ちについて述べることが多い。問題に圧倒される恐怖，または問題を認めた場合に拒絶される恐れなどの障壁についても話しあう。認知のゆがみとしては，「もし，あとひとつでも問題を認めたら，私は完全な落伍者であると認めなくてはならないだろう」などの黒白思考（全か無か思考）がある。問題の存在について考えることは，『心に潜む固定

観念』や，特定の疾患を持つことに対する間違った認識を引き出すことができる。アルコール依存症者は，飲酒問題を認めない，あるいは治療を求めないことがある。それは，その人の固定観念によれば，アルコール依存症というレッテルを貼られる人は，街中で酔っ払う人やホームレスなどの，極端な描写を意味するからである（Cunningham, Sobell, Sobell, & Gaskin, 1994）。退役軍人であれば，狂ったヴェトナム帰還兵と思われるのを避けようとすることはあるだろう。患者は，しばしばアルコール問題や暴力的性質を持つ父親，または『神経衰弱』によって精神病院に入れられた家族など，自分の過去に関係した特定の人物と同じ問題を持つとは考えたくないと報告する。参加者は，グループ全体で様々な潜在的障壁について考えたあと，自分に該当すると思う障壁をワークシートに記入する。さらに，『持っているかもしれない』として同定した問題それぞれについて，変える必要性を認めるのを妨げると思われる障壁を，全て列挙する。その際患者は，障壁のリスト（付録3.4参照）を用いるよう勧められる。

臨床的症例

　患者たちは，価値と有用性という観点から，PME集団療法にきわめて肯定的に反応した（Franklin et al., 1999）。集団療法においては，個々の患者によって目標や方法に対する反応は様々である。患者が，利益と代償の両面について考察し決断する方法（利益と代償，平均的な人との比較，障壁の分析）を学んだ後，ある特定の問題を変える必要性の認識について，常に明瞭に直ちに明らかになったと報告するのは理想的であろう。これは確かに，しばしば起こる現象ではあるが，何人かの患者は，集団療法の終了近くになっても，具体的な問題を変える必要性があるかどうか決断せず，彼らはあたかも，変える必要性を検証する態度をなし崩しに失ってしまっているかのように見える。患者が集団療法に反

応する様々な道筋と，両価性を軽減させる具体的な技法を活用する様子を描出するために，役に立つ症例を2つ紹介しよう。

　アルバートは，退役軍人管理局の外来PTSD治療プログラムを受けている52歳の退役海兵隊員である。彼はヴェトナムに1年間派遣された時期に，激しい戦闘に遭遇していた。当初彼は，無口で厳しい表情をしており，集団討論や治療活動に取り組むよう指示すると，イライラして防衛的になった。彼は，様式#1ワークシートの『確かに持っている』問題の欄に，怒り・抑うつ・孤立・信頼・睡眠障害など多数の項目を記入した。『持っているかもしれない：自分が持っているかもしれないと思ったことがある問題』として，人づきあい，孤独，短気を挙げた。『持っているかもしれない：他者に持っていると言われる問題』としては，親密な人間関係の問題，支配的態度，過剰警戒，援助希求性などを挙げた。飲酒と薬物使用は，『持っていない』問題として分類した。

　アルバートは当初，集団療法の治療活動にしぶしぶ参加した。彼は質問票の完成予定，集団療法の規則および宿題について，グループリーダーたちが明確に答えられないと知ると，すぐに怒り出した。彼は，どの集団療法においても，決断の利益と代償を考察する演習を行った後，全ての『持っているかもしれない』問題を変える必要性について，特別に劇的な認識を報告することはなかった。

　集団療法が進展するにつれて，グループに対する欲求不満・懸念・当惑と，このような患者には一般的であるが，軍・政府・退役軍人管理局の対応について怒りを表すようになってきたが，反映的傾聴を用いた面接には良好な反応を見せた。患者たちが集団療法活動に取り組まず，話題が混乱したり，グループ全体で苦痛と恨みを延々と語るなどの問題が生じた場合には，共感と限界設定の間で慎重にバランスをとる必要が生じる。アルバートのグループと同様に適切に応答するならば，患者はグループリーダーが聴く耳を持ち，自分の気持ちを良くわかってくれてい

ると感じ，同時に重要な集団療法の目的を達成することができる。時を経るに従って，アルバートは彼なりのやり方で，グループリーダーに少しずつ心を開いていった。変化の必要性の認識を妨げる障壁についての解説を聞いて，アルバートは，軍隊の訓練や男性に対する社会的期待が，援助の希求や自分の問題を扱いかねていると認めることを，いかに恥ずべきことと思わせているかという討論に感銘を受けているようであった。これは特に海軍にあてはまる。彼らはしばしば自恃を海軍の美徳として重要視し，問題を認めたり，援助を求めたりする行動は弱さの表れと見なしやすい。集団療法の過程で，仲間が集団療法によって自己探求に取り組むのを見ることも，アルバートが変わる必要を考えるのに役に立ったと考えられる。グループの終了時，アルバートは様式#1ワークシートの『持っているかもしれない』問題を，『確かに持っている』問題へと変えたのであった。彼はその後，1年間の治療プログラムを全て完了した。

　他の患者は，次の症例のように，集団療法の過程で『ああそうだったのか』という経験をしている。ジャックは，ヴェトナムでヘリコプターに搭乗していた50代初めの，陸軍退役軍人だった。彼は，鎮痛剤とアルコール依存症の治療プログラム機関から紹介されてきており，PTSDの治療は初めてであった。彼の主要な問題は人を避けるところにあり，他人を信用できないために人間関係に困難を抱え，長い間ずっと孤立したままであった。彼ははじめに，人とうまくつきあえないことを『持っているかもしれない：他者は持っていると指摘するが，自分ではそう思わない』問題に分類した。第2セッションで彼は，様式#1のワークシートのどこにも最初は記入していなかった「他者を信用しないこと」について，利益と代償の分析演習として取り組みたいと述べた。彼はモジュール2の，利益と代償を検討するための記入用紙を使って，他者との関係を変える必要性があるかどうか考察した。利益のリストには，安全感，傷つけられない，利用されずに済むなどがあげられた。代償につ

いては，他人を自分の生活に立ち入らせない，社会的孤立，他の人々を怒らせる，日常生活の困難，孤独から被害妄想になる，などが含まれていた。

　集団療法形式の手順として，彼の利益代償の対照表がホワイトボードに貼られ，考慮すべき追加項目について参加者からフィードバックを受けた。決断の利益代償の対照表を黙ったままじっと見て，ジャックはほかのPME参加メンバーと同様，深く考えているようであった。彼は，他者不信の代償がそれほど明確に描出され，利益を上回っていることを理解し，対人関係における対処行動を変えなければならないと，始めて考えたと語った。第4セッションで彼は，自分自身に正直になるという問題の障壁のひとつが，『真実に直面する恐れ』であると述べた。集団療法の終了時には，他者に指摘されても自分ではそう思わない問題であった「人づきあいがうまくいかない」ことを『確かに持っている』問題に変えていたのである。

問題と推奨される解決法

　退役軍人のPME集団療法にMIの原理を適用するにあたっては，いくつかの問題があった。いささか意外ではあるが，退役軍人プログラムの治療提供者のなかには，MIを基礎とした治療法の適用に躊躇する者もいたのである。彼らは，治療プログラムの価値や信憑性に対して，真の感情を表現する機会を，患者に与えることには懐疑的であった。治療者としては，治療の目標として治療者が決定した行動や信念に対して，患者が疑念を抱くことを容認したくないのであろう。全般的に退役軍人は，高度に構造化された通常の治療プログラムによる指示や管理を，居心地悪く感じることが多い。また，上記のようにPTSDの患者は，不信感を持ち，社会的に孤立した警戒過剰で怒りっぽい日常生活における対処法を，頑なに守ろうとする。治療提供者のなかには，患者がこのよ

第3章　退役軍人のPTSD症状と問題行動を変える動機の強化　　95

うな問題について，真の感情を表現できるようにしても臨床的利益は乏しく，むしろ疾病教育による問題の理解や新しい対処行動を教えるほうが，望ましい時間の使い方であると感じる者もいる。

　したがってMIを普及させようとするならば，MIを適用する際の利益に関する証拠を臨床家に提示したり，または普及の試み自体にMIの原理を適用して，MIという新しい方法を採用するにあたっての，臨床家の疑念や懸念を表現し，納得するまで検討できる十分な時間を費やすなど，特段の注意を払う必要があることを示唆している。

　同様に，何人かのPTSDの患者が指摘したように，多くの患者は『問題を見つけようとすること』に価値があるとは思えないために，PMEグループに参加したがらない。彼らは，すでに持っている問題で手一杯であり，このうえもっと問題を見つけ出すことなど，論外であると感じている。これに関連して，様々な患者の性質もPME集団療法への参加を困難にしており，特に"全か無か"思考形式を持つ患者は，問題の存在の曖昧さに取り組もうとすると，不安が誘発されてしまう。また自己愛的で誇り高く，自恃の心が強い多くの患者は，問題を見つけそこなう可能性の容認を，弱さや愚かさの徴と感じることもある。そういう場合に患者は，『持っているかもしれない』問題の2つの欄のどちらにも，潜在的なブラインドサイダー（気づいていない問題）を記入しないであろう。『持っているかもしれない』問題を同定できないという患者の思考を反映的に傾聴した後で，PME集団療法の論拠についてさらに深く話し合い，特に『ブラインドサイダー（気づいていない問題）』を明らかにすることによって治療終了後の困難が避けられると理解できれば，通常患者の意欲が刺激され，潜在的な問題について考えることができる。また，殆どの患者は，他者に指摘されても自分はそうは思わない『持っているかもしれない』問題を，少なくともひとつは発見するものであり，これを完全に避けられる人はまずいない。

　PME集団療法の実施にあたっては，治療者にも盲点がある。すなわ

ち，時々『専門家の落とし穴』（Miller & Rollnick, 2002）にはまりこんで，『援助職』や（もっと悪いことに）『専門家』の旧い概念に従って，患者の質問や不満に対して助言を与えてしまうことである。グループリーダーのスーパービジョンと訓練においては，反映的発言によって治療的な信頼関係を築くことの重要性と，患者の懸念が持ち出された場合には他のメンバーの意見を求めること，さらに指示的な情報提供アプローチがどれほど魅力的に思われようとも，前述の方法が，その利益をはるかに上回るということを強調すべきである。臨床家の訓練における著者の経験によれば，認知療法の治療者は，患者の不満や過度の反抗的または非協力的な態度に直面した場合に，たとえ（しばしば，特に）技術に優れ経験を積んだ治療者であっても，『抵抗に逆らわず一緒になって進む』ことや，技術を手放すこと，または目的志向アプローチを用いることが難しい。彼らは，未だにこのような反応を，患者の重要な懸念，怖れ，期待，疑念，誤解に応答する機会としてではなく，逆に障壁と見なす傾向がある。最大限良好な治療結果を得るために求められるであろう，治療関係の重要性や患者中心主義の視点は，認知行動理論と臨床実践に対して，まだ適用しやすく統合されてはいない（認知行動療法で，MIに一致した抵抗に対処する導入法のための優れた手引きについては，Newmann, 1994を参照）のである。

　また患者も，PME集団療法の治療課題や概念について理解するのは，時に難しいことがある。PME集団療法を実施する場合に，患者がはじめに紹介されて来た時には，基礎的な利益と代償を比較する決断技法について理解しているように見えても，最終的にはとるべき行動についての無理解が明らかになることがあって，著者や同僚はしばしば驚かされる。集団療法形式によれば，患者は，他のメンバーが課題をやり遂げる過程を見たり，自己表現の上手な患者が質問するのを真似たりすることによって，決断の技法やその他の課題について理解を深めることができる。なおPME集団療法のセッション時間の半分は，集団療法の目

的や方法の解説に充てられる。患者は，集団療法の活動に対する理解の欠如を必ずしも明瞭に表現するとは限らないので，治療者は注意深く気を配らなくてはならない。

調査研究

PME 集団療法の長期的な結果に関する最初の調査研究は，この治療を受けたある集団に関するものであった（Murphy, Cameron, et al., 2004）。この研究の対象集団は，入院の PTSD 治療に参加している 243 人の退役軍人であった。集団療法終了時には，有意に多くの退役軍人が，『持っているかもしれない』問題を，『確かに持っていない』よりも多くの問題を『確かに持っている』に分類し直した。その問題は，怒り・孤立・不安・権威・罪悪感・感情の隠蔽・親密な人間関係・喫煙・信頼などであった。ただし，この調査には比較対照集団がなかったので，このような結果が PME 集団療法の効果であると判断するには，不十分である。

また，現在実施中の PME 集団療法の無作為化研究があり，まだ初期段階ではあるが，未発表の分析結果も存在する。この研究の目的は，1 年間の外来 PTSD プログラムとして実施される PME 集団療法によって，退役軍人の治療アドヒアランスを改善（関連の集団療法全てにおける出席率の向上と脱落率の低下）できるかどうかを解明することである。この研究で検証される仮説は，患者の問題認識が深まることにより，治療が自分自身に係わるものであると理解できれば，PTSD プログラムの治療アドヒアランスが改善するであろうというものである。また，この治療と自分自身の関連性の認識は，技術学習への意欲的な取り組みを促し，PTSD 治療の結果も改善すると想定している。

参加者は，戦闘関連 PTSD を持つ退役軍人で，主に男性のヴェトナム帰還兵であり，New Orleans 退役軍人 PTSD クリニックの Trauma

Recovery Program (TRP) に登録した患者である。TRP は1年間のプログラムで，1カ月（4セッション）ごとに分割された12回の集団的介入で構成されており，一連の様々な課題（PTSD 教育，怒りの対処法，人生の振り返りなど）を取り扱う。研究参加者は，TRP の2カ月目に4セッションの PME 集団療法か，または通常の PTSD 心理教育グループを受けるよう，無作為に分けられる。PTSD 問題を変える準備状態，治療が自分に係わるものであるという関連性の認識と治療満足度，および PTSD 関連の機能障害の程度が介入（PME または心理教育）期間の前後に評価され，その後 TRP の終了まで月ごとに評価される。現在，71人の研究参加者について，10カ月間の出席データが収集されているが，これはこの研究で，集団療法間の相違を十分検証するために，必要とされるデータのおよそ半分である。PME 集団療法の参加者と比較対照集団は，研究の介入（PME 集団療法または PTSD 集団心理教育）期間終了後10カ月間，出席予定の PTSD プログラムにおいて，それぞれの出席率を比較された。その分析によれば，75％かそれ以上の PME 集団療法（n=32）または，比較対照介入（n=28）に出席した患者しか含まれていなかったと報告されている。これは研究介入への出席率の分散としては必然的であり，PME 集団療法全量の効果を検証できると見なされる。反復測定による，2（治療条件：PME 集団 vs 対照群）× 10（時間：10カ月の観察期間）の分散分析によれば，有意な治療条件と観察時間の相関関係（$p<0.1$）が観察されており，PME 集団療法の参加者は，PTSD プログラム中期の出席率が対照集団より高かったが，初期または終了に近い時期ではそうではなかったことが示唆された（図3-1参照）（統計確認中）。

　治療過程に関しては，変わる必要性と治療満足度，および治療が自分に係わるものであるという関連性の認識を評価するために開発された質問票について，参加者54人の回答が得られている（Murphy, Thompson, Rainey, & Murray, 2004）。現時点で利用可能な測定値は，

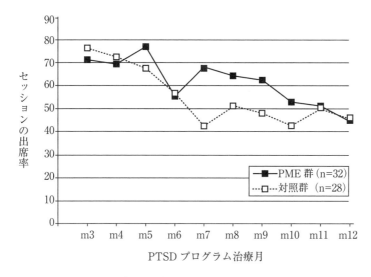

図 3-1 PME グループの参加者と対照群の PTSD プログラムへの出席

介入期間前と直後に得られたものである。要約すると，この測定値の分析によれば，PME 参加者は対照集団に比較して，他者によるフィードバックを考慮する必要性，行動の利益と代償を検討する重要性，行動の基準比較の有用性，および困難な状況あるいは怒りを誘発する状況に対処する責任を持つことに関する項目への同意が，有意に増大したことを示している。全般的に患者は，優れた TRP プログラムの実施に大変満足していると報告しており，介入期間後の治療満足度と自分と治療の関連性については，天井効果のために違いが認められなかった。

　これらの予備試験研究の結果は，PME 集団療法が，変化に対する準備状態と治療アドヒアランスに対して，予想された効果をもたらしたことしか示唆しないとはいえ，期待が持てる結果である。PME 集団療法の有効性について，もっと確定的な結論を得るためには，治療アドヒアランス，変化に対する準備状態，および PTSD に関連した機能など，全ての評価を検証するのに十分な規模の，今後の分析結果が求められる。

結　論

　PTSDに対するMIの適用は，未だ開発途上であり，本章で述べた論拠や臨床技法を支持する多数の研究が必要とされている。現在のところ，この適用研究の継続は支持されているように思われる。上記のように，慢性的な戦闘関連PTSDの治療に対して，MIを適用できる症例は存在する。その間接的な指標のひとつが，PME集団療法に対する臨床家の反応である。著者としては，有効性について明確な証拠がないので，この介入法を積極的に勧めることには慎重であるが，PTSD治療提供者のなかには，PME集団療法に関する会議のプレゼンテーションに出席したり，現在進行中の研究の記事を読んだりするなど，きわめて熱心な人たちがいて，自分たちの臨床実践にMIを取り入れている。この介入に対する臨床家の熱意は，ただ，一般的に認められるが滅多に記録されない（トラウマ領域の研究者は取り組んでいるが），重要なPTSD症状や関連問題を変える必要性に対する，PTSDを持つ退役軍人患者の両価性に，常日頃悩まされているからである。患者の反応も肯定的であり，彼らはしばしば，自分の困難な状況に寄与し得ることについて，じっくり考えることが大変役に立ったと報告している。MIの支持的で共感的な態度は，彼らの想像よりもはるかに苦痛が少なく，不安を惹起されることもなかったので，彼らが自分自身を正直に見つめることを可能にしたのであろう。

　MIを基礎にした技法をPTSD治療に取り入れることに対する，患者と治療者の熱意にもかかわらず，現在進行しているPME集団療法の無作為化研究の結果によれば，PTSD治療に動機づけ強化面接を組み込む価値があると判断するのは早計である。この方法の実証的妥当性が認められるならば，さらなる研究も必要とされるであろう。その研究には，概して表面的な患者の認知スタイルを標的とする価値の探求と，変化の

5段階モデルに従ってPTSD関連問題を変える必要の概念化を支持するデータの収集，および，問題認識に対する障壁を特定し理解する，もっと精密な認知行動モデルの開発などが含まれる。

　さらに，MIによる導入面接が，交戦地域での経験から生じたストレス症状や適応障害に悩まされている，イラクとアフガニスタンからの帰還兵に，どれほど有益であるかは解明されていない。ストレス障害の治療を求めるヴェトナム帰還兵とは対照的に，この帰還兵たちは，短期間の軍務による関連問題を抱えている。著者の経験では，これらの新しい退役軍人とヴェトナム帰還兵とでは，変わる準備状態において類似点と相違点がある。違いのひとつは，症状が比較的短期間なので，症状や対処様式による困った結果がそれほど生じておらず，変える必要を考えるにあたって，両価性が増大しているという点がある。しかし，変化の必要性について認識を促進する相違のひとつは，戦闘に対する兵士のストレス反応や，帰国後の適応の難しさが，ニュースとして頻繁に取り上げられることである。顕著な類似は，ヴェトナム帰還兵も，イラクやアフガニスタンからの帰還兵も，どちらも怒り・不信・孤立など，重要なPTSD症状を適応的な対処戦略と見なしているという点である。また両集団ともに，自分の行動とトラウマ体験の関連性を認識しておらず，自分の問題の原因を外在化し，挑発的な，あるいは困難な状況や人々のせいにすることによって問題を助長している。彼らはまた，変わる必要性を認めることに対して，少なくともいくらかは同じような認知的および感情的な障壁を持っている。著者にとって衝撃であったのは，彼ら双方ともに，援助が必要であるとか，自分自身で問題に対処できないと認めることによって，『弱い』と見られるのを嫌がることであった。最後に，イラクとアフガニスタンからの帰還兵がPME集団療法に参加したところ，介入は極めて有用であったと報告されている。彼らは集団療法で，問題認識の深化を示した（例えば，あるイラク帰還兵は，怒りが自分の生活のなかで変えるべき問題であると，最終的に認めることができ

た)。したがって MI は，最近帰還したばかりの兵士にとっても，気がついていない問題を同定し認識するために価値があろうと思われる。彼らむけに PTSD の治療を誂えて，有効性が実証される見通しはあるものの，まだ実現していない。

慢性的な PTSD に罹患している退役軍人のために，PTSD の治療を改善し，より良い結果を得ようとする懸命な努力は，潜在的には計りしれない価値を秘めているが，未だ確かな証拠を提出するには至っていない。しかし間違いなく，このような治療法の改善は，MI を支持する理論的・臨床的・研究的取り組みと創造性なくしては，試みることさえできない。PTSD の治療に，MI の原理と方法を組み込むことは，MI の貴重な拡張リストのひとつとして追加されるであろう。

> **付録 3.1** 問題同定のワークシートサンプル（形式 #1）

確かに持っている問題	持っているかもしれない問題		確かに持っていない問題
	持っているかもしれない問題：自分で持っているだろうかと考えたことがある	持っているかもしれない問題：他者にはそういわれたが自分ではそう思わない	
PTSD 怒り 抑うつ アルコール 親密性 孤立	審判的 忍耐 権威 武器 過剰警戒 自尊心	ワーカホリック 喫煙 無感情 完璧主義 信頼	狂っている 薬物 癌 触法行為

付録 3.2　治療後の継続的進歩のための自己対話チェックリスト

治療後に問題がある場合，私は次のことを考えるか，行うかします．

＿＿＿　その状況そのものよりも，その状況に対する私の見方が（私の過去の経験のせいで），問題を引き起こしているのかもしれない．

＿＿＿　自分の困難は，少なくとも部分的には自分では気づいていない問題によって引き起こされていると考える必要がある．

＿＿＿　『ブラインドサイダー（気づいていない問題）』を探す：自分では問題と思っていない行動や考えが，実際には問題である．

＿＿＿　治療中と治療後の私の進歩を脅かすものは，すでに持っているとわかっている問題だけではない．

＿＿＿　私の行動，ないし考え方について他の人がフィードバックをくれるときには，他人の意見を考慮しなければならない．

＿＿＿　私の行動や考え方の，良い面（利益）と悪い面（代償）の両面について考えることが重要である．

＿＿＿　PTSD を持たない同年齢の人たちと自分自身を比べることは，自分の行動，ないし考え方を変える必要があるかどうかを見極めるのに役立つ．

＿＿＿　私は自分の問題に対してさらに援助を求めることを計画している．

＿＿＿　私は自分自身や自分の問題について思ったほどよく理解していないかもしれない．

＿＿＿　他人や過去のトラウマ状況や不運が問題の一部であっても，私は困難な状況，動揺させられる状況，または怒りを惹起される状況に対処する責任がある．

付録 3.3　平均的な人との比較

行動のサンプル：過剰警戒

	平　均	中程度の問題	極度の問題
頻　度	・就寝前にドアに鍵がかかっているか確かめる ・屋外に動作感知式照明を設置する ・犬を飼うかもしれない ・拳銃を買うことを考えるかもしれないが，危険すぎると判断する	・少なくとも夜2回は鍵をチェックする ・動作感知式照明と家宅侵入警報システムを装備するであろう ・少なくとも拳銃を1丁所持する	・夜に数回家の周囲をチェックする ・しばしばチェックするドアに複数の鍵をつける ・ピットブルを飼う ・枕の下に拳銃を置く ・高性能の武器を所持するかもしれない
結果の重大性	・拳銃を所持している場合，家族を緊張させる ・照明代金がかさむ	・近所の人や他者との関係が制限される ・犬で他者を怖がらせる ・睡眠や仕事の妨げとなりうる ・安全にかける時間と費用が多くなる	・近所との関係が乏しくなる――あらゆるところに脅威を感じる ・お金を使い続ける ・健康の問題 ・睡眠障害
目　的	・安全を感じることができる	・後悔するより安全を感じるほうが良いと自分に言い聞かせる ・安全を感じようと試みる	・生きのびる ・「生きるか死ぬか」の感覚

付録 3.4　障害となるもの

これは，自分自身を正直に見つめることを妨げうる思考，感情，および信念のリストです。あなたに当てはまるものもあれば，そうでないものもあるかもしれません。

怖れ

拒絶される怖れ
変わることへの怖れ
動揺させられることへの怖れ
弱いと感じることへの怖れ
弱いと見なされる怖れ
圧倒されていると感じることへの怖れ
感情がわきあがってくることへの怖れ
真実に直面することの怖れ
泣き出してしまうという怖れ
泣き止むことができない怖れ
「そう言ったのに」と言われることの怖れ
自分で『狂っている』とわかってしまう怖れ
他者に『狂っている』と見なされる怖れ
身動きできなくなる怖れ
裁かれる怖れ
『壊れている』と見られる怖れ
『愚かしい』と感じる怖れ
『愚かしい』と見なされる怖れ
支配権を失うことへの怖れ

感情

罪悪感
恥

信念

問題を認めることは弱さである
自分の問題を他人に話すのは恥ずべきことである
助けてもらうに値しない
過去の出来事を恥じている
過去の出来事について考えたくない
落伍者であると感じたくない
失敗したくない
自分自身で問題を処理しなければならない

心の中の固定観念

アルコール問題は，浮浪者タイプの依存症，ホームレスの人の問題という固定観念
薬物問題は，薄汚い嗜癖者の問題であるという固定観念
心理的問題への援助を必要とするのは，狂った精神科の患者という固定観念

第4章

治療を拒否する
強迫症患者の動機づけ

David F. Tolin
Nicholas Maltby

臨床症状と一般的治療

　強迫症（obsessive-compulsive disorder: OCD）は，繰り返される，侵入的で，苦痛な思考（強迫思考），および反復行動（強迫行為）によって特徴づけられる慢性的な不安症のひとつである（米国精神医学会，2000）。因子クラスタ分析研究は，再三にわたり，OCDの特質ないしサブタイプを同定している。これらには，汚染恐怖と洗浄強迫，危害に関連した思考と確認強迫，強迫的ためこみ，および対称強迫や順序づけ・配置づけ強迫などがある（概論については，Mataix-Cols, Rosario-Campos, & Leckman, 2005; McKay et al., 2004 を参照）。

　最近の疫学調査によれば，OCDの12カ月有病率は1％であり（Kessler, Chiu, Demler, & Walter, 2005），生涯有病率は2％である（Kessler, Berglund, Demler, Jin, & Walters, 2005）と示唆されている。OCD患者の調査からは，20％の患者が一日あたり5〜8時間を強迫的儀式に費やしており，最も重篤な期間には13％が一日あたり17時間も費やしている（Gallup Organization Inc., 1990）とされている。驚くにはあたらないが，OCD症状は，しばしば社会的，職業的機能を著しく

破壊する (Leon, Portera, & Weissman, 1995)。OCD患者の失業率は40%である (Steketee, Grayson, & Foa, 1987)。自己報告によればOCD患者の生活の質は，統合失調症，うつ病，物質依存の患者と同程度か，それよりも低い水準にある (Bobes et al., 2001; Bystritsky et al., 2001; Koran, Thiene, & Davenport, 1996)。

OCDに対する最適な心理社会的治療は，曝露と反応妨害 (exposure and response prevention: ERP) を組み入れた認知行動療法 (cognitive behavioral therapy: CBT) である。

多くの比較対照試験がERPの有効性を立証している (Cottraux, Mollard, Bouvard, & Marks, 1993; Fals-Stewart, Marks, & Schfer, 1993; Foa et al., 2005; Lindsay, Crino, & Andrew, 1997; van Balkom et al., 1998)。またERPは，臨床的設定 (Franklin, Abramowitz, Kozak, Levitt, & Foa, 2000)，および薬物療法抵抗性の患者 (Kampman, Keijsers, Hoogdim, & Verbraak, 2002; Simpson, Gorfinkle, & Liebowitz, 1999; Tolin, Maltby, Diefenbach, Hannan, & Worhunsky, 2004) に対しても有効であることが証明されている。最近の大規模な比較対照試験 (Foa et al., 2005) は，ERPを終了しただけの患者が，三環系抗うつ薬（クロミプラミン）を服用した患者に比較して，OCD重症度の大幅な軽減を達成したことを明らかにしている。さらに，クロミプラミンをERPに追加しても，ERP単独治療の患者に比べて，治療効果の改善は認められなかった。治療終了後，治療反応者はさらに12週間の追跡を受けた (Simpson et al., 2004)。クロミプラミン服用の有無にかかわらず，ERPを受けた患者は，クロミプラミン単独治療の患者に比べて治療終了後の再燃が少なかった。この場合も，ERPにクロミプラミンを追加するメリットは明らかではなかった。したがって，専門委員会 (March, Frances, Carpenter, & Kahn, 1997) は，「可能であれば，参加を望まない患者を除いた全てのOCD患者にCBTが推奨される」(p12; 傍点付加) と決定している。

OCDに対して動機づけ面接法を適用する論拠

　ERPの有効性には明らかな証拠があるにもかかわらず，多くの患者は，この治療を拒否する（Franklin & Foa, 1998）。Foaら（2005）の研究では，電話で選別された521人の参加適格者のうち10%が，ERPを受けたくないという理由で，治療面接の予約を拒否した（一方，クロミプラミンを服用したくないために予約を拒否した参加者は11%であった）。22%の患者は，治療法を学習した後にERPを諦めた。薬物療法のみという条件（クロミプラミンまたはプラセボ）下で中止した人が22%であったのに比べて，ERPとクロミプラミンの併用条件で中断した人は6%であった。すなわち，この結果からは，ERPと薬物療法を併用した場合には，ERP単独や薬物療法単独よりも高い認容性があると示唆されるが，薬物療法に比較してERPの拒否率が上回るとは断定できない。治療を始めた患者のうち，28%がERPから脱落し，25%がクロミプラミンの服用を止め，23%がプラセボを止め，39%がERPとクロミプラミンの併用治療を中断した。つまり，ERPは，薬物療法よりも高い拒否率ないし脱落率を示しているようには思われないが，ERP単独療法に割り当てられて治療を拒否または脱落した患者は43%であり，臨床的有用性には疑問がもたれる。

　OCD患者のなかにERPを拒否する人がいる理由は，十分明らかにはされていない。しかしながら，OCDとその他の不安症におけるいくつかの潜在的な理由が検討されてきた。オーストラリアにおける不安症の治療利用度の調査で，IssakidisとAndrews（2002）は，治療拒否患者の殆どが援助を受けずに独力で対処するほうを好む（58%）と述べている。いくつかの症例では，自己治療がOCDに有益であるとされているが，訓練を受けた治療者による治療に比較すれば，その効果は有意に乏しいという証拠がある（研究の概論についてはTolin & Hannan, 2005

を参照)。

　私たちの臨床経験によれば，多くのOCD患者は，ERPの難しさと強度に対する恐れや理解困難のためにERPを拒否しているように思われる (Maltby & Tolin, 2005)。ERPはOCD患者に相当の努力を求める。長期にわたり何回も治療セッションに出席することや，強迫的儀式に抵抗しながら，不安を喚起する状況に直面することを要請される。曝露セッション中に恐怖感が増強することは，治療過程において不可避であるばかりでなく，むしろ多くの研究者が指摘しているように，恐怖の軽減を成し遂げるためには必須の要素であると考えられる (Foa & Kozak, 1986)。治療のこのような面に困難を覚える患者たちは，それほど恐怖を感じなくてもすむ治療を探すほうを好む。

　治療拒否率に影響を及ぼす，別の潜在的要因としては，変化に対する患者の準備状態も考えられる。多理論横断モデル (Prochaska, DiClemete, & Norcross, 1992) は，当初は嗜癖行動障害の治療において変化に対する準備状態を改善するために開発されたが，最近では不安症の治療にも適用されている (Westra, 2003, 2004; Westra & Phoenix, 2003)。多理論横断モデルは，臨床的変化が，5つの異なる変化の段階 (stage of change: SOC) を通って生じると仮定している。その5段階 (SOC) とは，前熟考期，熟考期，準備期，実行期，維持期である。前熟考期，熟考期，準備期にある人々は，変化のための積極的な試みを開始する準備がまだできていない。したがって，これら3つの変化の段階にあるOCD患者は，実行期または維持期にある患者よりもERPを拒否する可能性が高いかもしれない。

　OCD患者のなかには洞察力の不足を指摘される人もおり，そのことが治療拒否率に影響しているかもしれない。実際に，DSM-IVの実地検証 (Foa et al, 1995) では，優れた洞察力 (すなわち，強迫行為をしなくても恐れている結果は起こらないという確信) を持つとされたのは少数のOCD患者のみであった。乏しい洞察力は，特に，宗教

的ないし危害に関連した強迫思考を持つ患者に一般的であるように見受けられる（Tolin, Abramowitz, Kozak, & Foa, 2001）。強迫的な恐れが不合理であると洞察できないことは，いくつかの研究で薬物療法やCBTの治療結果がおもわしくないことと関連しているが（Catapano, Sperandeo, Perris, Lanzaro, & Maj, 2001; Erzegovesi et al., 2001; Foa, 1979; Neziroglu, Stevens, & Yaryura-Tobias, 1999），そうでないこともある（Eisen et al., 2001; Foa et al., 1983; Hoogduin & Duivenvoorden, 1988）。

患者のなかには，ERPの有効性や治療による改善が期待できないために，ERPを拒否する人もいるであろう。期待効果は，具体的な介入の受容（Kirsch, 1990; Lambert, 1992）と同様に，治療の結果を予測する強力な因子である（Elkin et al., 1999）。全ての不安症のサービス利用度に関する研究で，IssakidisとAndrews（2002）は，治療拒否者の14％に期待の乏しさが認められたと報告している。私たちはOCDの臨床例から，改善に対する期待がかなり高いことを発見したが（Tolin, Diefenbach, Maltby, & Hannon, 2005; Tolin et al., 2004），変化に対する期待の乏しさゆえに，治療拒否にいたる患者がいるという可能性は，依然として存在する。

そのため，ERPの治療拒否率や脱落率は相対的に高いわけではないが，割合そのものは依然として大きく，ERPが有益であり得る多くの患者が，個人的な選択要因を理由にしてこの治療を中断してしまう。拒否率や脱落率に影響する潜在的要因には，専門的治療は必要ないという信念，ERPの手順に対する恐れ，変化の初期段階にいること，洞察力の不足，治療による改善への期待の乏しさがある。動機づけ面接法（MI）の原理（Miller & Rollnick, 2002）は，OCD治療に対するこのような潜在的障壁に対するためには，有望であると思われる。MIはもともと変化への動機を強化し，嗜癖行動障害の治療に対する両価性を解決するために開発されたものであるが，最近は，同様に変化にか

かわる両価性によって特徴づけられる不安症にも適用されている。MIは，非審判的態度で，共感を表現しながら，言い争いを避けて，反映的に傾聴し，両価性を探求して解決する。また，クライアントの現実と本来のありかたの矛盾を拡大し，対決的姿勢をとらずに自己効力感の育成を目指すなど，一連の原理を用いて，本来備わっているクライアントの動機を強化する。心的外傷後ストレス症（posttraumatic stress disorder: PTSD）を持つ退役軍人において，MIの原理を組み込んだ介入は，それまで対処できなかった問題への対処行動の増加をもたらした［本書第3章］。MIはまた，不安症の治療に付加できる治療法であり，初回CBTに反応性不良であった不安症患者の，治療効果を改善する役に立つことが明らかにされた［本書第2章］。治療を拒否していない，OCD以外の様々な不安症に対する最近の研究によれば，CBTの準備としてMIによる短期の初期治療を実施すると，変化に対する期待が増強され，CBTの効果が改善されたのであった。また，それほど有意な傾向ではないが，治療脱落率も低減した（本章，第2章，Westra & Dozois）。本章では，患者の両価性を解決し，ERP療法の開始に備えられるよう，MIの要素を取り入れて，治療を拒否するOCD患者のために開発した短期の準備プログラムについて解説する。

OCDに対するMIの臨床的適用

　私たち（Maltby & Tolin, 2005）は，初期評価後の治療に対する現実的な障壁（交通手段がない，クリニックからあまりにも離れたところに住んでいるなど）以外の理由からERPを拒否したOCD患者のための，4セッションから成る短期の初期治療介入法（readiness intervention: RI）を開発した。上記のとおり，私たちは，患者が治療を拒否する可能性のある理由をいくつか推測した。私たちが実施した患者との非公式の話しあいによれば，変化の初期段階にあること，期待の乏しさ，およ

びERPに対する恐れが最も大きい理由であると思われた。そこで，私たちは，4回の短期セッションに，これらの問題に対処する具体的な介入を組み込んだ。その介入には以下の5項目が含まれている。

心理教育

　心理教育は，OCDについての簡単な話しあいに始まり，次にOCDの疫学，症状，および生物学的・行動的疾病モデルについての解説に及ぶ。OCDは，薬物療法またはERPによって治療できる，神経生物学的行動学的状態として提示される。心理教育の目標のひとつは，変化に対する期待の乏しさを修正する情報の提供であった。そのため，私たちは，ERPの有効性を示す実証的データを再考した。私たちは，MIの精神によって，ERPの潜在的な「不利な側面」（時間の制約，曝露によって誘発される不安など）だけでなく，その情報の限界についても話し合った。心理教育に期待されているのは，参加者にERPの要素と治療原理について教育することによって，恐れを低減する過程を始めることでもあった。

MI

　MIの治療目標は，クライアントの変化についての両価性である。両価性は，治療への恐れと，ERPが難しすぎるというクライアントの信念に，影響を与える可能性がある。またMIは，疾病の肯定的および否定的な生活機能への影響を，非審判的に検証することに重きを置くので，クライアントの洞察を深めることもできよう。4回のRIセッション中2回において明白なMIが用いられ，一方，RI条件全体を通してMIの原理が適用されて，患者と治療者の望ましい相互的関係を導いたのである。治療者は，RIプログラムを通して，判断を押しつけることなく共感を表現し，矛盾を拡大して，自己効力感の育成を奨励した。例えば，ERPの恐れ，改善に対する期待の乏しさ，および利用可能な治

療の選択肢についての情報不足に対抗する目的で行われる心理教育は，最初から ERP を受容した OCD 患者に実施される心理教育とは違うものである。そのような心理教育は，変化を押しつける外的圧力を可能な限り減弱しようと努力しつつ，変化に対してはできるだけ中立を保って行われた。「何もしない」ことも含め，全ての選択肢について，良い面と悪い面を検討することが奨励された。RI の全過程を通して，患者は，決断の利益と代償のバランスを考慮し，ERP への参加を具体的に検討するよう勧められる。参加者が懸念や両価性を表現した場合，治療者は，反論せずに共感的傾聴を用いるように指導されている。

ERP のビデオを見る

　ERP の模擬セッションのビデオ鑑賞（参加者は俳優が患者役を演じているという事実に関して説明を受ける）は，わかりやすい ERP の例を見ることによって ERP への恐れを軽減し，ERP への期待を修正すること，治療中と治療間の恐怖誘発刺激に慣れること，および患者－治療者関係の実際を理解することを目的として行われた。私たちの経験によれば，OCD 患者は，ERP 開始前に，曝露演習について誤った概念を持っていることが多く，しばしば非常に困難な曝露を強いられるものと思い込んでいる。ビデオでは，ERP における曝露の協働的な性質を理解することができる。もちろん，ここでも MI 精神に基づいてビデオによる情報提供が実施された。参加者はビデオを見た時の，自分の認知的・感情的反応について話しあい，ERP の要素に関する長短両面について批判的に思考し検討するよう奨められた。

曝露階層の標本を作成する

　治療者の援助を得て，参加者は ERP で用いるための曝露階層を作成した。MI の精神に則り，参加者は，実際にそれらの曝露演習のいずれかを行うようにと圧力をかけられることはなく，階層は教育的な目的の

ためだけに作成されると説明を受けた。このような段階的手法を用いる目的は2つある。まず第一に、ERPに伴って生じ得る状況の具体例を提供することにより、恐怖軽減を拡大できると期待されたこと、および曝露の段階的性質を明らかにすることであった。第二に、曝露階層を作成するのは、患者が治療に段階的に取り組むことによって、徐々にERPに接近するための方法でもあった。

ERPを完了した患者との電話による会話

　参加者は、ERPを終了した私たちのクリニックの元患者と、実名を明かさずに電話で話をした。参加者と元患者との組み合わせは、OCDの症状を適合させて電話の相手を決定した（洗浄強迫の患者には洗浄強迫で治療を受けた、元患者を組み合わせた）。ERPが奏効した患者と電話で話すことは、ビデオによる記録の観察を補うものであったが、いくつかの具体的な要素が追加され、電話による話しあいの秘密は守られた。話しあいは、治療者不在の状況で実施され、会話の内容は治療者には知らされなかった。したがって、参加者は治療者との関係に対する影響を気にすることなく、自由に質問し、ERPを（あるいは治療者を）批判することができた。話しあいの時間に制限はなく、話題の選択も自由であった。この話しあいの目的は、ERPが効果的であるという、現実の生きた症例を提示することであった。明確に文章化されてはいないが、患者は積極的な役割を担うことが求められており、OCDの治療を理解し、変化の初期段階に取り組むために、積極的に前進するよう勧められた。これは、治療に対する恐れや変化に対する期待について、極めて個人的な情報交換を可能にした。このようにして、治療に取り組む方向へ徐々に接近する過程が形成されると同時に、治療を決意するかどうかは、患者個人の自由であるという信念が強化されたのである。

　これまでの記述で、すでに明らかでなければならないが、私たちの

MI の使用法は，Miller と Rollnick（2002）の用いかたと，いくつかの点で異なっている。ERP の開始に対する治療者の期待をできるだけ少なくするよう努めつつ実施したのであったが，患者は ERP の開始を受け容れることが究極的目標であると気が付いたのである。RI プログラムは，本来の MI よりも行動指向的であり，治療者が各セッションの具体的戦略を設定した。MI の治療目標は，ERP による治療についての信念に重点を置いたものであり，一般的な変化にかかわる信念は取り扱われなかった。本来の MI には含まれていないが，宿題を構成要素として用いている。最後に，4 回のセッションによる準備的介入は，標準的 MI に比較して構造化されており，それだけ制約が多い。すなわち私たちの方法では，治療的文脈の中で，その時々に適切な特定の MI の原理を用いるのではなく，逆に，患者はそれぞれのセッションにおいて，あらかじめ決められた具体的な治療手順に取り組むのである[注]。

臨床例

　リンダは 35 歳の白人女性で，青年期後期から OCD に罹患している。不安症治療センターにやってきた彼女は，日本からの，あるいはかつて日本にあった物品，または日本にいたことのある人々に汚染されるという，いくらか変わった恐怖を示した。もしうっかりと「汚染されてしまったら」（触ったものが日本に関係していたと後からわかった場合など），リンダは，その物体を捨て，その物体と接触のあった，あるいはその可能性のあった物を繰り返し洗うという長い洗浄儀式を行っていた。彼女は，広範囲にわたり，新しい物品の生産国についての情報を調べた。予診時には，彼女は日本製品に対する恐れから家の外で過ごす時間を制限するなど極めて回避的な生活を送っていた。彼女はま

注）この研究の治療マニュアルは David F. Tolin より提供された。

た，一般的な汚染や順序づけ・配置づけに対する懸念も報告したが，それは，日本についての主な強迫観念に続くものであった。Yale-Brown Obsessive-Compulsive Scale（Y-BOCS; Goodman et al., 1989）における，彼女の総合スコアは27で，重篤なOCDの分類に入っていた。Clinician's Global Impression Scale（CGI; Guy, 1976）では，「重症」と評価された。DSM-IVのStructured Clinical Interview（SCID; First, Spitzer, Gibbon, & Williams, 1995）では，OCDと大うつ病と診断された。

OCDの認知行動モデルとERPの論拠とを紹介された後，リンダは，OCDを治療するためにERPのプログラムを勧められた。リンダはこれを拒否し，ERPを拒否する理由を次のように述べた。

1. ERPは難しすぎるので，もっと楽にできる治療に取り組みたい。
2. どんな治療も役に立つとは思えない。
3. 治療に行くことは恥ずかしいと感じる。
4. 生活のなかでエネルギーを注ぎたいことが他にある。

治療を始めることがどれほど怖いかと尋ねられ，100点は「治療を始めるのが本当に怖くて耐えられない」で，0点が，「治療を始めることを全く恐れていない」とすると，彼女のERPに対する恐れは0～100のスケールで95であった。University of Rhode Island Change Assessment Questionnaire（URICA; Greenstein, Franklin, & McGuffin, 1999）での彼女のスコアは，変化の熟考期にあることを示していた。

リンダには，その後ERPを開始する患者の準備状態を向上させるためにデザインされた4セッションの準備プログラムが提供された。彼女には，それが5つの要素を持つものとして説明された。

1. OCDとその治療についての教育

2. 曝露階層モデルの構築
3. ERP の模擬セッションのビデオの視聴
4. ERP を修了した OCD 患者との電話による会話
5. MI に由来する,両価性についての話しあいの勧めや,治療の利益(良い点)と代償(困難な点)の比較検討などの手続き

　彼女には,準備介入が,治療開始への圧力を伴うものではなく,実際の曝露に取り組む必要はないと言って安心させた。リンダは,準備介入に参加することに同意した。

　RI 戦略の全ては,MI の精神に則って実行された。最初のセッション中,準備介入は協働的に行われ,リンダは質問したり,不確かな部分を確かめるよう勧められた。彼女は治療者とともに OCD 認知行動モデルについて話しあい,特に症状が維持されるにあたって回避の役割が重視された。彼女は,OCD の病因や,OCD のための利用可能な様々な治療オプションのみならず,この治療によって期待される結果についても話し合った。リンダは,このプロセスに積極的に参加し,追加の質問もしていた。このセッションの終わりには,ERP の開始についての彼女の恐れは予診時よりもわずかに軽減し,0 〜 100 の尺度上で 85 となっていた。Expectancies Rating Form (ERF; Borkovec & Nau, 1972) のスコアによれば,彼女が ERP に中程度の有効性を期待していることが示唆された。宿題として,彼女は OCD と CBT についてのいくつかの資料を読むという課題が与えられた。

　第 2 セッションで,リンダは,読書課題について生じた疑問を,ひとつ残らず治療者と話しあった。OCD の認知行動モデルに対する理解を測定し,納得のいくまで確かめることを奨励するため,治療者は,OCD がどのようにして維持され,治療されるかについての理解を言葉で述べるようリンダを促した。リンダは,両方の配布資料を読んでおり,これらの事実について実際に理解していることを披露してみせた。

不安の評価	曝露
100	日本の物を触る
90	夫が仕事から帰ったときにハグをする
85	自分のベッドに誰か他の人に座ってもらう
75	公共の場で椅子に触れる
70	ベッドの上に汚れた衣服をのせる
65	汚れたシンクに自分の櫛を置き，その後それを片づける
55	寝室へのドアの取っ手に触れる
40	夫が仕事から帰ったときに彼に触れる

図 4-1　リンダの曝露階層表

　彼女は，治療者の援助を得て，ERPに必要なことを学び，恐怖の軽減を促進し，ERPへ徐々に接近する段階的な過程として，曝露階層表を作成した。彼女の曝露階層（図4-1参照）は，直接的または間接的な日本製品による汚染恐怖と関連していた。例えば，彼女は，夫がシャワーを浴びるまでは，彼が日本の物と偶然あるいは直接的に接触したために汚染されているのではないかと恐れていた。同様に，彼女は，日本の物による「汚染」の心配がないという確認ができないため，公共のテーブル，椅子なども避けていた。

　リンダは，その後彼女がどのように曝露を始められるかについて，治療者と話しあった。この話しあいは，治療者によって仮定として話し始められており，リンダには，その曝露が実際に要求されているわけではなかった。そのような配慮によってリンダは，恐怖刺激に自分自身を曝露しているところを想像したり，曝露の圧力を感じることなく，曝露療法について率直に話しあったりすることができた。リンダは，日本の物には触れることができなくても，夫が仕事から帰ってきた時に彼に触れるなど，低レベルのものから始めることができると述べた。肩が最も汚染されている可能性が低いため，彼女は夫が帰ってきた時に軽く肩に触

れることを提案した。次いで，彼女の問題に抵触しない犬恐怖などの単純な恐怖症の例を用いて，恐怖の軽減がどのように達成されるかという話しあいが行われた。恐怖の軽減が何回もの繰り返しを必要としており，低レベルから始めることはできるものの，有意に症状を軽減するためには，リンダも高レベルの項目に直面する必要があった。例えば，犬恐怖症の例について，治療者は，ジャーマンシェパードに対する恐怖をどのように克服することができるだろうかと彼女に尋ねた。リンダは，比較的小さく，おとなしい犬との接触を増やすことで克服できると答えたが，ジャーマンシェパードのような大きな犬に対する恐れは，実際に接触しない限りは克服されるとは思わないと認めた。彼女は，この過程を日本に対する自分の主要な恐れに結びつけることができたが，自分が日本の物を実際に扱うことができるとは思えなかった。このセッションの終わりに，ERP 開始に対する恐れは，0〜100 の尺度上で測定したところ 85 であり，前回のセッションと殆ど同じであった。ERP スコアも変化しておらず，彼女が，ERP に中程度の有効性を期待していることが示唆された。

　第 3 セッション中，リンダは，ERP 模擬セッションのビデオを見た。治療者は，質問に答えるために室内にいて，そのビデオを批判的に捉えるように，またそれを見て生じた疑問について何でも話すようにリンダを促した。そのビデオは，汚染の心配に焦点を当てたものであり，彼女の OCD の主症状にほぼ一致していた。しかしリンダは，それがビデオの患者と同じように，自分にとっても簡単なものであるかどうかと考えた。例えば，ビデオの患者は，比較的急速に（4 回ほど繰り返すと）ドアのノブに触ることに馴化していた。リンダは，それが自分にとっては非現実的であると思ったため，OCD の恐怖が変わっていく経過に関する個人的な違いについて話しあった。彼女は，馴化できないこともあるのだろうかと考えた。そこで彼女は，馴化を妨害する可能性のある要素（回避，安全のための一連の儀式，正確な繰り返しの失敗，不安のレベ

ルが低下するまで曝露状況に耐えていられない）について話しあった。この間のリンダは，以前より主体的になってきており，上記のような質問は彼女が曝露演習について興味が湧いており，おそらく実際に取り組む意欲を持ち始めていることを示唆していた。

　このセッション中，治療者は，リンダの現在の行動の利益と代償の分析から始め，治療の開始に対するリンダの両価性を探求するためにMIの適用を開始した。治療者は，対決的話題を避けて，OCDに取り組む利益から始めた。利益の欄に，リンダは，回避によって不安が低減すること，日本恐怖が耐えやすくなるという事実を記入した。家にいることと他者との接触を制限することは，彼女の不安を有意に低減させた。しかしながら，矛盾を拡大するというMIの原理に従って，リンダはこの話しあいによってOCDの代償を自発的に数え上げた。例えば，彼女は，夫の不在時には彼が汚染されるのではないかと，殆どいつも不安であった。さらに，郵便物は彼女を怖がらせた。なぜなら，彼女は，郵便物や小荷物が日本の物と接触していたのではないかと心配したからであった。その結果，彼女は，郵便物を避けており，過去にも請求書の未払いにより経済的トラブルになったことがあった。今では夫が請求書の支払いをしているものの，彼女が家に郵便物を持ちこまないでほしいと強く主張するために困難であることが多かった。彼女は，汚染恐怖により，他者の訪問を受けるのが嫌で，他者を訪ねることも不快であったので，社会的に孤立していることにも気がついた。彼女は普段，自分自身を外交的人間であると考えていたので，この点は特に彼女に気がかりを残した。話しあいの間，治療者は，言い争いや一方的な教育的態度に陥らないよう心がけながら，リンダの自発的な変化の発言を引き出した。セッションの終わりには，ERPの開始に対するリンダの恐れは0〜100尺度上では70であり，前回よりも低下していた。ERFは変わっておらず，依然として彼女がERPに中程度の有効性を期待していることを示していた。

第4セッションでは，リンダは，ERPを終了したクリニックの元患者と電話で話しあった。双方のOCD症状はできるだけ一致させるよう試みたが，特定の国や場所に関する汚染恐怖は比較的稀であることから，一般的な汚染恐怖の元患者が選ばれた。この電話による話しあいでは，率直な意見の交換が促された。ERPの批判的考察を可能にするため，治療者は同席しなかった。治療者は普通，電話による会話について質問しないが，リンダは電話の話しあいが自分にとって極めて価値あるものであったと自発的に報告した。彼女は，自分と同じような不安を持ち，自分と同じくらい曝露を恐れていた人と話をすることができたのである。彼女は，その元患者がOCDを克服するという努力によってもたらされる利益について考えることを可能にして，自分が変われると信じるように手助けをしてくれたと述べた。

　電話による話しあいの後も，治療者は，MIを継続的に適用した。この時点で，リンダは曝露の開始を積極的に考えており，自分の恐怖を軽減することと，OCD症状を改善したいという願望の矛盾を自分で展開した。「ERPに取り組むことを避けるなんて私って何を考えているんでしょうね。今でなければいつ取りかかるっていうんでしょう？」など，変化にかかわる発言が増えたことが証拠立てているように，彼女はOCDを実際に変えようという積極的な努力の方向へ傾きつつあるように見えた。このセッションの終わりに，治療者は，ERPを始めたいかどうかとリンダに尋ねた。リンダは，試しにやってみることは怖いけれど，やってみたいと思うと答えた。図4-2は準備介入を受けている間に生じたリンダのERPに対する恐れと治療に対する期待評価値の変化を示している。準備介入の終わりには，ERPの開始に対するリンダの恐れは，0～100の尺度上で50になっており（ERP開始に対する中程度の恐れを示す），治療前の95というスコアから有意に低下し，ERFスコアもわずかに改善したのである。そのうえ，URICAにおける彼女のスコアは，変化の熟考期にあることを示していた。したがって，リンダ

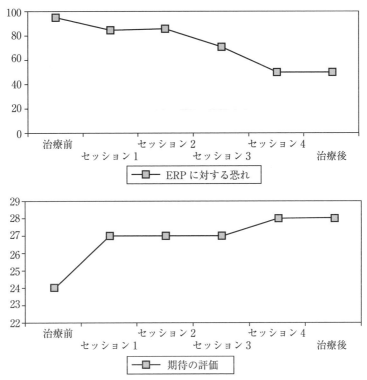

図 4-2　準備介入期間中の ERP への恐れと期待の評価に関するリンダの変化

は ERP の開始に意欲的であった。ERP 開始の決断は，不十分ながらも中程度に低下した ERP に対する恐れと，ERP に対する期待がわずかながら改善したことと関連があった。しかしながら，彼女は，行動の変化を中心とした次の段階に進むことはなかった。

　ERP を開始した時，リンダには曝露療法に全力で取り組むことへのためらいがあったので，なかなか進歩しなかった。そのため，馴化が遅れ，ERP が自分にとって効果的であろうという理解も進まなかった。しかし第 5 セッションにおいて，治療者は，階層の順を飛ばして一番上にある，日本の物を扱うという項目を彼女に示した。彼女は，この項目に馴化することができ，その他の恐怖の項目に対しても同様に対処す

ることが可能であると確信を持つようになった。彼女は，積極的に曝露に取り組み，日本の物を家に持ち込んで，「清潔な」所持品を汚染するようになった。15セッション目の終わりに，彼女は，CGIによる重症度と改善尺度の評価基準によって見直され，CGIでは「ごく軽度の疾患（borderline ill）」に分類され，改善尺度では「大幅に改善」と評価された。さらに，彼女のY-BOCSスコアは3であった。これは治療の必要が認められない程度のOCDに相当する。すなわち彼女の例では，ERP開始に対する初期の躊躇は，その後の治療結果に，必ずしも否定的な影響を及ぼしていないことが実証されている。

研　究

　私たちは，治療を拒否する12人のOCD患者を対象とした小規模の試験的研究を行った（この研究の完全な記述については，Maltby & Tolin, 2005を参照）。初期の診断評価後，全ての患者が実施方法以外の理由でERPの開始を拒否していた。これらの患者のうち7人が，RI（4週間に4回のセッションを行う）を受けるよう無作為に割り付けられた。5人は4週間の待機群（WL）に割り付けられた。

　無作為に選出されたRIの参加者は，治療者による個別訪問からなる4回の介入セッションを終了した。前述の症例と同様に，セッションには，心理教育，MI，ERP模擬セッションのビデオ鑑賞，曝露階層の作成，およびERPを終了した患者との電話による会話が含まれていた。WL群に割り当てられた参加者は，介入を一切受けることなく，1カ月後にクリニックで評価面接を受けた。RI/WL期間の終了時，患者は，治療条件を知らない審査官に再評価を受け，ERPに参加する機会を提供された。ERPを受け容れた人々は，ERPの集中的な15回セッションを受けた。患者はERPの終了時に，最初に治療を拒否した患者に対するERPの有効性を調べるために再度評価を受けた。

患者がERPを拒否する理由は，治療前の評価データから判断された。意外にも，URICAによる患者のスコアが最高であったのは，変化の熟考期，ないし実行期であった。同様に，参加者らはERFにおいて，ERPが自分のOCD症状を軽減するのに成功するだろうという中程度の確信を持っていると評価し，治療の拒否は，治療に対する信頼性の欠如によるものではないことが示唆された。しかしERPの開始に対する強度の恐れは，ERFに追加された項目によって測定したところ，患者の恐怖の平均値は0〜100尺度上で75であった。すなわち，URICAとERFは変化に対する両価性と良好な治療の結果に対する期待をある程度正確に捉えており，治療前のデータによれば，治療拒否の主な理由が問題認識の欠如や治療の有効性に対する期待の乏しさではなく，むしろ治療法そのものに対する恐怖であることを示唆している。

私たちは，Y-BOCSを用いて，RIとWLそれぞれの条件で研究に参加した人々のOCD症状の重症度が改善せず，介入はOCD症状に直接の効果をもたらさなかったことを示唆すると判断した。しかしRI条件ではWL条件よりも，ERPの開始に同意する参加者の割合が有意に高かった。図4-3は，両群におけるERPの受容，開始，終了の割合を示している。7人のRI参加者のうち6人（86％）と，5人のWL参加者のうち1人（20％）は，4週間の介入期間後に有意差をもってERPの開始を選択した。したがって，RIは，治療を拒否していた患者の治療アドヒアランスを有意に改善しているものと思われた。

治療開始の決断にかかわる要因を究明するため，私たちは，URICA，ERFおよびERFのERPに対する恐怖項目についてスコアの変化（RI/WL前 vs. RI/WL後）を分析したところ，有意な違いがひとつだけ見い出された。すなわちRI条件はWL条件に比べて，ERPへの恐れの有意な軽減をもたらした。したがってRIは主に，恐怖を軽減させるところに働くように思われるが，その厳密なメカニズム（馴化，モデリング，自己効力感，情報など）は明確でない。

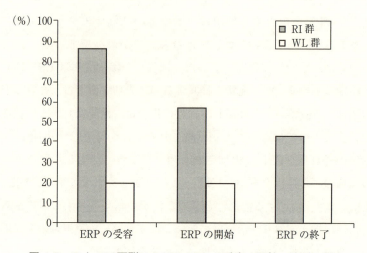

図 4-3　RI と WL 両群における ERP の受容，開始，終了の割合
(Maltby & Tolin, 2005 より作成. ©Taylor & Francis, 2005.)

　研究の第二の疑問は，直ちに治療を受容する患者に比較して，治療を拒否していた患者が，ERP に取り組むと決断した場合，その後の進展に違いがあるかどうかということであった。最初から ERP を受け容れた RI 参加者のうち6人（50％）は，早期に治療から脱落した。このうち2人は，治療セッションに出席する前に脱落し，後に詳しく考察するが，スケジュールの遅れを理由として挙げている。ERP を受け容れた唯一の WL 参加者は，ERP を終了した。ERP を終了した3人の RI 参加者は，OCD 症状の大幅な改善を示した。しかし，ERP を完了した人の数が少なかったので，統計的分析はできなかった。それでも，Y-BOCS スコアの平均値は，RI 参加前の基準値が重度であったのに較べて RI 後は軽度に低下した。RI 条件の参加者では，Y-BOCS の合計点が平均59％低下しており，これは最初から ERP を拒否しなかった OCD 患者の改善率に比較して遜色なかった（Foa et al., 2005; Franklin et al., 2000）。Y-BOCS スコアの改善は，CGI の重症度と改善度スコアにも表れていた。すなわち，独立した複数の評価者による評価でも，

平均するとこれらの患者は RI 前に「重症」であり，RI 終了後には「軽症」または「大幅に改善」と判定された。ERP を完了した唯一の WL 参加者は，Y-BOCS のスコアで 25％の改善という，極めて緩やかな基準を用いた場合でさえ，治療に反応していなかった。この患者は WL 後，CGI 重症度と改善の評価を受けたところ，それぞれ「極めて重症」「不変」と判定され，WL 前の基準値から変化していなかった。したがって，初期の治療拒否と，その後の ERP による治療結果が芳しくないこととの関連は，認められていない。これは，薬物療法を受けていない患者ほどには ERP の結果が良好でないと思われる，複数の薬物療法に全く反応しない OCD 患者の，いくつかのコホート研究の結果とは対照的である（Tolin et al., 2004）。

問題と解決策の提案

　私たちの介入法は，ERP の開始にかかわる両価性を低減させることを目的とした，様々な方法で構成されていた。試験的研究の結果は心強いものであったが，治療を開始するにあたって患者の決断の理由となるのが，どの治療要素であるのかは明確でない。MI による準備的初期治療は，ERP とは異なるものの，同様に難しく指示的で，それゆえに治療拒否や脱落の危険が高い 12 ステップのプログラムなど，MI に引き続いて行われる介入の治療効果を，増強することが例証されている（Burke, Arkowitz, & Menchola, 2003）。さらに，RI プログラムは，物質使用障害の患者に対して MI ほどの有効性は観察されていない「役割誘導（role-induction）」戦略といくらか類似している（Connors, Walitzer, & Dermen, 2002）。その研究結果によると，ERP 治療を開始するという決断は，治療に対する恐れの低減と最も強く関連していた。ERP 開始の決断が，変化の 5 段階のひとつから次の段階へ移ることや，または変化に対する期待の強化と関連しているという証拠は見い出され

なかった。この課題を解明するには，RIプログラムと「純粋な」MI法の比較研究や，セッションごとに結果にかかわる主要な要因について評価することが有益であろう。

しかし，MIの影響についての明確な理解は，研究に参加した被験者の特徴によって妨げられている。特筆すべきは，私たちの研究における参加者が，変化の熟考期または実行期にあったという特徴を持ち，彼らはERPがOCD症状を効果的に軽減すると，適度に確信していたことである。このような結果からは，少なくとも参加していた患者においては，治療拒否の理由が，変化に対する意欲のなさや，治療信憑性の欠如によるものではなかったことを示唆している。したがって，私たちは，RIによってこれらの要因が相当程度改善するとは期待できない。今回の研究参加者は，初期評価に出席し，その後で治療を拒否するなど，より広範なOCD患者を代表しているであろう。このような条件下での治療拒否は，必ずしも何らかの治療を求める行動（例えば，評価面接の計画や参加）の拒否を意味するものではない。RIは変化の前熟考期または熟考期にある患者，介入前の改善に対する期待が乏しい患者に対しても効果的なのであろうか？　そのような患者が，専門クリニックで評価面接を受けることはあまりないと思われるが，特に不安症の患者は殆ど治療を求めないので，彼らの多くは治療を受けていないと考えられる（Collins, Westra, Dozois, & Burns, 2004）。RIがこのような集団に対して総じて有効であるかどうか，また有効な場合に，その作用機序が私たちの研究参加者に観察されたものと同じであるかどうかは，未だ明らかにされていない。

私たちは，治療を拒否するOCD患者で，RI終了後にERPを開始しようとした人の33％が，実際にはERPセッションに出席しなかったことを知って落胆した。どちらの場合にも，ERPの開始に同意した時点からERPセッションの開始までにかなりの遅延が生じたことと関連しているように思われる。私たちは，推測によって事実に反する仮説を

たててしまわないように注意している。すなわち，実際には出席しなかった患者たちが，もし，直ちにERPを開始できたとしても，ERPによってどの程度改善できたかわからないし，またERPの効果が充分表れないうちに脱落したかもしれない。とはいうものの，この患者たちは，RIの終了後，すぐにERPを始める準備ができているように思われた。つまり，RI終了直後に決定されたERP開始の初期の決断は，脆いものと考えられる。MIと同じように，RIには時をおかずに活用すべき「窓」があり，その機会を逃すと変化の可能性は低下してしまうのであろう（Miller & Rollnick, 2002）。要するに，治療を受けようとする人を脱落させないための努力を強化しなければ，RIに続くERPの拒否率・脱落率は50％程度であり，通常のERP研究における20〜30％よりも高いことがわかっている（Foa et al., 2005; Franklin et al., 2000; Tolin et al., 2004）。MillerとRollnick（2002）は，患者が変化の決断をしてからも，MIが決して「終わり」になるべきではなく，MIの原理は治療全体を通して維持されるべきであると提唱している。

結　論

　ERPは，OCDに対する最適の主要な心理社会的治療法である。しかしそれは，長時間を要する難しい治療法であり，人によっては恐怖さえ覚える方法である。そのため，ERPが有効であろうと考えられる患者や，ERPをすぐにも利用できる患者が，この治療を拒否してしまうことがある。本章では，はじめにERP治療を拒否したOCD患者の，潜在的な懸念を軽減するようにデザインされた，4セッションプログラム（RI）について解説する。私たちは，MIの原理（Miller & Rollnick, 2002）を大幅に取り入れて，非対決共感的態度で，患者の自由な選択を重視しながら，治療の決断にあたって必要な情報を，患者に提供するようにRIをデザインした。このプログラムは，主としてMIを基礎に

しているが，恐怖の軽減に有益であるとされている追加的要素も含まれている。

　概してRIは，患者が最初に拒否した後で，ERPを開始する可能性を増強するために有益であると思われる。私たちの試験的研究からは，RIが，変化の段階的過程の進行や，改善の期待に効果的であったというよりもむしろ，治療に対する恐れに対して，相対的に大きな影響を与えたと考えられる。しかしこれはプログラムそのものというよりも，参加者の性質と関係があったかもしれない。RI後の結果は，それまで治療を拒否していた患者にも，最初に拒否しなかった患者と同じようにERPの利益がもたらされる可能性を示唆している。しかしながら，それらはまたMillerとRollnick (2002) の「鉄は熱いうちに打て」という警告を強調してもいる。最初の拒否後において，ERPの受容は，かなり希薄であるように思われるので，患者が治療に同意したら，時をおかずに開始できるよう，治療者が準備しておく必要があると思われる。私たちは，準備的初期治療による強化療法だけでなく，統合的治療そのものに不可欠な部分としての，MI/RI原理の適用に焦点を当てて継続的に取り組んでいる。動機が，治療の過程を通して変動する可能性は高いという事実を考えると，継続的な形でMIの原理を取り入れるほうが，その原理を準備的初期治療の間だけ用いるよりも有効であろう。さらに，この研究は明確にERPを拒否した患者を特に標的としているので，治療をためらっている，あるいは概して「乗り気」ではあるがいくらかの恐れを持っている患者に対するRIの使用については，いくらかの配慮を追加する必要があると思われる。

　話は少し変わるが，私たちは，本章の執筆中に，研究そのものの進行過程について話しあった。当初私たちは，研究のための十分な大きさの標本集団を集められるかどうか不安であった。率直に言えば，ERPを拒否する患者を探すのに苦労していたのである。これは，殆どの比較対照調査研究 (Foa et al., 2005) の参加者とは異なり，私たちのクリニッ

クでは大部分の患者が，少なくともひとつの精神薬による薬物療法を試したことがあり，過去に何らかのカウンセリングを受けた経験を持つ人が多い，という事実によるところがあったかもしれない。したがって，患者が私たちのクリニックに来る時には（他の人々もそうかもしれないが），自分には実行可能な治療の選択肢が少ししか残されていないという知識によって，「動機づけられていた」のかもしれないのである。ある患者が「殆ど全てのものを試してきましたので，この曝露というものを試す以外に選択肢はなさそうです」と言った時に，私たちはいささか当惑した。予診時に私たちの治療法を説明するにあたって，意図的にではなかったが，見込みのある患者向けの ERP についての解説は，時とともに変化してきた。はじめのうち，私たちは，曝露療法が段階的に実施されることや，殆どの患者がどれほど，曝露を思ったより大変なものでないと感じているかを強調していた。この情報は継続的に提供しているが，私たちは自分たちが ERP の困難な，もしくは好ましからざる側面を強調していることにも気がついたのである。薬物療法と ERP の基礎を概観した後に，通常実施されていた「困難な」部分の紹介とは，例えば次のようなものである。

「薬物療法に比べて，ERP は困難な治療法です。この治療では，皆さんは，自分が恐れているものと少しずつ段階的に向き合ってゆきます。あなたの場合であれば，このビル内のドアの取っ手を触るという行動から始めて，その次にその手で衣服，髪の毛，また顔をなでて，汚染されていると感じていただきます。このような曝露療法は，さらに難しくなっていきます。およそ 6 回のセッションの後では，公衆トイレの便器に触れ，その後にその手で衣服，髪の毛，および顔をなでるところまで進みます。この間，あなたにはシャワーを浴びた後に，手や身体の洗浄を 3 日間やめて，汚染を身体によくしみこませるようにと指示されます。このような演習の他に，セッションとセッション

の間に，毎日少なくとも一日1時間は曝露を続けてください。おわかりでしょうが，そのため，この治療は全ての人に向いているものではありません。多くの人々が，このようなプログラムを実行するよりも薬を飲むほうが楽だという決断をします。このプログラムは，自分のOCDに心底うんざりしていて，時間とエネルギーを投入する準備ができており，良くなるためにはその過程を手順を踏んで進みながら，不安を感じることも厭わない人々のためのものです。さて，これはあなたが実行してみたいプログラムでしょうか？」

ここまでで明らかなように，私たちは，無意識のうちに，人々がこの治療を拒否したくなるような方法でERPについて説明し始めているのであった！しかし大変驚いたことには，この変更は，より多くの治療拒否を引き出す（つまり，それによってRIへの参加を増やす）という「望ましい」効果をもたらさなかった。実際，どちらかといえば，その変更は逆の効果をもたらしたように思われる。患者はこのERPの説明を聞くと，一瞬考えてから，次々に「随分大変なことのように聞こえますが，私にはちょうどそれが必要です。参加させてください」と言うのであった。治療の説明の脅威値を上げることが，治療拒否を生じさせないばかりか，低減してしまうのはなぜだろうか？私たちは，ある意味「挑戦的に」なっていて，患者は，反応せざるを得ないと感じたのであろうか？この治療が唯一本当にOCDを除去したい人々のためのものであるという意味に聞こえたために，患者が奮起したのだろうか？私たちが認知的不協和を引き起こし，それが動機の主体性に対する認識の強化につながったのだろうか（考察については，Draycott & Dabbs, 1998を参照）？「誰にでもできるものではない」という論拠の説明が，患者の自律と選択の意識を強調したのであろうか？答えは明らかではないが，私たちの非公式な印象では，OCD患者の治療拒否を低減する方法は複数存在する可能性があり，患者によって有効な戦略が異な

ることもあり得ると示唆される。

　謝　辞
　私たちの助手を務めてくれた Gretchen Diefenbach と Patrick Worhunsky に感謝します。

第5章

うつ病の精神療法に対する準備としての動機づけ面接法

Allan Zuckoff
Holly A. Swartz
Nancy K. Grote

臨床集団と一般的な介入法

　有効な治療が受けられるにもかかわらず，うつ病に苦しむ多くの人々は十分な治療を受けていない。例えば，Young, Klap, Sherbourne, Wells（2001）によれば，うつ病患者のうち，過去1年間に薬物療法か精神療法のどちらかを受けたことがある人はわずか25％であり，精神療法を受け始めた患者のなかで4回以上の面接を受けた人は半数に過ぎなかった。

　私たちは，うつ病の罹患率が著しく高いにもかかわらず，治療を受ける割合が少ないことで知られている2つの成人集団を対象とした調査研究を実施している。それは，精神疾患に罹患している子どもを持つ母親の集団と，低所得層の妊婦の集団である。Swartzら（2005）は，小児精神科クリニックに我が子を連れてくる母親の61％が，その時点でDSM-IV（米国精神医学会，1994）の第Ⅰ軸診断の基準を満たしていることを見い出した。うつ病が最も多かった（35％）が，精神科的診断を下された人のうち3分の2は治療を受けていなかった。低所得層の女性

たちにおいては，気分障害や不安症のリスクは男性の2倍であるが，精神科の治療を受けることは稀である（Miranda, Azocar, Komaromy, & Goding, 1998）。

精神科治療の受診率を改善するために，種々の介入法が考案され記述されている。精神療法の準備戦略としては，役割誘導，様々な治療の模擬セッションによる準備訓練，体験的準備訓練などがある（文献研究については，Walitzer, Dermen, & Connors, 1999 を参照）。治療に対する障壁を低減する目的で実施された，治療前の電話面接による介入と，電話に初回面接を組み合わせた介入は，都心部在住の若者たちが精神科治療の初回面接に来院する割合を増加させ（McKay, McCadam, & Gonzales, 1996），ケースマネジメントはプライマリケアを受けているうつ病の女性を，専門治療につなげるのに有用であった（Miranda, Azocar, Organista, Dwyer, & Areane, 2003）。このような介入は有望であるにもかかわらず，これらの方法のどれひとつとして一般的には実施されていない。

うつ病治療の受診を強化するために動機づけ面接法を適用する論拠

うつ病に罹患している脆弱な立場の女性たちが，殆ど治療を受けようとしないことには，多くの要因が関与していると考えられる。現実的障壁としては，費用や保育の問題，およびクリニックへの交通手段がないことなどが挙げられる。定義からも明らかなことであるが，うつ病の患者はエネルギーの低下，無力感，遅延する認知機能などの症状によって，治療を求めるための「時間と労力」を減弱させられている。

しかしながら，心理的および文化的要因も重要である。うつ病を認めることに対する困惑や懸念，または治療が役に立つかどうかという疑い（Scholle, Hasket, Hanusa, Pincus, & Kupfer, 2003），あるいは精神科

治療に係わる援助を受けた，過去の不愉快な体験（McKay & Bannon, 2004）は，精神科の受診を阻害しており，誤解される怖れや助けてもらえないという感情は，治療途中の不十分な時点での脱落を予測させる（Garcia & Weisz, 2002）。提供される治療と患者が希望する治療の不一致（McCarthy et al., 2005），問題の性質に対する考えの相違，援助を受容する正当性や自己開示に対する否定的な態度，自分自身を大切にできない思考の歪み（Mackenzie, Knox, Gekoski, & Macaulay, 2004），および好ましくない人間関係に巻き込まれるという予想なども，阻害要因となる。治療者が文化的背景に無知・無関心であれば，それも重大な障壁となるであろう（Miranda, Azocar, Organista, Munoz, & Lieberman, 1996）。

治療の準備的介入は，治療法や問題解決に対する現実的障壁について患者を教育してきたけれども，一方で患者が自分の物語を語りたい，問題の性質を理解したい，どのような種類の援助を受けたいかを特定したい，さらには患者が直面するであろう心理的文化的障壁を具体的に明らかにしたい等の願望を含む，患者の戦略を採用することは稀である。動機づけ面接法（MI; Miller & Rollnick, 2002）においては，患者－治療者関係がクライアント中心の精神に基づいて構成されており，患者と治療者の治療に対するそれぞれの抱負が一致するところを重要視している。さらに，治療に対する障壁の多くは，対処すべき問題を認めて変わろうとすること，または治療に取り組むこと，あるいはその両方についての両価的状態として理解される。患者自身の個人的な認識，希望，懸念に対する共感的な理解のなかで，両価性を解決するMIという方法は，治療アドヒアランスを改善するための介入法として有望な枠組みとなっている。

物質使用障害と健康にかかわる行動を変える領域における調査研究は，上述の立場を支持している。ZwebenとZuckoff（2002）は，治療の開始・参加・継続と治療手続きへのアドヒアランスおよび服薬遵守に対

して，MIが効果的であると報告した研究論文のメタ解析を行った。その解析によれば，治療の長期的結果に対して，MIによる準備的初期治療には中程度の効果があり（Burke, Arkowitz, & Menchola, 2003），長期的結果のみならず治療アドヒアランスに対しても持続的な効果が認められ，その効果は中程度から大幅なものであったことが明らかにされている（Hettema, Steele, & Miller, 2005）。

　精神科治療への取り組みを強化するために，MIを適用し始めたのは比較的最近のことである。ArkowitzとWestra（2004）は，うつ病や不安の認知行動療法（CBT）にMIを統合する方法について解説した。WestaとDozois（2006）は，パニック症，全般性不安症，社会恐怖症患者のためのCBT集団療法の実施前に，MIによる準備的初期治療を3回行ったところ，CBT集団療法だけの場合に比較して，不安の変化，宿題の遵守，および治療反応性に対する期待が相当程度大きくなったと報告している。Simon, Ludman, Tutty, Operskalski, Von Korff（2005）は，プライマリケアを受診中のうつ病患者に，電話によるCBT治療を行う研究において，MIを適用した構造化面接の演習を用いたところ，治療に取り組む動機が拡張された。NockとKazdin（2005）は，子どもの問題行動を治療するために来院している両親に3回の面接を実施し，そのなかで5〜15分間MIを用いて障壁の克服について話し合ったところ，治療の動機，治療への出席，治療手続きへのアドヒアランスに対して有意に効果的であったと報告している。

うつ病女性の精神療法への取り組みを強化するためにMIを臨床的に適用する方法

　Swartzは，治療への取り組みが困難な疾病集団に働きかけるための効果的で実行可能な方法を探求し，精神疾患を持つ子どもの母親で，うつ病に罹患している女性たちのために，短期の対人関係療法を開発

した（IPT-B; Swartz et al., 2004）。うつ病の妊婦に対して IPT-B を適用した Grote（Grote, Bledsoe, Swartz, & Frank, 2004）は，すでに共同研究者とともに研究成果について発表している Zuckoff（Daley & Zuckoff, 1999; Zukoff & Deley, 2001; Zweben & Zuckoff, 2002）と協働して，治療の動機と変わる動機を標的とした治療アドヒアランスを強化する，MI に基づいた面接法の試験的研究を実施した（Daley, Salloum, Zuckoff, Kirisci, & Thase, 1998; Daley & Zuckoff, 1998）。民族誌学的面接法（ethnographic interviewing）（Schensul, Schensul, & LeCompte, 1999）によって，MI のクライアント中心性を補完しながら，私たちは，面接者が被面接者を理解し支持する能力の潜在的な障碍となる，面接者の文化に特有の価値観，他者に対する理解の仕方，および「合理的」行動とはどのようなものかという審判などについて，慎重に考慮するよう注意を促した。IPT からは，MI と一致した形式で提供される，うつ病についての心理教育を取り入れた。「レッテル貼りの落とし穴」には十分気をつけなくてはならないが，「大うつ病」の診断によって，行動を変えられないのは個人的な弱さや道徳的欠陥によるものではなく，うつ病によるものであることが伝えられる。心理教育によって，うつ病が効果的に治療できる疾患であり，患者は行動を変えられないことについて非難されるべきでないことが理解できると，安堵する人々は多い。

　「取り組み強化面接」は，患者の個人的・文化的認識に対する治療者の理解を伝えることに焦点を絞った，1回かぎりの準備的初期面接である。それは患者が，治療によってもたらされる利益は自分自身の優先順位や懸念とどのように一致しているかを理解できるように援助し，また両価性を明らかにして解決を促進し，治療に対する障壁を取り除くよう援助する面接である。取り組み強化面接は半ば構造化されており，以下の5つの段階から成っている。すなわち，物語を引き出す；フィードバックと心理教育を提供する；苦痛な症状と対処法および治療の歴史を

振り返り，治療に対する希望を探求する；現実的・心理的および文化的な治療障壁の問題を解決する；責任を持って変わる決意の言葉（コミットメント）を引き出すか，あるいは可能性を残しておく。以下に各段階を詳述し，典型的な患者との面接の概略を注釈つきで示す。

物語を引き出す

　初期段階では，患者が理解されていると確実に感じること，その人の立場や状況から抜け出して変わることが重要であるという話を引き出すことが目標となる。治療者は，患者がどのように感じているか，また，最近患者を取り巻く状況がどのようであるかを尋ねることから開始する。その質問に答えるにあたって，患者が自分の感情ばかり話すようであれば，治療者は状況について尋ねる。「あなたは最近無力感にとらわれているようにお見受けしますが，あなたに影響を与えているようなことについて何か思い当たりますでしょうか？」。同様に，その患者が状況についてのみ話すならば，治療者は患者の感情について尋ねる。「あなたは請求書の支払いに困って，忙しくされているようですが，その大変な状況からどのような影響を受けているかについて話してください」。治療者は，患者がどのように苦しめられているか，患者が苦痛の原因であると信じているものは何か，それがどのように日常生活を妨げているかについて，特に社会的および人間関係的状況に注意を向けながら，患者の考えに耳を傾ける。

　ほぼ全ての症例で，それぞれの可能な解決策には多くの代償が要求されるため，患者の「物語」は矛盾を含んでいる。すなわち，理論的には解決できない問題と見なされる。これはうつ病に特有の無力感の反映であると同時に，その原因でもある。この段階で達成しておきたいことは，患者の矛盾を具体的に明らかにして，そこから抜け出すための援助に関する患者の願望に光を当てた要約を構成することである。

第5章 うつ病の精神療法に対する準備としての動機づけ面接法　141

治療者：質問票に記入していただきありがとうございます。お答えを拝見しながら，これから45分ほどお話をうかがいます。その前に，まず，あなたのご様子を聞かせていただいて，それから最近のあなたのお気持ちについてもおうかがいしたいのですが。[肯定から始め，その後開かれた質問によって物語を引き出す]

クライアント：息子のジョニーのことで困っているんです。彼には本当にイライラさせられます。どうしていいかわかりません。私は本当に彼を傷つけてしまうかもしれないと思います。学校で問題を起こすものですから。家に帰れば彼につきっきりなんです。ただ，もうどうしていいかわからなくて……。[患者はいかに問題を抱えた子どもに悩まされているかということに焦点を合わせて，自分の無力感を伝えている]

治療者：ジョニーはいつも問題を起こしてあなたを困らせているのですね。あなたは，彼と一緒にいる時のご自分の気持ちが心配になっておられます。殴るとか，何か本当に後悔しそうなことをやってしまうかもしれないように思われるのですね。[治療者は意味と感情を反映する]

クライアント：ええ，本当に私の生活全部がメチャクチャで。私は職場でもイライラして，同僚に八つ当たりしてしまうんです。

治療者：彼が居ない時でも影響されておられるのですね。ご自分で普段と違う感じ方や行動に気がつかれたことは他にありますか？
　[反映した後，問題認識を引き出すために詳述を求める]

クライアント：私には自由な時間がありません。いつも怒ってばかりですし，ジョニーから逃げたくてたまりません。自分の部屋に閉じこもって，誰とも話したくありませんし，もうちっとも幸せではありません。[うつ病の症状を述べている]

治療者：どこにいても，誰と何をしていても，ジョニーのことが気になって怒りや不幸せな気持ちに捉われておられて，本当に辛く

て，何をしてもちっとも良くなるように思えない……。[患者の訴えの反映的な要約]

クライアント：ええ，そうなんです。何をしても，彼には効果がないんです。どんどん悪くなってしまって……。[患者が理解されていると感じていることが確認される]

治療者：あなたはそれで大変イライラさせられる……。[感情の反映]

クライアント：ええ，殆どいつもイライラしています。

治療者：そして，それは以前とは全く違っている……。[反映]

クライアント：ええ，ここ1年の間にあの子はどんどん悪くなっています。あの子の父親が家を出ていって，今は通りの向こう側で彼女と暮らしているんです。[子どもの問題という文脈の中で，現在の苦悩の原因について述べている]

治療者：本当に大変ですよね……。

クライアント：前から，あの子の父親と私はケンカばかりしていました。あの子はそれをずっと見てきたんです。あの子は父親が家を出てしまってから，悪くなって。どんどん悪くなって私の手には負えないんです。退学させられそうですし。先生やカウンセラーに相談したんですけど，あの人たちは全部私のせいみたいな言い方をするんです。[彼女は治療者にも責められるかもしれないと恐れているのだろうか？]

治療者：あなたはジョニーに変わってほしくて，できそうなことは全てやってみて，でも効果がなくて。あなたが辛い思いをしているのに，助けを求めた人たちにも責められているように感じておられるのですね。[患者が頷く]あなたはとても怒っていらっしゃる……。[肯定と複雑な反映（および，取り組みに対する障壁の可能性）]

クライアント：そうなんです。誰もわかってくれないんです。[理解されていると感じている]

治療者：こんなに大変で，ひとりぼっちのように感じていらっしゃ

第5章 うつ病の精神療法に対する準備としての動機づけ面接法

る？［患者が頷く］誰も助けてくれないし，誰もわかってくれないと思うのですね。［感情と意味の反映］

クライアント：ええ。私の母でさえ夫が出ていったのは私のせいだっていうんです。我慢すればよかったのにって……。

治療者：別居はどうやって決めたのですか？　彼との間に何があったのでしょうか？　［矛盾を引き出している］

クライアント：彼は怒りっぽくて。すぐ殴るし。もう我慢できなかったんです。私は殺されそうだったんです。ジョニーはそれを全部見ていましたから。本当にかわいそうなことをしたと思っています。二階に行かせて，見られないようにしていましたが，あの子はこっそり降りてきて，父親が私を殴っているのを見てしまったんです。［自分の状況と行動に関連させて説明している］

治療者：あなたはもう他に選択肢がないというところまできてしまっていたのですね。別居するか，殺されるか。［患者は勢い良く頷く］私があなたの状況を理解しているかどうかちょっとまとめてみましょう。一昨年ぐらいからあなたの生活はこんなふうで，それでも何とかやっていたのですが，彼は悪くなる一方でした。それで，あなたは彼から離れると決心したんですね。もしそうしなければもっと酷い目にあっていたでしょう。あなたは自分のために決心したわけですが，それはお子さんのためでもあったのですね。彼が見ていたことやそれで影響を受けてしまっていることが心配で。あなたはできる限りのことをしてきて，できるだけ良い決断をしているのに，何もかもどんどん悪くなるように思っていらっしゃる。［彼女が直面している矛盾した状況における選択に共感している］［その時点の問題状況に至るまでの経過を彼女がどのように見ているか，という彼女の視点と，彼女の望ましい意志や努力に対する前向きな評価を含む中間の要約］

クライアント：そのとおりです！

治療者：ジョニーは，気持ちも落ちつかないし，やることもよくならなくてどんどん悪くなるように見える。あなたはどうしたら彼が状況を理解してくれるのか，どうすれば彼を助けられるのかわからなくなっているのですね。あなたは大変難しい一歩を踏み出してみたけれど，状況はよくならなくて，かえって悪くなっているのですね。[解決不可能に見える矛盾にはまり込んでいる彼女の感情と認識の承認]

クライアント：はい。そうなんです。何をしても，うまくいかないような気がするんです。

治療者：そしてあなたは何をあてにすればいいのか，どうしたらいいのかわからなくて，状況がよくならなかったらご自分が何をしでかすかと心配なのですね。[また，助けてもらえなければどうなってしまうかということについての心配の承認]

クライアント：ええ，おかしくなりそうで心配なんです。自制心を失って，職を失うかもしれないと思うと……。[変化の必要性に対する潜在的認識]

治療者：それは本当に怖ろしくて，いまにも限界がきそうな……。

クライアント：はい。私一人ではどうすれば切り抜けられるのかわかりません。[アドヒアランスの方向へ話が続く]

フィードバックと心理教育を提供する

　この段階の目標は，患者の現状に対して，異なる視点を提供することである。治療者は，問題となっている状況を，絶望的状況であるとか意志や能力の欠如などではなく，合理的な説明が可能な医学的状態であり，効果的に治療できる病気であるという新しい視点を提供する。これは，状況要因の重要性を軽視するためではなく，気分障害の緩和によって患者が状況に対して効果的に対処できるようになると提案することを意図している。

第5章 うつ病の精神療法に対する準備としての動機づけ面接法　145

　まずはじめに，患者は，治療者が普段用いている評価法によって評価され，その時点の状態についてフィードバックを提供される。治療者は，うつ病が「無過失」の病気であり，うつ病の人は自分の問題について責められるべきでないという概念など，うつ病についてその人個人にあわせた基礎的な心理教育を実施する。また，うつ病は対人問題の解決や，困難な状況に対処する能力が発揮できなくなるように影響を及ぼすことや，治療には効果があること，また，うつ病の治療が奏効すれば，解決不可能に見える人生の問題に対して新たな解決策を考え始める人が多いということも教える。

　治療者は，情報を提供する前に患者の許可を得て，患者が治療者の言葉を受け入れる準備ができていることを確かめ，抵抗する可能性を低減する。治療者は，うつ病について患者がすでに知っていることを引き出し，客観的に情報を提供し，相手の反応を引き出して，患者の考えに対する敬意を伝え，最終的にどうするかを決めるのはその情報についての患者の解釈であることを承認する。

　そのために，治療者は，患者の個人的な懸念やその時の知識に合わせてフィードバックや心理教育の内容を調整する。それでも患者がうつ病という診断に抵抗して，自分が実際に「うつ病」であるとは思えない（たとえばむしろ，「ストレスで疲れ切っている」とか「のびちゃっている」ということであろう）と言ったり，「治療」が必要であると認めるのをためらう気持ちを表したりする時には，治療者は患者の両価性における現状維持の気持ちを理解したうえで，対抗することなく共感的に応答する。患者の見解について尋ね，その正当性を強調しながら，同時に治療者は患者の困った状況（辛い気持ち，問題の多い思考パターン，機能障害）を，治療者の援助できる能力に結びつけて提示する機会を探すのである。

　　「ご存知のように，ストレスとうつ病は全く異なりますが，あなた

はご自分がうつ病ではなくむしろストレスにさらされている状態であると考えていらっしゃいます。あなたはご自分の新しい状況がずっと大きなストレスの源になっているとおっしゃいました。もし治療によって、あなたがその状況に対処する、もう少し良い方法を探すお手伝いができるとしたらその治療はあなたにとって価値があるでしょうか？」

治療者：あなたがうつ病であるかどうかについて簡単に評価するための質問票に記入していただきました。その質問票を見て、あなたの回答について、私たちの判断をお伝えしてから、それについてのあなたのお考えをうかがいたいと思います。［簡潔な構造化の言葉、フィードバックの説明］よろしいでしょうか？［許可を求める］

クライアント：ええ、いいわよ。

治療者：大変結構です。これから私が申し上げることについて、あなたが間違っていると思うことや、わかりにくいところがあったら、是非うかがいたいので、どうか教えてください。［患者に積極的な発言を求める］これは、患者さんの健康に関する質問票です。うつ病を診断するのに、私たちが使う指標についての質問です。あなたは7つのうち5つに丸をつけています。例えば、あなたは睡眠が変化しているのに気づいておられますね。どのように変わってきたのか、気づいたことを教えてください。［フィードバックの源について解説し、評価法を説明し、フィードバックを与えて詳述を求めている］

クライアント：夜中に何度も目が覚めてしまって。心配なことについて悪夢を見るし。それで目が覚めたら、もうずっと眠れないんです。

治療者：では、途中で起きないで眠るのが難しくなっているし、一度起きると眠れない……。食欲もあまりないし……。［症状の明確化］

第 5 章　うつ病の精神療法に対する準備としての動機づけ面接法　　147

クライアント：ジャンクフードばかり食べているんです。食べるには食べているけど，いつものようにきちんとした食事じゃないんです。なぜかはわかりませんが。

治療者：睡眠と食欲の変化は，うつ状態の人によく見られる 2 つの身体的な変化です。うつ病は，思考や感情だけでなく，人々の身体にも影響を及ぼします。あなたは，いろいろなことにあまり関心が持てなくなっていて，普段のエネルギーもないし，死にたいと思ったりすることもあります。それについて話していただけますか？［潜在的な疑問に応えるために，うつ病モデルに関する情報を提供している］

クライアント：ジョニーは本当に勝手なことばかりして。私には話をする人が誰もいません。私が生きているのは，あの子の面倒をみるためなんでしょうけれど，あの子の態度が悪いと，生きがいなんて何もないように思っちゃうんです。

治療者：あなたは，いつもお子さんのことを何とかしようと頑張って，疲れ切っておられるのですね。よく眠れないし，きちんと食事もとれないし。それも負担ですよね。あなたは投げ出してしまいたいと思ったり，頑張っても意味がないと感じたりすることもあるのですね。［概要をまとめる］

クライアント：ええ，あの子は，私にこんなことばかりして困らせるのに，私があの子にもっと何かしてやらなくちゃいけないんでしょうか？

治療者：では，少しお腹立ちというか……。「ホントにうんざりだわ……そういう態度を改めないなら，出ていってしまいたいわ」という……。［感情の反映］

クライアント：そのとおりです。自分の息子に対して，そんなふうに感じるなんて酷い母親ですよね？

治療者：私たちはあなたのように，睡眠，食欲，エネルギーと興味や

関心がなくなっていて，もうこれ以上頑張れないという気持ちになっている人をうつ病と診断します。私たちの観点から見れば，あなたは今うつ病を経験しておられるようです。あなたが普段のように感じたり，行動したりできないのは，うつ病のためなのです。この意見についてどう思われますか？［患者の気持ちと行動の変化，および自責感を，うつ病の医学モデルの視点で捉え直した後で，彼女の反応を引き出している］

クライアント：そうですね。今私の人生で起きているいろいろなことがなければ，うつ病にはならなかったと思います。［少し抵抗（防衛）している］

治療者：起きていることが全て，あなたの気持ちや行動に大きな影響を与えているのですね。［反映を通して抵抗を受け入れている］

クライアント：はい。ジョニーがそんな態度をとらないで，あの子の父親が通りの向こうで彼女と暮らしたりしていなくて，私自身やっとの思いで何とか生活しているような状態でなければ，こんなふうに感じたりしないんですけど。

治療者：よくわかります。実際ストレス状況にある人々は，それだけうつ病になりやすく，ちょうどあなたが感じていらっしゃるように感じるものです。私たちも拝見していて全くその通りだと思います。［うつ病のモデルに沿って，患者の抵抗を別の視点で見直し，患者の反応を引き出している］そのことについて他に何かご意見はあるでしょうか？（患者は首を振り，あまりよくわからないように見える）本当にもっと言いたいことはありませんか？［言葉にされていない抵抗を導き出している］

クライアント：では，うつ病って，私のなかにあるんですか？ 病気のようなものかしら？

治療者：あなたは，私が「うつ病」という言葉を使う時，何を意味しているかと考えているのですね。「うつ病」という言葉を耳にす

第5章 うつ病の精神療法に対する準備としての動機づけ面接法　149

る時，あなたはそれをどのように理解していますか？［患者の理解，および患者が言葉にしていない懸念を引き出している］

クライアント：そうですね，悲しい気持ち……でしょうか。友達が彼氏と別れた時に落ち込んで，うつになっちゃったと言っていましたから。

治療者：人々は，時々落ち込んだり，悲しい気分になったりするときの感情について「うつ」という言葉を使うことがあります。それはだいたい自然に消えてゆくものですが。うつ病について，あなたもそのように考えておられるのですね。私たちは，うつ病についてこんなふうに考えています。つまり，うつ病は大変苦しく辛いものですが治療できますし，援助法もわかっている病気なのです。（患者は深く考えているように見える）私たちは，うつ病になってしまうと，ストレス状況に対処するのが難しくなると考えています。いろいろなことが全部お互いに影響しあっているのです。どんなストレスや問題もうつ病を誘発する可能性があります。そして，うつになってしまうと，問題に対処するのがさらに難しくなります。それまであったエネルギーや集中力がなくなって，ストレスの多い状況に対処するのが難しくなるのです。［心理教育（と希望）を提供している］このところあなたに起きていることはそのようなことでしょうか？［心理教育に対する患者の反応を引き出している］

クライアント：じゃあ先生は，私がこんなふうに感じるのは，いろいろなことがあったからで，こんなふうに感じているから，何でもかんでも実際より悪く見えてしまうって言うんですか？［さらなる抵抗？］

治療者：実際よりも悪く見えるというのではなく，おそらく実際よりも絶望的に見えるのでしょう。あなたの状況はとても大変なものですから。あなたはさぞ辛いお気持ちになっているだろうと思い

ますよ．私たちはうつ状態になっている時には，困難な状況に対して，解決策を考えることが大変難しくなってしまうと知っています．希望が全然ないように思えるのです．うつ病がいくらか軽くなったとしても，すぐに良くなるものではありませんが，状況を改善する方法は見えてきますので，困難な状況に対して，ご自分でよくご存じの対処法を使えるようになるのです．頷いていらっしゃるのは，ご理解いただいていると考えてよろしいですか？［患者の状況の困難さを軽視しないように注意し……うつ病のモデルに関連させて再構成して，希望を提供する］

クライアント：ええ．今の生活を何とかするために，いくらか手伝ってくださるとありがたいわ．自分自身ではどうしようもないの．
　　　　　　　［アドヒアランス・トーク：抵抗が減弱したように見える］

治療者：良いお知らせがあります．あなたは援助を受ければ，おそらくもう少し，その状況に対処できると感じるようになるでしょう．そして，それは実際にうつ病にも効果があるのです．こんなふうに良くなると聞いていかが思われますか？

クライアント：すてき．そうなればうれしいわ．

　治療者が患者の視点から専門的観点へと焦点を移すこの段階では，人種的，文化的，ないし性差に関連した障壁が生じるかもしれないであろう．患者の文化的な背景を理解し，患者が自分独自の背景や同一性について治療者に伝えられるようにするのは必要不可欠なことである．しかしながら，特に白色人種と有色人種のように，異なる文化的背景を持つ人々にとっては，相互の不信感や誤解について率直に話しあうのは極めて困難であることが多い．そのため，治療者は，患者がうつ病に対する，文化的に受容できない精神医学的な考えや，治療に関する懸念を表明するよう誘導し，奨励すべきである．そのような心配事には，人種や性別の異なる治療者を，信用するのにためらいがあったり，専門治療に

第5章 うつ病の精神療法に対する準備としての動機づけ面接法　151

おいても慎重にならざるを得ない情報の開示ができないことなどがある。例えば，アフリカ系アメリカ人の患者は：

治療者：この質問票の解答をみて，私がうつ病ですね，と申し上げたら，あなたは黙ってしまわれましたね。その時あなたが考えていらっしゃったことをうかがいたいのですが。[言葉にされていない抵抗を引き出している]

クライアント：別に大したことじゃありません（そっぽを向いて）。

治療者：あなたが，自分自身のなかにしまっておきたいことを，無理矢理言わせるようなプレッシャーはかけたくありません。もうひとつ質問してもよろしいでしょうか？ [個人的な選択とコントロールを強調し，許可を求める]（患者が頷く）アフリカ系アメリカ人の患者さんのなかには，このような種類の質問票に疑問を感じると言う人がおられます。あなたも，そのように感じていらっしゃるのではと思うのですが。[否定的な意見を引き出している]

クライアント：その質問票は白人にいろいろと聞いてみて作ったものでしょう。私たちに当てはまるとは思えないわ。[文化的な抵抗]

治療者：私たちの質問は，あなたにはあまり該当しないかもしれないということですね。[拡大した反映]

クライアント：いくつかは私にも当てはまりますが，だからといって私がその病気だとは言えないでしょう？ 気を悪くしないで欲しいのですが，黒人の生活が苦しいことを病気のせいにするなんて，いかにも白人のやりそうなことだし，いつも黒人にそういうことをするじゃないの。[患者の懸念が的確に述べられている]

治療者：率直なご意見をありがとうございます。私としては，あなたに不適切なレッテルを貼ることだけは避けたいと思っております。質問票はさておいて，あなたが近頃どのようなお気持ちでい

らっしゃるか，うかがいたいのですが。[肯定，抵抗の受容，および患者の見解を引き出す]
クライアント：「うつ」という言葉が嫌なわけじゃあないのよ。質問票が，私の気持ちを表すのにぴったりだとは思えないだけなの。[抵抗が減少している]
治療者：もっともなご意見です。一番大切なのは，ご自分の経験をあなたがどのように思われるかという，あなた自身のご意見ですから。[患者に賛同する]

過去の苦痛，対処法，および治療を探求して治療に対する希望を明らかにする

　この段階における治療者の目標には，患者に関連した過去の背景のなかで現在の問題を理解すること，治療についての辛い経験や信念にかかわる，治療の障壁となり得るものを発見すること，患者の過去と現在の対処の試みについて理解し，これまで患者に求められてきた資質を確認すること，および，肯定的な変化（すなわち希望）の可能性についての話を引き出すことなどである。

　治療者は，患者が以前にも今と同じような気持ちになったことがあったかどうかを尋ねることから始める。患者とうつ病の体験について話しあった後，その感情にどのように対処したか（以前にもうつであった場合）ということだけでなく，自分の状況を改善し，対処するために最近自分自身で試したことについて続けて質問する。治療者は，患者の努力に対して患者を認めて，自己効力感を育成する機会を探しながら，患者が妥当，あるいは望ましいと考える可能性の高い介入法について認識する機会を探す。

　患者の治療に対する認識についてまだ話題にしていない場合には，治療者は，積極的に話題を変えて，その点について尋ねる。それらは，個

第5章 うつ病の精神療法に対する準備としての動機づけ面接法　153

人的，あるいは他者の（例えば，子ども，ないし他の家族の）経験によるものであったり，メディアによる描写であったりする。肯定的なものと否定的なものの両方について話を引き出すことが重要である。前者は「アドヒアランス・トーク」（治療に取り組む意志や態度を表す）であり，後者は，治療の取り組みに対して，はなはだしい両価性または強力な障壁となるものである。治療者は，治療についての否定的な感情や信念に対する非審判的理解を伝えるために共感的な反映を行い，そのような否定的態度が一般化して，その時点での治療者や治療法に及ぶ場合には戦略を変えて，焦点を移行したり，または個人の選択とコントロールを強調したりする。さらに提案している治療法がもっと役に立つであろうという点を強調するために枠組みを変える。

　最後に，治療者は，現在の治療に対する患者の希望や恐れについて尋ねる。患者が，治療や治療者に望むことや望まないことについて，表明するように勧めることは通常の手順とは異なっているが，面接のなかで取り組みを強化するのに，最も強力な要素であると，私たちは信じている。「将来に目を向けること」——「この治療の終了時には，何が違っていて欲しいですか？」あるいは「この治療があなたの望むとおりの働きをするとしたら，今から2カ月後のあなたの生活はどのようなものになっているでしょうか？」——は，物事が改善される可能性，その改善において治療が重要な役割を果たす可能性があるという希望を，さらに喚起するであろう。

　この話しあいのなかで，治療者は，治療によって患者の望みがどのように手に入るかということを，患者が理解する契機を探す。そのためには通常治療の基本的な概略や原理を簡単に説明したり，治療の達成することと患者の願望が矛盾しないと指摘する必要がある。私たちが追跡調査している女性たちには，IPT が適切であることが明らかになった。うつ病が私たちの対人的世界における移行期，論争，ないし喪失と関連しているという考えは，彼らにとって直感的に理解できるし，だいたい

つも話しあいの焦点として適当であるように思われる。同様に，IPTの治療者の姿勢（温かく，積極的にクライアントを勇気づけ，より指示的であったりさほど指示的でなかったり，時に応じて柔軟に対応する）は魅力的である。取り組みを強化するための面接の有効性は，患者が取り組むよう求められている治療の受容性とある程度関係している。

治療者：つまり，あなたはジョニーの最近のご様子にとても腹を立てていて，絶望的なお気持ちで，どうしたら良いかわからないくらい行き詰まったように感じて，大変お困りでいらっしゃるのですね。今のようなお気持ちになったことは，以前にもありましたか？［うつ病歴を尋ねている］

クライアント：2年前，父が亡くなった時に同じような気持ちになりました。約1カ月だけでした。少しの間最悪だったけど，だんだんよくなったわ。でも今は，悪くなるばかりで，どうなることか……。［チェインジ・トーク：現在の問題は以前と異なるという認識］

治療者：あなたは，人生には困難な時期があっても，その後いつもの生活に戻っていくだろうとお考えなのですね。でも今回は，いつもの生活に戻っていない……。［反映を通してチェインジ・トークを強調している］

クライアント：ええ，いつもなら，自分で立ち直るんですが。

治療者：どのようにご自分を立て直してこられたのでしょう？［過去の対処法について尋ねている］

クライアント：あの子の父親が私を助けてくれたんです。彼がいた頃は，あの子も今ほど悪くなかったんです。それに私の父も生きていましたから，こんなふうに落ち込んでいる時は父に話を聞いてもらっていました。父が亡くなってからは，母やジョニーの父親に話をしていました。今は，たった一人でジョニーの世話を全部しているみたいで。誰も気にかけてくれないし，わかってくれま

せん。他の人にはジョニーのことでどれほど困っているかなんてわかりませんよ。［現在の抑うつエピソードの原因となっている人間関係要因を同定している］

治療者：あなたは落ち込んでいて，誰かにわかってもらいたかったり，ちょっと助けてもらいたい時に，頼る人が誰もいなくなってしまったと感じておられるのですね。現在と過去の大きな違いはそこにある。助けてくれる人，頼れる人が一人もいない……。［意味の反映……および，視点のわずかな変換］

クライアント：そんなふうに考えたことは一度もなかったわ。ええ，今は話を聞いてくれる人が本当にいないんです。

治療者：あなたはそれが寂しくて，誰かに話を聞いてもらいたいと感じているのですね。［これでよいが，それを患者から引き出すほうがさらによい］

クライアント：何とかしなくちゃ。こんなに落ち込んだ気分はもうたくさん。［チェインジ・トーク：しかしまだアドヒアランス・トークではない］

治療者：家族や友人以外の人で，あなたの話を聞いてくれる人はおられましたか？ ［過去の治療経験について尋ねている］

クライアント：息子の小児科医には話したことがあります。彼女は，ジョニーの抱えている類の問題をわかってくれました。それに彼女は私のこともわかっているようでした。私たちは，あの子の扱いがどれほど難しいか，話しました。私はいつもその後で気分がすっきりしました。［患者が"援助者"に求めることについて述べ，アドヒアランス・トークを開始している］

治療者：彼女はあなたのこともよくおわかりだったのですね。どのようなところが，わかってもらっているとあなたに感じさせたのでしょう？ ［反映，詳述を求めている］

クライアント：そうね，殆どはジョニーの話でしたが，彼女は私のた

めに時間を割いて，どのように生活しているか質問して，ただ私の話を聞いてくれました。私はいつも，皆の世話をしているような気がするんですけど，彼女はただ私の気持ちを聞いてくれたんです。［さらなるアドヒアランス・トーク］

治療者：あなたは，彼女の面倒をみなければなどと心配する必要は全くなかった。少しだけ彼女に面倒をみてもらって，心配してもらうことができたのですね。［意味の反映］

クライアント：ええ，たぶんそういうことね。彼女は家族ではありませんから。彼女の問題について話したことはなかったわ。

治療者：彼女はあなたの話を聞いて，わかってくれて，助けてくれたのですね。彼女は，あなたのことを心配して，気分がいくらか良くしなるように，そしてジョニーともう少しうまくやっていけるように助けてくれた……。［中間的（集める）要約］

クライアント：彼女は，私がジョニーと何とかやっていくのを助けようとしてくれたの。あの子がどうしたら自分の問題を片付けられるか教えてくれて。私が悪いママだとか言わないで。ただ提案してくれたのよ。［患者の望むこと，および望まないことについての重要な点］

治療者：それはとても良いご経験でしたね。医師や治療者に会って，あまり良くなかったと感じたご経験はありましたでしょうか？［具体的な反映が，重要な点（責められていない感覚）に光を当てたと思われる］

クライアント：友達や家族以外の人と話したのはそのときだけよ。私はいつも自分で何とかやってきたわ。友達がね，どこかのクリニックに行ったら薬を出されてね。全然別人になっちゃったの。私は，薬を飲んで彼女みたいになるより，自分自身でいたいのよ。自分のかかりつけ医に一度話をしようとしたんだけど。でも彼は薬を出しただけだったわ。［明らかにされた障壁：否定的な治

療経験］

治療者：それに対して，あなたは全然納得できなかった……。［感情の反映］

クライアント：ええ，彼は処方箋を書いてくれたんですけど，私は薬をもらいませんでした。私の友達は，すっかり変わってしまって……。

治療者：お友達が変わってしまったのを見て，とても恐ろしくなったのですね。［感情の反映］（患者が頷く）普通うつ病の治療は2つあります。ひとつはあなたが試したくなかった薬物療法です。あなたはそれが自分に合っていると思えなくて，処方箋をもらったけれど薬はもらいませんでした。一方，あなたを気にかけて，わかってくれて，助けてくれる人，話を聞いてくれる人がいるといいのにと思っていらっしゃる。少なくとも，以前はそれが役に立っていたのですね。［要約に関連づけてから，視点を転換している］

クライアント：はい，それがとってもよかったの。［アドヒアランス・トーク］

治療者：私たちは，「対人関係療法」と呼ばれている治療を行っています。それは，人間関係の問題に対処することを目的とした対話による治療で，うつ病をよくするのに役に立ちます。治療者は，あなたの味方で，あなたの話を聞き，いろいろなことを良くしていくのにあなたができることを一緒に探していきます。［治療の紹介］

クライアント：それはよさそうだわ。私が困っているのはそういうことよ。［アドヒアランス・トーク］

治療者：もしその治療が有効で，大変お役に立つとしたら，今から何カ月か先には状況がどのように変わっているとお考えですか？　［将来に目を向けている］

クライアント：私が本当に何とかしたいのは息子のことなの。今は全

く先が見えなくて。職場で冷静に働いて，一日何とかやりすごして，あの子の面倒を見るのが精一杯なのよ。[願望と悲観的な気持ちを表現している——すなわち，両価性]

治療者：ジョニーのことは，どうしても何とかしたいあなたの一番の望みなのに，どうしたらよいかわからないのですね。[両面の反映]

クライアント：そうですね。もし休みがとれるか，自分の時間が少し作れたら，彼にイライラしなくてすむんじゃないかと思うの。あの子の先生（主治医）が提案していることを，ちょっと試してみることだってできると思うわ。今は，一日中働いて，夜は家に帰って，家事を全部片づけて。そのうえあの子と言い争って。休む間もないのよ。[チェインジ・トーク：可能な解決策について考えている]

治療者：それでは，魔法の杖があって，ジョニーのことが全く心配でなくなるとしたら，あなたが望むのはそういうことなのですね。それは可能ではないかもしれませんが，[全面的解決についての患者の悲観的な気持ちを認めている] もし治療が効果的であれば，息子さんのことで助けてもらう方法を何とか見つけられるでしょうし，皆の世話をするばかりでなく，自分を見つめて大切にするための休みがとれるでしょう。[反映によって希望の源に光を当てている]

クライアント：それに，元気になりたいわ。ベッドから起き上がって仕事に行って，ジョニーの世話をするのがやっとなの。[さらなるチェインジ・トーク]

治療者：あなたは今，そんなことができるとは思えないと感じているのですね。でもうまくいって，元気になったら，もっと助けてもらって，お子さんのことも前向きに取り組めるし，ご自分のために休みをとったりできそうですね。それはとてもよい変化ですよ

ね。[うつ病モデルの観点で，悲観性から希望へ視点を変換している]
　クライアント：ええ。治療がそんなふうに役に立ってくれたら素晴らしいわね。[援助を想像している]

現実的，心理的，および文化的な治療障壁の解決

　この段階における目標は，患者が治療に取り組むのを妨げる可能性のある，未処理の障壁を引き出し，探求し，解決することである。治療者が，治療困難な理由を述べるよう患者を促すと，通常，現実的な障害がまず最初に提出される。それは社会的に適切であり，露呈しすぎることがなく安全なものである。治療者は，それを患者の言葉通りに捉え，解決に取り組む。もし現実的障壁以外の障害がないのであれば，それはすぐに明らかになる。もしもっと深いところに懸念が存在すれば，それは現実的障壁が解決された後に現れてくる。

　時に患者は，障害物について自発的には言わないことがある。患者は最初，障害となるものが存在することさえ否定するかもしれない。たとえそうであっても，重要な障壁について語られないままになってしまうことを避けるため，治療者は，何らかの提案をすべきである。

　　「人によっては，治療したくても，時間やお金のやりくりが難しいこともあります。治療の内容を心配する人もいますし，家族のためではなく自分自身のために時間を費やすことに罪悪感をおぼえたり，その他の心配をされる人もいます。あなたにもそのような心配事があったとしても不思議ではありません」

　障壁についての話しあいは，人種や文化に関する懸念が自発的に，または治療者に引き出されて現れる可能性の高い，もうひとつの場面である。患者は，異なる人種，性別，民族，宗教，ないし社会的地位の治療者が自分を本当に理解できるのかと疑問を抱いたり，自分の矛盾を批判

されるだろうと考えることもある。また，少数民族出身の患者は，同じコミュニティのメンバーに気づかれたり，偏見を持たれることを恐れ，異なる民族や宗教的背景を持つ治療者のほうを好むこともある。そのような懸念が認められる場合には，潜在的な，または暗黙の障壁について直接的表現で話すよう勧め，患者の心配に対しては隠し立てをせず，偏見を持つことなく，患者に教師の役割を演じてもらうことによって拡散できることが多い。

治療者：あなたが治療に来るとして，治療をやり遂げるのを難しくする可能性があることは何でしょう？［障壁について聞き出すための開かれた質問］

クライアント：わかりません。私にはあまり元気がありませんし，そのせいで何をするのも難しいんです。それ以外には思いつきません。［心理的障壁］

治療者：ここに来るだけの元気がないこと……ですね。そのことがいかにそれを難しくさせうると思っているか，話していただけますか？［反映し，詳述を求めている］

クライアント：ジョニーの面倒を見て，毎日仕事に行って……。それで精一杯なの。今日ここへ来るのもやっとで。ジョニーを予約時間にここへ連れて来なくちゃいけなかったから。

治療者：では，もっとエネルギーを手に入れるためには，必要な助けを得るためのエネルギーが必要なんですね。［明らかな矛盾を認めている］

クライアント：それに，ジョニーのことと仕事のことがあります。月曜日なら，たぶん来られると思うわ。午後早い時間なら。その日はあの子も予約があって。他の曜日だと，仕事があるし，あの子の世話もあるし。［可能性のある現実的障壁］

治療者：今だって大変なのに，このうえあなたの負担を増やすような

面倒や困難は避けたいと思います。［意味の反映］スケジュールを調整して，あなたが午後の休みをとれるときに面接できるようにしましょう。もしそうなれば，ひとつハードルが取り除かれますよね。必ずしもそれでエネルギー問題が解決されるわけではありませんが。次のセッションに来る，と考えた場合，あなたはどのようなことが気にかかるでしょうか？［現実的な障壁を先に解決し……次に心理的障壁に戻って詳細を尋ねている］

クライアント：もちろん，ここに来るのは大変よ。家に帰って部屋に閉じこもりたくなると思うわ。ここに来れば，どうしたら落ち込んだ気分が良くなるか教えてくれるんでしょうけど，そんなにうまくいくかどうか。落ち込みを治すのにああしろこうしろと言われても，私には今は何をするのも大変なの。［「エネルギーの低下」という障壁について具体的に述べ，非難されるのではないかという心配をほのめかしている］

治療者：あなたはご自分でここへ来ることを想像してごらんになって，「それでどうなるの？」とお考えになったり……。［少し一般的すぎる］

クライアント：ええ，それに私は何か言われてもできないかも。もしそういうことをする元気が足りなくて，それをわかっても伝えなければ，面接したって役に立たないと思うのよね。［失敗や非難されるのではないかという心配について再度治療者の理解を求めようとしている］

治療者：もちろん，それではお役に立たないでしょう。［強調して，いくらか視点を変えている］実際のところ今あなたに大切なことは，必要なことをやるだけでもどれほど大変か主治医がわかってくれて，非現実的な期待をしないでいてくれることです。もし治療者が批判的で，あなたに無理なことをさせようとすれば，やる気が全然なくなりますから。［事実とは逆のことに言及する：「もしこう

なったら……（しかし，そうはならない）」]

クライアント：そうね，あと，「薬を飲め」とか，私のしたくないことを言ったりすれば。[本音の心配事]

治療者：ではあなたは，治療者が自分に合わないことをするように言うかもしれない，と心配されているのですね。

クライアント：ええ。私は私の生活について具体的にわかってくれているか確認したいだけなの。仕事でもジョニーのことでも，それにあの子の父親のこととか，私にできないことを，「しろ」と言われたくないの。[患者はこの治療者に現実的理解を求めている]

治療者：ただ「上司に休みが必要だと言いなさい」とか「ジョニーには父親の助けが必要なの，と言いなさい」とか言われても，役には立たないと。[治療者は具体的に把握している]

クライアント：ええ，そんなこと言ったって悪くなるだけよ。職場で評判を落として，ジョニーやあの子の父親とケンカして。

治療者：そうですよね。あなたは，微妙な状況におられます。治療者というものはそういうことを理解し，尊重しなければなりません。私にそれをはっきり理解させるために，あなたは何かお考えでいらっしゃるのではないかと思うのですが？ [問題の解決について患者の考えを引き出している]

クライアント：私には話を聞いてくれる人が必要だと思うの。私の状況をわかってくれて，話を聞いてくれる誰かが。私の母でさえわかってくれません。母には，頼る人が一人もいなくて，話を聞いてくれる人がいないっていうことが，どれほど辛いかわからないのよ。[患者は，自分の望みを述べているが，どのように入手するかについては述べていない]

治療者：それでは，まず最初にあなたの話を聞いて，あなたのことをよくわかろうとする治療者を想像してください。すぐにアドバイスや提案をしたりせず，あなたが今大変な思いをしていて，難し

第5章 うつ病の精神療法に対する準備としての動機づけ面接法　163

い立場にあることをわかるまで時間をとってくれる人です。そういう治療者に会えるとしたら，ここへおいでになるのもいくらか楽になるでしょうか？［患者の求めるものを提供できると暗に示し……そして，それによって障壁が除去されるかどうかと尋ねている］

クライアント：ええ，助けてもらえないのに，誰かに会いに来るなんてとても無理よ。生活するだけで大変なんですから。大げさに言っているわけではないのよ。［再び，非難や批判についての心配をそれとなく表現している］

治療者：ごもっともです。大変な状況ですし。慎重に事を運ばなければなりませんし。気をつけて進まなければ，崖から落ちてしまいそうなほど難しい状況ですよね。［患者の意見の正当性を認めている……しかし非難されることへの患者の恐れを明らかにしたかもしれない］

クライアント：ええ，そうならないように何とかしなくちゃならないわ。ジョニーの面倒を見なくてはならないのよ。［より強力な，アドヒアランス・トーク］

治療者：そうすると2つの大切なことがあるようですね。ひとつは，誰かに助けてもらって，気分を良くするのに役立ちそうなことを探すことが，あなたにとって重要です。もうひとつは，本当に気分を良くしてくれることがあれば，そのためのエネルギーはありそうということですね。［視点を換えた要約：エネルギーという言葉は，患者が何かをしたいかどうかを暗に示すために用いられている］

クライアント：私は，気分が良くってもあの子を何とかするのはとても大変なの。もし何をしてもうまくいかなかったら自分がどうなってしまうかとても不安なの。［アドヒアランス・トーク］

治療者：そして，もしあなたの状況をわかってくれなくて，あなたがどれほど大変な思いをされているかをわかってくれないような人のところに来ていると感じたら，エネルギーを奪われてしまいそ

うな……。[患者の言葉で話している]

クライアント：ええ，ただ薬を出しただけのあの医師のように。

治療者：たぶんあなたはもう彼に会いたくないでしょう。[アドヒアランスに対する強力で潜在的な障壁]

クライアント：ええ。彼のところにはもう行きません。

治療者：あなたが診察を受けるのが難しいとか，または妨げるかもしれないものとして他にどのようなものが考えられますか？ [さらに他の障壁について尋ねている]

クライアント：別にないわ。

治療者：私たちの元患者さんのなかには，「これは誰にも話せない」と言った母親もいました。あなたに当てはまるかどうか考えたいのですが説明してもよろしいですか？（患者が頷く）時々，患者さんによっては，治療者と自分が違う人間だから，また生活が違うから，治療者に自分のことがわかるだろうかと疑問を持つ人もいます。そんなふうに考えたことはありますか？ [文化的な障壁（患者が自発的には持ち出していない）を探っている]

クライアント：いいえ。私は話を聞いてもらいたいだけです。一生懸命話を聞いてくれれば，わかってもらえると思います。

治療者：治療者がどのような人か，どんな経歴か，男性か女性か，白人か黒人か，裕福か貧しいか，はそれほど重要ではない。あなたの話を一生懸命興味をもって聞いてくれる人で，あなたのことをわかってくれて，その人の考えを押しつけないということが重要なのですね。[意味を反映している……非難されることについての患者の懸念はまだ十分特定されていない]

クライアント：ええ。ジョニーの小児科医のように。彼女は，私のような生活をしたことはないと思うわ。彼女のことはよく知らないわ。彼女はただ私の話を聞いてくれたのよ。[それが患者にとってどれほど重要なことかをはっきりさせている]

治療者：そうですね，私もお二人が似たような生活をされていたようには思えません。でも，彼女はあなたのことを気にかけて，話を聞いてくれたので，生活の違いは問題ではなかった。

クライアント：ええ，そのほかのことは考えなかったわ。

コミットメント（責任をもって変わる決意の言葉）を引き出す，あるいは可能性を残しておく

　治療者の最終的な目標は，治療に対してコミットメント（変わる決意の言葉）を引き出すことである。これは次のような諸事項のまとめによって始められる。第一に患者の認識している矛盾とそれを変えようとする言葉。次にその矛盾や他の困難な状況を解決するために，患者が用いた資源や長所。うつ病は患者の落ち度ではないという客観的証拠と，自分のうつ病を認めて治療することに関して表明された両価性。治療者と治療に対して患者が最も望むことと望まないこと。治療の障壁の同定と可能な解決法。治療過程の次の段階について情報を提供した後，治療者は「鍵となる質問」――「いかがでしょうか？　これはあなたがなさりたいことですか？」――をして，生じてくるはずのコミットメント・トークに光を当てる機会に耳を傾ける。

　患者が治療へのコミットメント（変わる決意の言葉）を口にしたならば，治療者は紹介状を書く。患者がなお両価的であるならば，治療者は両価性の両面を反映する。患者が抵抗する時には，治療者は防衛的態度をとることなく，一緒になって考える。治療者は常に，面接を肯定的雰囲気で終了するよう努める。まず「中途半端」な治療参加は決してとがめられないと伝える。また患者が治療を選択した場合，彼女の参加する能力と，治療から利益を得る能力について肯定的，促進的な立場に立つ。最後に患者の治療参加を肯定することによって希望を与え，うつ病が治療可能であることを繰り返し，患者が気分と機能の改善に向けた最初の一歩をすでに踏み出しているという信念を表明する。

治療者：〔患者の物語，矛盾，長所（資源），表現された変化の必要性，うつ病のフィードバック，認識されている治療の不利益（代償）と障壁，認識されている治療の良い点，および治療への取り組みに対する両価性の解決についての要約〕このようなまとめでよろしいでしょうか？［要約］

クライアント：ええ，そんなところね。（間をおいて）私は賭けることになるんでしょうね。［まだコミットメントではない］

治療者：今，その賭けについて，あなたはどのように感じておられますか？［鍵となる質問］

クライアント：そうですね。私の問題を何とかする方法を見つけなくっちゃ。何とかできなければ，私は後悔するようなことをしちゃうかも。治療が役に立つかどうか知るためだけでも試してみる価値はあるでしょうね。［コミットメント・トーク］

治療者：あなたは「今ここでやってみなければ」と思う部分もあり，同時にもしやらなければもっと危険になりそうな感じがする。［両面の反映，ていねいに視点を変えて終了している］

クライアント：そのとおりよ。何もしないわけにはいかないもの。だからやってみるほうがマシでしょ。

治療者：そうですよね。では，差し支えなければ，治療を始めるように予約をとることができます。それでよろしいですか？［コミットメントを求めている……］

クライアント：ええ，そうね。それがよさそうね。［……そしてコミットメントを得ている］

治療者：わかりました。次にあなたがジョニーを連れてくる日にあなたの治療の予定を入れておきます。終わる前に，2つ，3つ申し上げたいことがあります。もし予約の日時に来られない場合は，その次の予約を入れますので，お電話してください。それから，直前に何かが起こって，電話できないこともありますよね。あな

第5章　うつ病の精神療法に対する準備としての動機づけ面接法

た方のように，大変な状況で生活されておられれば，そういうこともあると承知しています。ですから，遅くなってあとからでも構いませんのでお気兼ねなく予約のお電話をください。［障壁と解決策の確認］［非懲罰的な立場を強調している］

クライアント：私はとっても忙しくて，毎日バタバタしているから，何が起こるかわからないし，そうできると嬉しいわ。［患者はその態度に謝意を表する］

治療者：私たちは必ずあなたのお役に立てると思いますので，その点は非常に重要であろうと考えています。私たちは，今までにあなたのようなお母さまたちをたくさんお助けして，成功してきました。［治療の成功に対する楽観性を表現している］あなたがおっしゃったように，私たちの治療は，あなたが抱えているような種類の問題を解決するものです。それに，あなたは一生懸命，何とかしようと頑張っておられます。［患者の努力を肯定する］ですから，あなたにこのチャンスを逃していただきたくないのです。

（患者は頷き，微笑む）終了前に聞いておきたいことは何かありますか？［さらに質問・反応を引き出している］

クライアント：いいえ。お聞きしたいことは聞いたから。

治療者：今日あなたがおいでになったことを嬉しく思います。お話していただいたような個人的なことを他人に話すのは決して簡単なことではありません。今日はだいたい順調だったと思いますし，それはこれからの治療が順調に進むという兆候です。［肯定と楽観的態度で対話を終了する］

問題と可能な解決策

半構造的介入

半構造化された介入を実施する時の課題は，構造を厳格に遵守しすぎ

ることと，しなさすぎることとの間のバランスを見つけることである。私たちが提供している概略は，取り組み強化面接の「理想的な」形を示すものであり，その構造は，責任をもって治療に取り組む態度を強化するように考案された一連の課題を，治療者が確実に遂行することを目的としている。同時に，その面接は，それぞれの患者の具体的な必要性にあわせて柔軟に実施されるべきである。ある特定の領域がその患者に関係がないように思われるのであれば，その点を簡単に説明するだけにして，省略すべきである。患者がここで指定されているのとは異なる順序で話しをするのであれば，治療者は概略ではなく患者に従うべきである。まれなことではあるが，柔軟性のある面接であれば，自分の物語を語ることと聞いてもらうことが患者にとって非常に重要であると治療者が判断する場合には，その面接全体を，共感的傾聴だけに費やそうと決めることもあるだろう。取り組み強化面接を厳格に，または手順通りに実施するならば，意味のある取り組みのために患者が面接を受けるという目的を土台から破壊してしまうように思われる。

介入の所要時間

　取り組み強化面接は，完了までに 45 ～ 60 分を要する。面接時間は，患者の話しかた（多弁か，無口か），気分障害の症状（精神運動興奮か，制止か），治療に対する障壁の数，および治療についての患者の両価性の程度などを勘案して決定される。時間が少ない場合には，治療者は，患者にとって最も重要であろうと思われる側面に，主な焦点を合わせなくてはならない。例えば，患者がすでにうつ病について十分な教育を受けている場合，心理教育に時間をかける必要はない。またある人は，有効な治療経験があるものの，うつ病の経験はなく，治療についての両価性よりも，うつ病の理解に焦点を合わせる必要があるかもしれない。また，介入の所要時間を説明し，患者が自分のスケジュールに面接を完了するための十分な時間を組めるように，取り計らうことも大切である。

取り組み強化面接 vs. 精神療法

　取り組み強化面接は，患者にとって治療的ではあろうが，精神療法そのものではなく，「治療前」の介入を目的としている。このような形式で始めることに慣れていない治療者は，もっと馴染みのある初回面接法（例えば，徹底的に病歴を調べたり，最終的な診断を下したり，また治療計画を構築したりなど）に戻りたくなるかもしれない。取り組み強化面接を実施する論拠は単純である。治療について両価的な患者は脱落しやすいので，そのような時には，病歴調査，診断，および治療計画は時期尚早である。正式な治療過程を開始する前に，患者に取り組み強化面接を行うと，しっかりとした基盤に立って治療を始められる可能性が高い。

自殺念慮，精神病，および激越の患者

　適切な臨床的判断は，全ての治療手順に優先する。治療者は，急性の自殺念慮，精神病，抑制不能な焦燥，ないし他の重篤な症状を認めたら，直ちに介入を中止して患者の安全を早急に確保し，適切なケアと治療を実施すべきである。

取り組み強化面接の治療者が精神療法家ではないとき

　場合によっては，取り組み強化面接を提供する人が患者の主治医ではないこともある。治療継続性という観点からは，同一人物であるほうが最善ではあるが，必ずしも実現できるとは限らない。このような時に，面接する治療者は，将来の治療者を想定して，取り組み強化面接を調整すべきであり（たとえば「あなたが，この前の治療者におびえさせられたことを記憶しておくのは非常に重要です」），その面接の重要な部分を伝達するつもりであることを強調しておく。言うまでもないことであるが，そのような伝達を確実に行うことは非常に重要である。

取り組み強化面接が初回面接でないとき

　紹介の状況によっては，患者との初回面接において，施設や管理機関の公的なガイドラインに従わなくてはならないこともある。その場合，取り組みを強化しようとする治療者には2つの選択肢がある。まず治療者が，標準的面接を実施しながら，強化面接の要素を組み込める時を探すという方法がある。例えば，以前の治療について患者に尋ねながら，治療者は，個々人の経験において何が有益で何が有益でないかを尋ねることができる。あるいは，治療者が，まず標準的な初回面接を行い，次に取り組み強化面接を始めるという方法を選択することもできる。このような場合には，患者は，自分の物語の重要な点をすでに的確に述べており，診断名の受容についても話しあわれているであろうと考えられる。したがって治療者は，そのような内容を繰り返して取り扱うのではなく，むしろすでに話した内容の要約から始めて，それを詳細に深めるか（洞察が深まる場合），または次の段階へ進むほうが良いであろう。

他の形式の治療前に強化面接を実施する

　IPT-Bの準備的初期治療として開発されたものではあるが，取り組み強化面接は，その他の治療の準備としても容易に適用できるように思われる。取り組み強化面接で扱う問題の多くは，不安，物質使用，およびその他の疾患を持つ人々の治療においてもしばしば認められる問題である。それはまた，治療者がCBTやその他の治療法の準備に用いる介入法としても適用できるであろう。患者が，ある治療によってどのように自分の望む援助を得られるかについて理解するために援助するという目標は，多数の治療法に拡大して適用することができるであろう。

調査研究と結論

　一般的な試験的前向き研究（Swartz et al., 2006）において，精神科

の治療を受けている自殺念慮のないうつ病の女性で，思春期の子どもを養育している母親の集団に，取り組み強化面接とIPT-B面接を8回提供した。DSM-IVによる大うつ病性障害の診断基準を満たしながら，未治療であった13人の母親のうち，11人が取り組み強化面接を受けた。続いて，8項目からなる，主観的な治療満足度評価〔Client Satisfaction Questionnaire (CSQ)〕（スコアは8～32）を全員が受けた（Attkisson & Greenfield, 1994）。取り組み強化面接の平均CSQスコアは，27.2（±4.0）で，高い満足度を示唆していた。その後，11人の参加者全員が最初の治療の予約をし，1人を除いた全員が治療の全過程を終了した。終了しなかった1人は，8回中7回の面接に出席した後で止めたものであり，明らかに「取り組むこと」はできたのである。

　大都市の女性専門病院（Grote, Zuckoff, Swartz, Bledsoe, & Geibel, 近刊）付属の公立産科クリニックにおいて，無作為化予備研究が実施されている。うつ病の治療を求めていない，低所得層のうつ病の妊婦64人（63％がアフリカ系アメリカ人）に対して，周産期クリニックで提供される取り組み強化面接と8回のIPT-Bか，または地域の精神科クリニックにおける標準的うつ病治療への紹介かいずれかを提供した。「取り組み強化面接とIPT-B」に割り当てられた31人の女性のうち，25人が研究に参加し，取り組み強化面接を受けた。24人の女性（96％）が最初の治療面接に出席し，17人（68％）がIPT-Bの全過程を終了した。「標準的紹介と治療」に割りつけられた33人の女性のうち，28人が研究に参加し，10人（36％）が最初の治療面接に参加し，2人（7％）が標準的うつ病治療の過程を終了した。取り組みと維持の程度は，どちらも「標準的紹介と治療」よりも「取り組み強化面接とIPT-B」におけるもののほうが有意に高かった〔Fisher's Exact Test (FET), $p<.001$〕。

　取り組み強化面接の効果に関する研究は，現在その予備的な研究段階にある。私たちの試験的研究では，この介入法の実施可能性を明らかにしており，治療の開始率と出席率は，先行研究の概観と同様に，標準的

治療に比較して良好であった。うつ病女性と低所得層のうつ病の妊婦の集団に対して，取り組み強化介入法と標準的治療による導入を比較する，無作為化予備研究が行われている。私たちは，日常的な治療環境で取り組み強化面接を実施するために，地域の治療者を訓練する場合の実行可能性を評価し始めたところである。

　これまでのところ私たちの研究によれば，取り組み強化面接は効果的であると考えられる。目下のところ，MI は，民族と出身地に配慮した面接や，心理教育的戦略とともに用いることにより，治療を求めることに対する一般的障壁を取り扱うために，価値ある方法論であるといえよう。実証性があるとはいえない逸話ではあるが，取り組み強化面接を完了した女性たちは，一人残らずその面接が彼女たちの治療の必要性と目標を明らかにするのに有用であり，治療参加（受診）を促進したと述べている。また私たちは，様々な介入を行う教育機関から紹介されてきた数多くの治療者にトレーニングを実施して，良好な結果を得ている。したがって，私たちは，取り組み強化面接にはさらなる調査研究の価値があると結論するに至った。それは，うつ病の人々においては治療に対する取り組みと参加が限定的であるという喫緊の課題を扱うにあたって，MI を基礎とした，総合的な取り組み強化介入を追加することが，どれほどの価値があるかを明らかにする研究である。

第6章

うつ病の治療に統合的枠組みを提供する動機づけ面接法

Hal Arkowitz
Brian L. Burke

　本章の題名を見て，読者のなかには「またうつ病の治療？」と思った人もいるであろう。認知行動療法（CBT; Westen & Morrison, 2001），精神分析（Leichsenring, Rabung, & Leibling, 2004），人間主義的治療法（Elliott, Greenberg, & Lietaer, 2004），および薬物療法（Nemeroff & Schatzberg, 2002）など，すでに多少なりとも有効性が証明されている数々の治療法がある。とはいえ，これらの治療を受けている相当数のクライアントが，改善はしても寛解には至らず，高い再燃率を示している。すなわち多くの人にとって，これらの治療の効果は限定的なのである。動機づけ面接法（MI）は，うつ病に極めて関連の深い2つの事項（内的な動機の強化と，変化についての両価性を解決すること）を重視しているので，うつ病の精神療法と薬物療法の効果を増強する方法のひとつとなるであろう。さらに，メタ解析（Burke, Arkowitz, & Menchola, 2003; Hettema, Steele, & Miller, 2005）によれば，MI は他の治療と組み合わせて用いることができ，その治療の維持継続とアドヒアランスの強化に資することが見い出された。メタ解析に用いられた他の治療法の多くは，事実上，CBT の範疇にあった。現在では，MI と CBT を組み合わせること，または統合することについて大きな関心が寄せられている。本章では，この2つの治療法の統合について取り扱

う。しかし，私たちは，MIを新たな治療「学派」としてではなく，うつ病治療の結果を拡大するために柔軟に用いられる方法として，幅広く議論を展開する。MIは，他の治療法との組み合わせにおいて統合的な枠組みを提供し，うつ病の治療結果を拡大強化するために柔軟に適用できると，私たちは提案する。

臨床集団と一般的な治療

うつ病は，現代社会において多発している一般的な疾病のひとつである。大うつ病は，以下の9項目の診断基準のうち5項目を満たさなければならない。すなわち，(1) 抑うつ気分，(2) 生活や活動における興味または喜びの喪失，(3) 体重の増加または減少，(4) 不眠または過眠，(5) 精神運動性興奮または制止，(6) 倦怠感またはエネルギーの喪失，(7) 過度な無価値感または罪悪感，(8) 思考，集中，および決断の困難，(9) 自殺念慮または自殺企図である。それほど重篤ではない抑うつ症状が，少なくとも2年間認められる人は，気分変調性障害と診断される可能性があり（米国精神医学会, 2000），より慢性的ではあるが，大うつ病ほど重篤ではない。

大うつ病性障害と気分変調性障害の他には，季節性感情障害，一般的疾患に伴う気分障害，および物質誘発性気分障害など，その他のあまり一般的でない範疇に分類される気分障害もある。

双極性障害は，うつ病の有無にかかわらず，躁病ないし軽躁病エピソードの存在によって定義され，気分障害の範疇に含まれる。本章では，そのようなエピソードを伴わない単極性うつ病を取り扱う。

米国人口の約16％は，生涯のある時点で大うつ病の基準を満たしており，さらに10％が，症状の重症度は変わらないものの数は少ない，小うつ病の基準を満たしている（Kessler, 2002）。多くの人々が，それほど重症ではないけれど，やはり生活の質を低下させる，うつ病に罹患

している。悲劇的なことに，うつ病の診断を下された人々の10～15%は，最終的に自殺している（Clark & Fawcett, 1992）。明らかに，うつ病は深刻な問題であり，最も有効な治療法の発見が必要とされている。

近年，うつ病の心理学的（Craighead, Hart, Craighead, & Ilardi, 2002），および生物学的（Nemeroff & Schatzberg, 2002）治療は，2つの領域ともに相当の発展を遂げている。試験的な無作為化対照研究において，最も注目されている2つの精神療法は，CBTと対人関係療法（IPT; Weissman, Markowitz, & Klerman, 2000）であり，精神分析的，および人間主義的治療法に関する研究は比較的少ない。様々な抗うつ薬による薬物療法の有効性も，多数の研究において評価されている。

WestenとMorrison（2001）が1988年に実施した，精神療法の治療結果研究のメタ解析によって，治療を完了したうつ病患者のうち，54%は有意に改善したことが明らかにされた。しかしながら，治療終了時には，参加者の大多数にうつ病の症状がまだいくらか残存していた。うつ病の残存症状は，再発の有意な危険因子（Lewinsohn, Hoberman, & Rosenbaum, 1988）であるから，これは重要な問題である。さらに，うつ病患者は，物質乱用，精神病症状，および自殺のリスクなど，様々な背景事情のために，研究への参加を高率に断られているので，これらの研究結果を適用できるうつ病患者の範囲は，限定されている。治療終了者だけでなく治療から脱落した患者を含む分析では，改善率が37%まで低下する。さらに経過観察を含む研究によって，うつ病の再発率は驚くほど高いことが見い出された。

抗うつ薬による薬物療法は，多くのうつ病の人々に有用であるが（Nemeroff & Schatzberg, 2002），一方，服用を躊躇させる事柄も多い。たとえば，性機能不全や体重増加などの無視できない副作用を伴うことがあり，精神療法よりも費用対効果は小さく（Barrett, Byford, & Knapp, 2005），治療終了後の再発が比較的多い（Hollon et al., 2005）。最初の抗うつ薬に耐えられないか，または効果が不十分であれば，別

の抗うつ薬に変更し,または他種の薬剤を追加することによって,治療の結果は改善される (McGrath et al., 2006)。しかしながら,Olfson, Marcus, Tedeschi と Wan (2006) は,42％の患者が 30 日以内に,また 72％が 90 日以内に抗うつ薬を中止することを明らかにした。中止の理由は様々である（治療効果の欠如,耐えられない副作用など）が,他の点では受け入れ可能で有用な薬物療法を,多くの人々が中止している。もし適切に用いるならば,MI は,抗うつ薬による薬物療法のアドヒアランスを強化するためにも,役に立つであろう。

精神療法と抗うつ薬による薬物療法の結果は,終了時には同等であるが,治療中断時の再燃率は,精神療法のほうが低い (Hollon et al., 2005)。薬物療法と精神療法のどちらも,もっと多くの人々の役に立ち,より大きい治療効果を顕し,治療アドヒアランスの強化と再発率の低下をもたらすように,改善できる余地が非常に大きい。私たちは,うつ病の精神療法と薬物療法の効果を改善するために,MI が有望であることを明らかにしたいと考える。

うつ病の治療に MI を適用する論拠

全ての疾病の治療において,なかでもうつ病の精神療法として,MI を実施する有効可能性を指摘する理由はいくつかある。まず MI は,他の治療と統合したり,組み合わせたりすることによって,クライアントの治療継続を促進し,アドヒアランスを改善できる。さらに,私たちが以下で考察する具体的な理由も存在する。

MI はうつ病の症状に適合する

殆どの,あるいは全ての日常活動における興味や喜びの喪失は,うつ病の中核症状であり,これは換言すれば動機の乏しさであると言えよう。Burns と Nolen-Hoeksma (1991) は,動機とは——CBT の治療に

第6章　うつ病の治療に統合的枠組みを提供する動機づけ面接法　177

積極的に参加し，自分の問題を探求し，犠牲を払ってでも変化を起こして回復しようという，改善への「意志」によって測定されるもの――であり，うつ病の改善を有意に予測させることを見い出した。すなわち，動機の強化に MI の焦点を具体的に合わせるならば，うつ病の人々に認められる動機の不足に，ちょうど良い対処法となるであろう。

　うつ病のクライアントは，しばしば治療者に「抵抗する患者」と見なされる。Miller と Rollnick（2002）および Engle と Arkowitz（2006）は，抵抗を両価性という面から見直している。うつ病患者の治療にあたっている多くの治療者は，「はい，でも……」で始まる言い回しのなかに，そのような両価性が頻繁に生じることを認識している。MI は，殆どの他の治療法に比較して，うつ病の普遍的な両価性を具体的に取り扱っている。

　最後に，うつ病患者の約 25％ は，焦燥感や怒りを抱えている（Pasquini, Picardi, Biondi, Gaetano, & Morisini, 2004）。Project MATCH Research Group（1997, 1998）によれば，怒りの存在は，アルコール依存症に対する MI の良好な治療結果を，有意に予測させる因子である。この知見は，MI が，怒りを抱えるうつ病の人々に，特に有効である可能性を示唆している。

MI はうつ病患者の活動性向上に役に立つ

　身体的，および社会的活動の増加によって，抑うつ症状は軽減できる（Burns & Spangler, 2000; Lewinsohn, 1974）可能性がある。全ての治療者は，うつ病のクライアントに，活動レベルの増強を提案するものの，クライアントがそれに従って行動するかどうかは，その提案の様式に相当程度影響されるであろう。MI を特徴づける支持的な様式は，指示的な治療様式に比べて，抵抗を生じる危険は少ないことが知られている（Miller, Benefield, & Tonigan, 1993; Patterson & Chamberlain, 1994）。すなわち，MI 形式で治療的な提案がなされた場合，クライア

ントがそれを実行する可能性は高いのである。

共感的治療関係はうつ病を緩和する

共感によって特徴づけられる治療関係は，治療による変化をもたらす強力な要素であることを実証する十分なデータ（Bohart, Elliot, Greenberg, & Watson, 2002）が存在する。Lambert と Barley（2002）は，異なる治療法の特別な技法よりも，共感を含む治療関係要因のほうが，治療の結果に対してはるかに強く関連しているという結論を得た。彼らによれば，温かく共感的で，理解があり，受容的かつ支持的な治療者は，それらの点で低い評価を受けた治療者よりも，良好な治療結果を残している。Burns と Nolen-Hoeksma（1992）は，CBT を受けているクライアントの，うつ病からの回復に対しては，治療的共感が重要な効果をもたらす要因であることを見い出した。これらの研究は，共感的な治療関係を非常に重視する MI が，うつ病治療の結果を拡大強化する可能性があることを示唆している。

うつ病の治療に MI を適用する

物質使用障害の領域における研究は，使用障害の治療初期に MI セッションを数回実施すると，指示的な治療法をも含む，その後の治療効果が改善されることを明らかにしている（Connors, Walitzer, & Dermen, 2002; Burke et al., 2003 によるメタ解析も参照のこと；Hettema et al., 2005）。MI を初期治療として適用することは，Arkowitz と Westra（2004），Westra と Dozois［本書第 2 章参照］，Zukoff, Swartz, および Grote［本書第 5 章参照］によって，詳しく考察されている。初期治療としての MI は，うつ病などの疾病の治療に良好な結果をもたらすと期待されており，さらなる詳しい研究に値する。私たちの研究では，全過程の治療的枠組みを提供するものとして MI に焦点を絞っている。

Miller（1983）は，MIがもともと単独型の治療というよりも，他の治療と組み合わせて用いられることを意図したものであると述べた。私たちも同様に，MIを，どのような治療法や理論にも組み合わせられる統合的枠組みと考える。しかしながら，私たちは，この統合的な枠組みによってMIをうつ病に適用するには，以下に考察するいくつかの問題に対処する必要があることを見出した。

『癒し』をもたらす治療関係

　私たちは，うつ病治療において良好な結果を達成するためには，Carl Rogers（1951）によって提唱され，MIによって育まれている治療関係が必要であり，また十分であることをいくつかの例において観察してきた。Carl Rogersによれば，患者が変わるためには特定の治療関係が必要であり，十分である。彼は，変化を達成するためには，特定の治療関係に含まれる一定の条件が必要であると論じた。これらのうち中核的な3つの条件は，治療者の誠実さ，共感性および無条件の肯定的な関心または受容である。

　このような態度はMIの中核部分であり，「MI精神」や「MIスタイル」の一部をなすものとして，様々に言及されてきた。Rogersの変化をもたらす条件と，MI精神の極めて密接な関係は，いくつかの側面で認められている。MillerとRollnick（2002, p.25）は次のように述べている。

　　まず第一に動機づけ面接法は，私達が深く信頼し測りしれない恩恵を受けているCarl Rogersと同僚の治療法と同じように，患者個人の認識と懸念に焦点を合わせる点において，クライアント中心ないし人間中心主義である。そういう意味で，動機づけ面接法は，Rogersが発展させてきたクライアント中心面接法の進化形である。

しかしMIは，変わるための内的動機を強化し，変化についての両価性を解決し，選択的な応答を通してチェインジ・トークを引き出すことに重点を置いている点で，Rogersの方法とは異なる。MillerとRollnick（2002, p.25）は，「MI精神」ないし「MIスタイル」を，変化を達成するためには本質的に重要であると見なしており，目標を達成するためにどのようなMIの技法を用いようとも，この精神なくしては，殆ど，あるいは全ての効果を失うと示唆している。

私たちの見解は，MI実施者の具体的な中核的臨床技術を評価する目的で作成され，MI研究に用いられている，記号化体系の主要な内容によって，さらに裏づけられている（Moyers, Miller, & Hendrickson, 2005）。その内容は，受容，共感，誠実，温かさ，および平等主義である。MillerとRollnickの観点とRogersの観点では，これらの条件の意味するところに違いはあるかもしれないが，重複していることに疑問の余地はない。

MIに存在する条件と同様の，または類似の条件を基礎として構築された，Rogersのクライアント中心療法は，数多くの研究において有効性が証明されている（Elliot et al., 2004; Goldman, Greenberg, & Angus, 2006参照）。これらの研究などについては，本章の終わりの部分で詳細に考察する。

Rogersの変化の条件や彼のクライアント中心療法を有効にする条件と，MIの中心とされるMI精神との本質的な類似性を考慮すると，MI精神が，少なくとも何人かのクライアントにとっては，変化の要因であるかもしれない。変わる動機の強化や，チェインジ・トークの増加，または両価性の解決のために用いられるMIの具体的な技法は，変化の過程において，殆ど，あるいは全く影響してはいないかもしれないのである。

多くのクライアントは，問題の中心的部分として，低い自己評価と自己受容の減弱をもって治療にやって来る。これは，特にうつ病において

そうである。治療者によって提供される無条件の肯定的な関心，誠実さ，および共感を，うつ病のクライアントが内面化するに従って，クライアントは条件づきの肯定的関心や共感性の欠如など，うつ病患者の一般的な態度に拮抗できるようになる。

　MI精神，両価性の解決，および内的動機の強化について，変化の過程におけるそれぞれの相対的な関与の割合を，明確にしている研究は存在しない。そのような研究は，MIの働き方，および本項で提案する推測に光を当てるであろう。Amrhein, Miller, Yahne, Palmer と Fulcher（2003）による研究は，チェインジ−コミットメント・トークが治療の結果を予測させることを明らかにしているが，MIのどの側面が，その増加を達成するために必要であるかということは，未だに疑問として残されている。

治療焦点の3つのレベル

　うつ病の治療に取り組む専門の治療者は，うつ病の症状や関連する苦痛ばかりでなく，原因となる問題と対処法にも注意を向ける必要がある。うつ病治療の焦点を構築するにあたって，治療者に指針となる形式がないと，治療が多方面に分散してしまい，どの方向においても十分な進歩が認められない。短期療法の場合は特にそうである。私たちの面接法では，その他の疾患にも適用できる，うつ病治療の焦点について検討するための，平易で有用な方法を開発した。

　私たちは，治療の焦点を3つのレベルで定義している。うつ病の全般的症状と関連する苦痛，うつ病と苦痛の原因となり得る問題，およびその問題を変えるためにクライアントがなすべきこと，の3つのレベルである。動機を強化し，変化についての両価性を解決するための取り組みは，それぞれのレベルごとに行われる。

レベル1：うつ病の主要症状と苦痛を軽減する

治療初期の焦点は，うつ病と関連する苦痛の全般的症状を軽減することでなくてはならない。チェインジ-コミットメント・トークを増加させ，価値観と行動の矛盾を拡大するために頻繁に用いられているMIの技法に加えて，私たちは，決断の利益と代償を検討する戦略によって，抑うつ症状の両価性を解決することが，うつ病のクライアントに極めて有益であることを見い出した。

チェインジ-コミットメント・トークを区別して引き出すことと強化することは，MIの中心部分である。相対的に，現状維持や変わりたくない理由を反映するクライアントの話は，それほど重要視しない。例えば，MillerとRollnick（2002）は，そのような「変化を否定する」話に対しては，会話の焦点を移すように提案している。対照的に私たちは，変わる動機の構築を目的とする治療初期段階においては，変わりたくない理由を引き出し，反映することに時間を費やして強調する。私たちの臨床的観察によれば，治療初期において，変わりたくない理由にも，変わる理由と同じように焦点を合わせると，その理由に関連した感情を引き出すばかりでなく，両価性の変わりたくない側面に対するクライアントの理解や認識を深めるのに役立つことが示唆される。実際，変わらないことに関わる苦痛な感情の喚起と同定は，変わることによって，その苦悩が軽減されるというクライアントの認識を通して，変わる理由を強化するであろう。さらに私たちは，両価性を内的葛藤と見なしており（Engle & Arkowitz, 2006），その解決のためには「心のうちを全て明らかにする自己開示」が重要であると考える。そうでないとクライアントは，十分に引き出されず話しあわれていないか，あるいは十分に認識されていないかどちらかの，変わりたくない理由を持っているかもしれない。もしそうであれば，そのような理由が，変化に対する障壁であり続けるであろう。私たちは，変わる理由に焦点を合わせるのと同様に，決断の利益と代償を検討する技法を用いて，変わりたくない理由を喚起

し検証することによって，両価性解決の可能性を高め，チェインジーコミットメント・トークを増強しなくてはならない。

　クライアントに，変化の障壁や不利益（代償）について話すように勧めることは，肯定的な治療関係を拡張する固有の経験であるかもしれない。これは，重要な他者が理解できず，受け容れがたいであろうと思われる患者の思考や感情の話を，治療者が非審判的に傾聴し，共感的に応答するという現実によって生じる。治療者が，彼らの変わりたくない理由を批判せずに聴いたという経験の後では，クライアントが，社会的に望ましい反応をしてみせたり，変わる必要について他者の言辞を繰り返すのではなく，変わる理由を率直に，本音で話すことがある。私たちは，変わる理由だけでなく，変わりたくない理由にも焦点を合わせることが重要であり，本章で考察している治療的焦点の3つのレベルにも適用できると考える。

　例として，一人のうつ病の男性について考えてみよう。彼の変わりたくない重要な理由のひとつは，うつ病から回復すれば，そもそも彼がうつ病を発症することになった原因の家族問題に対処せざるを得なくなるという恐れであった。私たちは，その問題に対処する能力についての彼の考えと恐れを探求し，十分に引き出す。次に，その問題に対処する利益を検討し，開かれた質問などのMI技法によって，その理由がどの程度現実的であるかを検証する。例えば，以前に彼が，他の家族問題に対処して成功した経験について尋ね，それを引き出すこともできるだろう。私たちの最終的な目標は，彼がうつ病を軽減するために，うつ病であり続けることの両価性を解決して，チェインジーコミットメント・トークを強化するよう援助することである。私たちは，変わりたくない理由を徹底的に検討することが，その目的を達成する手段であると考える。このような推測は，私たちの臨床経験に基づくものであり，実証的研究によって調査されたものではない。

　ブラッドの症例によって，この全体の症状レベルそれぞれについて，

両価性に対する取り組みを描出する。ブラッドは，大学を卒業した翌年，重篤な抑うつ症状と不安に陥って，大うつ病と診断された。最初の3回の面接で，ブラッドは，決断の利益と代償を検討する作業の論拠と手順を解説され，自分のうつ病を変えたくない理由について考えるよう求められた。長い話しあいの後，ブラッドは関連のある2つの課題に焦点を絞った。まず，もしうつと不安が改善したなら，彼は人生をどのように生きたいのか，という難問に取り組まなければならないであろう。彼の見解によれば，それがうつ病を引き起こした問題のひとつであった。さらに，もし彼の症状が軽減すれば，両親が「仕事をしなさい，何かしなさい，学校に戻りなさい，などと干渉し始めるだろうが，自分ではまだ何がしたいかわからないだろう」と予想した。彼は，また，うつ病がガールフレンドとの関係に与えた否定的影響ばかりでなく，悲しくて何事にも興味が持てず，喜びを殆ど感じないのは非常に苦痛であるなど，変わる理由をいくつか数え挙げた。

レベル2：うつ病の主要症状と関連する苦痛に寄与した問題を同定する

これはしばしば評価の難しい領域で，治療者による相当の技量を必要とする。さらに，このレベルにおける問題の概念化は，治療者の依拠する方法論によってそれぞれに異なる。例えば，精神分析的な観点では，うつ病を内向した怒り，または内面化されたある種の心的表象に関連したものと考える。一方CBT面接では，それを認知の歪み，否定的思考や信念，または基本的スキーマによるものと見なすであろう。私たちの面接法では，現在と過去の両方に目を向けて決定要因を考える。

MIの技法として，私たちは，変わる過程においてクライアントを専門家と見なし，治療者を相談役と考える。私たちははじめに，どの問題がクライアントのうつ病に寄与しているように思うかと尋ねる。クライアントは，時にその問題をすぐに同定できることがある。その場合治療者は，暫定的な反映やフィードバックを通して，彼らがその意味をより

明確に把握するよう援助する。クライアントが同定できない場合，治療者は，彼らのうつ病の原因となりそうなことを提示する許可を求め，抑圧された怒り，社会的孤立と援助や励ましの乏しさ，未解決の悲嘆，否定的な思考パターンなど，いくつかの可能性を挙げる。クライアントが，該当しそうな原因をいくつか選択するならば，治療者とクライアントは一緒になって，そのクライアントに適用できるフォーミュレーションを展開する。

　Miller（私信，2006年12月7日）も，うつ病のクライアントに対する極めて類似した方法を採用し，うつ病は様々な要因によって生じる可能性があることを示唆して，できる限りクライアントの状況に適した選択ができるように，様々な選択肢を提案している。彼は，クライアントが選択肢から選ぶという手順に大変良い反応を示していること，それはクライアント自身の知恵や直感によって選ぶという利点ばかりでなく，人は多くの選択肢のなかから自由に選ぶと，内的に動機づけられる傾向が強いという事実による利点もあると報告している。

　リカルドは，中年の男性で，うつ病の根底にある自分の主な問題を「コップに水が半分入っているのを見落として，いつも残り半分の空の部分を見る」点にあると述べた。その問題についてさらに話しあったところ，彼はうつ病が，主に自分の否定的・悲観的思考によるものであると言った。その思考を変えるためにどの技法を採用するか，様々な選択肢を検討した後で，彼は認知療法を選択した。

　レベル2で私たちは，うつ病に寄与しているかもしれない現在の要因だけでなく，過去から持ち越されてきたパターンにも注意を向けて探求する。ジョンは，後者の例である。彼は，失業してから抑うつ状態になった。彼は，「良い」上司のいる仕事さえあれば，自分の抑うつ状態は除去できると述べた。しかし探求を続けたところ，彼には暴力的で権威主義的な父親との，幼少期にまで遡る葛藤があり，権威者との間に深刻な問題を抱えていることが判明した。何回かの治療面接の後，彼は，

自分の問題が状況によるものではなく，権威的人物とのもっと以前からの問題を反映したものであるかもしれないと考え始めた。この症例の治療は，単なる精神分析志向以上のものであり，対象関係，自我心理学，および関係性パラダイムを含む現代的な精神分析概念に基づいて行われた（これらの要約については，Wachtel, 1997，および本書第15章を参照）。これには，早期の愛着関係が，もはや適切でない現在に，どのように持ち越されているかという点に関連した解釈が含まれた。さらにジョンには，治療者が彼を悩ませる権威者であるかのように反応しているという，転移の解釈も行われた。過去から持ち越されたパターンに取り組み，治療関係にそのパターンが現れていると指摘したのは非常に有益であった。しかし後述するように，解釈はクライアントの理解のために，仮の可能性として提供され，クライアントの考えによって，しばしば修正され拒絶されたり，または受け容れられたりしたのである。それは，権威的な治療者から与えられたというより，むしろMI精神に基づいて行われた力動的精神療法であった。

サラは55歳の女性で，幼児期に受けた性虐待のために，非常に恥ずかしがりで，引きこもりがちになり，孤独で，抑うつ状態にあった。私たちは，何年もの間，彼女が抱えてきた恥ずかしいという感情を，虐待に関わる他の感情と同様，うつ病に寄与する重要な問題として特定した。

チャールズは中年の男性で，夫婦間葛藤に関連したうつ病の治療を求めて，私たちのうちの一人（Hal Arkowitz）のところにやってきた。彼の妻は，彼が思考や感情を伝えないことを徐々に不満に思うようになっており，別れたいと言って彼を脅していた。私は，愛する人たちとのコミュニケーションが困難であった，人生初期の出来事を思い起こすことができるかどうか尋ねた。彼は，両親の結婚生活が幸せではなかったこと，母親は，子どもの彼をカウンセラーのように頼りにして，親密な関係を彼に強制したこと，彼が自分の問題について話そうとすると不

機嫌になったことを思い出した。その結果，彼は，人の話を聴くのは上手になったが，コミュニケーションは苦手であった。過去に，母親と仲良くする方法として役に立ったことが，現在では妻との間を疎遠にする効果をもたらしていた。この洞察は，妻に対して心を開こうとする彼の動機を強化したのである。

　レベル2は，本質的にはケース・フォーミュレーションの段階である。どのような理論的立場による分析や情報も，合理的である限り適切である。このようにしてMIは，ある意味において，多様な理論的立場によって様々に概念化された問題を，組み込むことができる統合的枠組みとなるのである。

レベル3：苦痛な主要症状をもたらす問題を変える：実行期にMIを適用する

　うつ病の原因となっている問題が特定されると，それは治療の焦点となる。レベル2と同様，変化の戦略は，あらゆる真摯な精神療法を用いて創られるであろう。私たちは，実行期におけるMI技法が，MI精神に基づいて，他の治療技法と同様に用いられることを見い出した。COMBINE研究で採用された方法も，これを明確に例証している（Miller, 2004）。

　レベル3の治療は，MIの第一目標である，行動の変化に向けて行われる。時に，そのような変化は，CBTなどの行動療法的治療によってもたらされることもあれば，人間主義的治療など気づきを目的とする治療法，または洞察を目的とする精神分析的治療などによって達成されることもある。しかし，洞察と認識は自己理解には役に立つが，行動を変える治療の終点ではない。それは，クライアントが懸念している問題において，行動の変化を達成するための手段である。

　MI技法として治療者は，はじめにレベル2の問題を変えるためにできると思うことについて，クライアントに尋ねる。クライアントの返答

は，「運動を再開する」「自分自身を責めないようにする」「物事の否定的な面だけを見るのをやめる」「妻に対して心を開く」「わからない」などがある。クライアントが，具体的な変化の計画を提案するならば，治療者は，その計画の妥当性を勘案し，その展開を促進する。私たちは，クライアントがなすべきことについて，しばしば適切に認識していることを見い出した。しかし，その計画が問題を含むこともあり，また問題を変えるためにすべきことを，クライアントが理解していないこともある。そのような場合，治療者は，提案の許可を求めた後で，クライアントが考えられるように，変わる戦略の選択肢を提供する。治療者のうつ病に対する取り組み方の好みは，この提案に反映されるであろう。私たちは，採用される治療戦略が，MI 精神に基づいて行われる時に，最も有効であると考える。しかしながら，すでに考察したように初期治療としての MI は，引き続いての治療が指示的であってさえも，良好な結果を促進している。とはいえ，この段階でも動機の減弱や両価的状態は起こり得る問題であり，私たちは，そのような問題に取り組むにあたって，MI は有益であると考える。

　私たちが有用と考える情報を，治療者が紹介するには，次のような言い方がある。

　「私は，あなたと同様の問題を持つ人たちと治療に取り組んできましたが，彼らの役に立ったいくつかの方法があります。それについて関心がおありですか？」

　治療者の治療関係に対する態度は，同じ治療法でも，異なる治療法においても様々である。それは，連続体の一方の端の，より指示的[注1]で権威的な態度から，もう一方の端の，より共感的でクライアント中心主義の態度まで，連続的に変わる。例えば，認知療法の治療者は，心理教育活動では権威的な教師のようであるが，別の時にはクライアント中心

第6章　うつ病の治療に統合的枠組みを提供する動機づけ面接法　189

で支持的になることもある。精神分析の治療者は，解釈を権威的に与えることもできるが，クライアントが熟慮すべき仮定的推論として提供することもある。人間主義的治療法の治療スタイルは，非指示的な MI のスタイルと極めてよく似ているが，それはどちらも Rogers（1951）の治療法に相当の影響を受けているためである。しかし，人間主義的治療において，Perls, Hefferline, および Goodman（1951）によって考案された2つの椅子を用いた技法があり，それは共感的・支持的にも，また指示的・権威的にも行われる。例えば Arkowitz は，ゲシュタルト療法の創始者の一人である Perls と，1年間の集団療法を実施した。この集団療法で，Perls は，抑圧ないし抑制された感情を人々が認識し，表現するよう治療する「専門家」の立場をとっていた。彼は，2つの椅子の技法を実施するにあたって，人々にその手順を説明し何をすべきか話す時，非常に指示的で権威的であり，人々が辛い感情に取り組んでいる時にも，あまり支持的ではなかった。対照的に Greenberg は，同じ2つの椅子の手順を極めて共感的・支持的に，クライアント中心的様式で実施していた（Greenberg, Rice, & Elliott, 1993; Greenberg & Watson, 1998）。Rogers のクライアント中心療法は常に共感的で，支持的な様式で行われる。

　非常に強い動機を持ち，抵抗が少ない人々は，指示的な形式に良い反応を示すかもしれないが，それでも実行期に MI 精神を持ち込むことには，利点があると思われる。ひとつには，両価性と動機は静的なものではなく，クライアントは，ある時点で両価性が軽減され，動機は強化された状態に至るかもしれないが，その後の時点で後退するかも

注1）指示的立場によれば，治療者は専門家と見なされ，しばしば新たな情報や治療戦略を導入し，患者を「導く」ものと見なされる。これは治療者が，クライアントのための具体的な目標（内的動機を強化し，両価性を減少させる）を持ちながらも，変化を提唱する役割や専門家の役割を取らないという，MI における指示的側面とは異なる事実を指す。

しれない。MIスタイルを継続すると，その状況が確実に認識され，治療者は，その問題を確実に解決することができる。MIスタイルを継続するもうひとつの利点は，治療後の変化の維持に直接の関係がある。DavisonとValins（1969）は，内的資源（クライアントの自我や能力など）による変化は，外的資源（治療者の専門性や薬剤など）による変化よりも，持ちこたえる可能性が高いことを証明した。

　CBTがMIという文脈のなかで，どのように行われるかを考えてみよう。殆どのCBTは，主に2つの構成要素が含まれる。(1) 活動レベルの向上や，非機能的思考（「怒りを表現すれば，配偶者に捨てられる」など）の蓋然性を調べるための新しい行動の試行など，新しい経験を促進すること，(2) 過度に否定的な思考や信念を修正することである。新しい経験（自己主張的に振る舞う，など）は，面接中に話しあうことができ，ロールプレイも可能であろう。その後，次の面接までに行う宿題が与えられることもある。理想的には，その課題は協働的に考案されるべきである。しかしながら，CBTの治療者は，教育的・権威的であることが多い。「宿題」という表現からもその態度が伝わってくる。CBT治療者は，宿題の「遵守度」について述べるが，ここでも，その言葉の使い方によって，指示的で完了志向的な特徴が強調される。「宿題」という言葉からは，教師が生徒に出す課題が連想される。教師は，生徒が課題を終えれば喜び，そうでなければ不機嫌なのである。

　面接間における新しい経験の提供は，変わる計画に対して，クライアントが主導権を握り，治療者が相談役として振る舞う，より支持的で平等主義的な方法によっても達成される。Arkowitz（2002）は，「宿題」というよりも「実験」という言葉の使用を提案した。興味深いことに，Beck, Rush, Shaw, およびEmeryによる画期的な研究（1979）において，著者らは「宿題」と同様に「実験」という言葉も用いたが，その後に続いたCBT治療者の殆どは，それ以後も，面接間の活動を「宿題」と呼んだのである。MIスタイルでこの実験を行うには，治療者は，そ

のような実験が有用である可能性を話題にし，クライアントに，問題の対処法として，その方法についてさらに聞きたいかどうかと尋ねる。クライアントが興味を示すならば，治療者はいくつかの例を挙げ，どのような具体的行動が役に立ちそうかという見解を，クライアントから引き出そうとする。治療者が助言するとしても，治療の主導権を握るのはあくまでクライアントであり，彼らが，具体的な行動（重要な他者に対してもっと自己主張するなど）の試みに価値があると同意すれば，治療者とクライアントは，その実験的試行を，その週に行うことで合意する。Arkowitzは，この実験を，完了志向，ないし承認志向というよりも発見志向であると述べている。クライアントに実験を提示する時，治療者は，クライアントの試みに対する同意自体が実験であると言うかもしれない。その他の全ては，結果の良否にかかわらず，情報として有用なデータであり得る。クライアントが実験に取り組まない場合は，その試みを考える時に生じる思考や感情について認識する機会であり，変化に対する障壁を理解するための，潜在的に貴重な情報が提供されるであろう。クライアントが，その行動の試みを完了すれば，治療者とクライアントは，そこで学んだことについても話しあう。これは，完了しないことを失敗と見なす，完了志向の宿題とは対照的である。CBTにおける面接間の実験的試行が，面接中に明らかになった非機能的信念に関わる，仮説検定のために実施される場合でも，治療者は，クライアントの実験を援助する過程で，指示的というよりも支持的な役割を果たすことができる。

　ある面接間の実験で，作家の障壁に突き当たっているクライアントは，書けるようになるために，一日1時間机の前に座るという実験の試行に同意した。この「試みに対する同意」によって実験が完了し，それは実際に独立変数となった。その週の間，クライアントは一度しか机の前に座っておらず，その時も書くことはできなかった。しかしながら，試行に同意したことによって，彼は，不安を経験することができ，自分

の作家としての障壁に関連した思考を，より深く認識することができた。それは，その後の治療の取り組みに有用であった。思考と感情を，妻に表現するのを恐れていた前述のクライアント，チャールズは，妻の作った食事について良かった点と気に入らなかった点を表明する試行実験に同意した。彼は，だいたい表明でき，驚いた（過去の母親との経験に基づいて）ことに，妻は快くそれを受け入れ，実際には彼がさらに表現するのも喜んでいた。このように，「試行実験」は，完了してもしなくても，有用な情報をもたらす可能性がある。

うつ病のためのCBTのもうひとつの主要な構成要素は，抑うつ気分に関連した否定的な思考を変えることである（Beck et al., 1979）。MIを基礎としてこの面接法を用いる場合，治療者は，他のうつ病患者に有用であった戦略に興味があるかどうか，クライアントに尋ねる。クライアントが同意すれば，治療者はうつ病に最も関連した思考を同定する手続きを説明し，次にそれらの否定的思考を裏づける証拠と反証を検証し，証拠に合わせて思考を修正する。その後，クライアントは，その思考がどのようなものかを知るために試してみたいかどうかと尋ねられる。Beckの認知療法では，治療者は，唯一，思考と証拠の検証を促進するのみであることを強調する点で，実際にはMIとかなり一致した進行法をとっている。さらに，Beckと同僚（1979）の方法論は，Ellisの合理的情動療法（1994）など，他の認知療法とは異なり，肯定的思考による面接法ではなく，むしろソクラテス的な役割を取って，クライアントが証拠を検討し，自分の思考が過剰に否定的であるかどうかについて，自分自身で結論を出すことを可能にするものである。自己効力感を強調するために，私たちはしばしばMind over Mood（Greenberger & Padesky, 1995）というワークブックを推薦する。それは，読者が真似できるような枠組みを提供し，読者自身で段階的に認知療法を実践できるように工夫されており，クライアントの自己効力感を育成するものである。

クライアントが，認知療法に対して明らかに躊躇する場合には，治療者と話しあうことを勧める。クライアントの両価性に対しては，基礎的なMI技法を用いて検討し，解決できるであろう。クライアントが認知療法に抵抗し続ける時には，クライアントと治療者は，うつ病に接近し解明する他の方法を展開する。

抗うつ薬についての両価性

　種々の抗うつ薬が，うつ病に有益であると証明されており（Nemeroff & Schatzberg, 2002），治療終了時の結果は，通常の精神療法において認められる結果と同等である。しかし，薬物療法のアドヒアランスは極めて低く，ある大規模研究において，30日後では42％，90日後では72％の中止率が明らかにされた（Olfson et al., 2006）。さらに，精神療法による改善は，治療終了後にも，薬物療法に比較して維持されることが多い（Hollon et al., 2005）。とはいえ，精神療法には抵抗があるけれど薬物療法は進んで考慮する人，地理的または経済的理由で精神療法を受けられない人，および重篤な抑うつ状態にあって，職場や家庭，または社会的立場での機能が破綻している人など，ある種のうつ病のクライアントにとっては，薬物療法の果たす役割があると考えられる。

　治療者が，有益な薬物療法の適用を考える場合は，その可能性について聴きたいかどうかを，MI形式で尋ねることによって，クライアントに，この話題が紹介される。クライアントが，さらに情報を求める時には，治療者は，抗うつ薬についての自分の観察や知識を提供することもできるが，書籍やインターネットのサイト，相談できる精神科医や家庭医など，正確な情報源をクライアントに紹介することは，さらに重要である。抗うつ薬を試すかどうかについて，正しい決断を下すよう利益と代償の検討技法を展開するには，薬剤の効果についての正確な情報が必要不可欠だからである。

治療期間

　MIに関する公表された研究の殆どは，比較的短期の研究である。事実，Burke, Arkowitz, および Menhola (2003) によるメタ解析において用いられた治療の，最長期間は，わずか4セッションであった！Kopta, Howard, Lowry, および Beutler (1994) は精神療法を受けている外来患者を広範に調査し，5回のセッションで，急性症状の50%は改善（必ずしも寛解ではない）されたが，長期の治療は，はるかに良好な結果をもたらすことを明らかにした。慢性症状が，50%の改善レベルを達成するのに14セッションを必要とし，パーソナリティの変化については，そのために104セッションが必要であった。うつ病はしばしば慢性的に経過し，パーソナリティ障害の合併率も高い（Shea, Widiger, & Klein, 1992）ので，長期のMI治療は，より強力な効果をもたらすであろう。長期の治療を支持する別の論拠は，うつ病が均一の疾病ではなく，短期療法では効果的に対処できないが，レベル2と3において取り組むことができるであろう，多くの問題が存在するというものである。

うつ病のクライアントにMIを適用する問題と解決法の提案

　うつ病のクライアントにMIを適用するにあたって，私たちが遭遇した3つの主な問題は，複数の焦点，焦点の移行，およびMIが十分に行動の変化に方向づけられていないという，何人かのクライアントの見解である。

複数の焦点

　レベル1では，単にうつ病だけの問題ではないことが多い。うつ病と診断される人々は，他の障害を合併することが珍しくない。実際に，Kessler (1995) は，生涯にわたる大うつ病性障害を持つクライアント

のおよそ75％が，少なくともひとつは他のDSMの診断基準を満たしており，特に不安症と物質使用障害が多いことを見い出した。幸いなことに，研究者たちは，重複診断を持つクライアントの治療に取り組み始めている（Borkovec, Abel, & Newman, 1995; Daley, Sallhoum, Zuckoff, Kikrisci, & Thase, 1998）。

　レベル1における問題の多くは，レベル2（主要症状の根底にある問題）とレベル3（その問題を変えるための取り組み）にも持ち越されてゆく。私たちは，MIの適用にあたって，どの問題に最初の焦点を合わせて取り組むのが最も効果的であると思うかについて，クライアントに尋ねる。私たちは，この話しあいをMI形式で行い，適切であればクライアントの許可を得て助言を加える。最初は手に余るほど多様に見える問題でも，レベル2では，いくつかの中核的問題に減少することが多い。例えば，レベル1におけるクライアントのうつ病，全般性不安症，および物質乱用などの問題は，レベル2で中核的問題として明らかにされる，離婚や別居に関する未解決の感情や，価値ある仕事など重要な自己評価の資源の喪失が原因であると判明したりする。うつ病のクライアントが，最初に提出する多くの事柄から中核的問題を同定するためには，殆どの無作為化比較対照研究で採用されている，12〜16回の通常の面接よりも，長期の治療過程を必要とする。

　私たちの経験では，うつ病の症状に取り組むことが，多数の問題を持つ人々にとって最善の出発点であることが多い。本章で前述したように，うつ病の人々は，一般に日常生活を送る動機が減弱しており，両価性や倦怠感と（または）悲観性のために，行動を変える努力をするのは，しばしば難しい。精神療法と（または）薬物療法によって，うつ病の症状が改善すると，クライアントは根底にある問題に取り組むのに，より良い立場に立つことができる。

治療過程における焦点の移行

　精神療法は，力動的で創造的な過程である。初期面接において焦点と思われるものは，治療者がクライアントをよく知るに従い，またクライアントが自分の問題を理解するに従って，さらにクライアントが話した時に治療者に受容されないのではないかと恐れていた問題を，安心して口にすることができるようになるに従って，その後の面接過程で移行していく可能性があり，また実際に移行することが多い。殆どの場合治療者は，初期の焦点に過度に執着することなく，焦点の移行に従って，柔軟に，また進んでクライアントに追従することが大切である。治療者は，その焦点が移りつつある，または完全に移っていると思われる時には，それをクライアントに伝え，その時点での適切な焦点について，クライアントと話しあうことが重要である。

　レイチェルの症例によって，焦点の移行を描出しよう。レイチェルは38歳の看護学生で，うつ病と不安症のために（本章の著者である）Hal Arkowitz の治療を求めてきた。最初の数回の面接で，彼女は，看護教育課程を修了するのに必要な，学位論文が書けなくて先延ばしにしていることに問題の原因があると述べた。彼女はその作業に圧倒されており，論文は殆ど進んでいなかった。彼女は，自分の職業選択に疑問を持ち，看護師として働くのは楽しみでないと述べた。レベル1の焦点は，彼女のうつ病と不安症であり，レベル2の焦点は，論文が書けないという問題や職業選択に対する両価性などであるように思われた。私たちは，決断の利益と代償を比較する戦略を用いて，看護の職業選択と論文の完成を検討した。その結果，価値観と行動の矛盾が拡大され，コミットメント・トークが増加し，うつ病と不安症が改善されたばかりでなく，卒業論文もいくらか進展したのである。彼女は，学位を取得しないのは「愚かなこと」であり，その分野に留まりたいかどうかは，学位を取ってから決めることができると決断した。さらに彼女は，看護の学位を取れば，いくらか経済的な安心が得られ，たとえその他の目的を追求

第6章 うつ病の治療に統合的枠組みを提供する動機づけ面接法　197

するにしても，看護職で常に収入を得られることに気づいた。

　初期の面接で，レイチェルは，10代で経験した性虐待についてほのめかし，それについて話すことは有益であろうが，話せるかどうかはわからないと述べた。ここに，新しい焦点が出現したのである。レベル1では，明らかにまだその虐待の記憶に関連した苦痛が存在していた。レベル2の焦点は，虐待に関連した感情を表現し，処理する必要があった。しかし，彼女に準備ができていないのは明らかであった。その後の4回の面接で，私たちは虐待について話すことについての，彼女の両価性を検討した。性虐待について話し合う利点は，「おそらく私は気分が良くなるでしょう」「性生活が改善するかもしれません」「そのことに悩まされるのが少なくなると思います」「そうすべきだとわかっています」であった。マイナス面は，「今より大きな問題にしたくはありません」「それにこだわりたくありません」「虐待に由来する感情の解決に多くの努力を注いでも，私の性生活が改善しないのではないかと恐れています」「話しても何も変わらないかもしれません」であった。

　この面接を通して，彼女は虐待について話すほうへ気持ちが傾き始め，ある日の面接中に，不安そうな表情でためらいながら，その出来事について話し始めた。彼女は，その後数回の面接で虐待について話し続け，その度ごとに前回よりも感情を多く表出した。彼女は，10代の処女の時に，かなり年上の男性と恋に落ちた。不幸にも，彼は彼女を粗末に扱い，2年もの間彼女をセックスに利用した後で彼女を捨てたのであった。レイチェルは，いかにその経験が自分に影響を及ぼしているかについて述べた。彼女は，今でも怒りを感じており，男性に愛されるために，または彼らを支配するためにしばしばセックスを利用していると述べた。しかし，一旦それに成功すると，彼女はセックスにも男性にも興味を失ってしまうのであった。

　虐待について話をした後，彼女は，その被害体験について以前ほど感情的になっていないと報告した。この面接は，12月上旬，学校の冬休

み直前に行われ，その後レイチェルは実家に1カ月ほど帰っていた。実家から戻って数週間後の面接で，彼女は，うつ病が改善したと報告し，それはBeckのうつ病評価尺度のスコアが大幅に改善したことによって確認された。彼女は，ボーイフレンドとの関係やセックスに対する気持ちが，以前より楽になったとも言った。最後にレイチェルは，ゆっくりとではあるが，論文が着実に進捗していると述べた。

MIは十分に行動志向でないというクライアントの認識

全てのクライアントに適合する治療形式や治療の種類というものはない。行動的・指示的なアプローチのほうが効果的なクライアントもいれば，非指示的でクライアント中心的な面接のほうが良いクライアントもいる（Shoham-Salomon, Avner, & Neeman, 1989）。BeutlerとHarwood（2000）は，その人と問題に適切な治療が選択される時には，全員に同じ治療を施すよりも，望ましい結果が得られることを明らかにした。すなわち，MI技法によく反応するクライアントもいれば，指示的治療に反応するクライアントもいる可能性がある。

うつ病のクライアントのなかには，極めて受動的な人もおり（Miller & Seligman, 1975），指示を与えてくれる治療者を探していることもあるが，MIの治療者は，MI形式で彼らから変化のアイデアを引き出そうとする。そのような受動性の原因を同定するための巧みな傾聴を通して，この問題は有益に探求され，それ自体がクライアントの進歩に欠かせない要素となるであろう。さらに治療者は，変化を提唱する立場に立つことなく，クライアントの受動性を増幅させずに，MI形式で積極的に助言や提案を提供することができる。

臨床心理学の博士課程大学院生に対する MI 教育の観察

　私たちの一人（Hal Arkowitz）は，アリゾナ大学で臨床心理学博士課程の大学院生に MI の臨床実習を 1 年間教えたことがある[注2]。大学院の通常のセミナーに加え，学生は全員，少なくとも 1 年間，講師の指導下で CBT を中心とした臨床実習を終了していた。

　最初の学期は，殆ど訓練と実技に費やされ，次の学期から，教員の指導下でクライアントの面接を行った。各学生が 1 ～ 2 人のクライアントを担当し，最大 10 回にわたって面接したが，その期間は，主として学期の期限によって決定された。私は，臨床実習を 3 回実施し，学生たちとともに，合計 26 人のクライアントを診た。クライアントは，うつ病，不安症，優柔不断，人間関係問題などの問題を抱えていた。多くの人は，うつ病が主な問題であったが，二次的なうつ病の人もおり，それ以外の問題を抱えている人もいた。クライアントは，治療の前後に，Beck の抑うつ評価尺度を含む，簡単な一組の自記式心理テストを配布され，記入した。一次的または二次的うつ病のクライアント全員の結果については，研究の項で考察する。

　私は最初の講義で，学生たちが MI に興味を持った理由について調べたところ，表現は様々であったものの，大多数の学生たちは CBT 訓練に価値を感じるが，MI の潜在的価値観，あるいは私たちが「MI 精神」と呼ぶものに心を惹かれていると述べた。彼らは，訓練の最初の学期において，極めて熱心に，前向きに学んでいるのが明らかであった。

　最初の学期の終了までに，学生たちは MI の訓練を 45 時間受け，そのなかには MI に関する相当数の幅広い論文や書籍，多くのロールプレ

注2）MI の実習課目の講義摘要の複写は，Hal Arkowitz から入手可能である。

イ演習，および Miller と Rollnick による訓練用テープの観賞が含まれていた。さらに，講師もクライアントを一人診て，その面接テープを学生に見せた。私たちは，開かれた質問と反映的傾聴を基礎にした面接に長時間を費やした。学生たちは，指示的な技法から MI に面接形式を変えなくてはならなかったが，彼らは一般的に新しい形式を良く学び，有益であることを見い出した。

　CBT のように指示的，ないし技法中心的でない面接が，クライアントにとって，どの程度有益かという質問が，頻繁に提出された。私は主に，「次の学期に，クライアントの面接で，どのくらい有益であるか経過を見よう」と提案して返した。最初の学期中，学生の多くは（失礼ながら）自分の両価性について話していた。彼らは，MI に関する文献を読み，MI 精神に惹かれており，また感銘を受けてもいた。その一方，先の CBT 訓練が指示的な治療法の有効性を強調しているために，彼らは 2 つの視点を矛盾なく両立させようと苦労していた。何人かは，クライアントが CBT に協力的でないために戸惑うことがあり，そのような人々には MI が有益であるだろうと述べた。

　広範囲の訓練にもかかわらず，殆どの学生にとって，実際のクライアントを MI 形式で面接することは，はじめの数回では困難であった。彼らは，クライアントを十分に「援助していない」ように感じるという懸念を，頻繁に訴えた。MI に対する彼らの関心にもかかわらず，もっと指示的な立場をとらなければ，「役割を果たしていない」と感じているように思われた。この時も私は，忍耐と「経過を見よう」という態度を勧めた。

　大多数の症例が，少なくともいくらかは前向きな変化を成し遂げており，講師としては，治療者が指示的立場をとらなくてもクライアントが改善したことについて，学生たちの驚きと喜びを見るのは嬉しいものであった。私は，学生が臨床経験から学んだことのひとつは，精神療法における治療関係の力についてであったと考える。さらに私たちは，

CBT のような積極的な技法を展開するにあたって，MI 形式で実施したところ，何人かの学生は2つの面接法の最善部分の組み合わせとして理解したのであった。

臨床心理学の大学院において，CBT を中心に教育している殆どの博士課程では，そのなかで MI を教える場合に，しばしば初期の興味と，その後の「何もしていない」感覚に遭遇するであろうと考えられる。この感覚に対する最良の解毒剤は，多くの学生が自分の症例で経験したような良好な結果であった。実習課目は学生に極めて好評で，非常に高い評価を受けている。私は彼らが，MI と他の治療が両立しないものではなく，前述のように，MI に他の治療を組み合わせると，実際には極めて有効な治療法となることを学んだであろうと考える。

調査研究

これまでのところ，うつ病に対する MI の有効性を調査した比較対照研究はない。本項では，この問題に間接的に関係のある文献を簡単に紹介し，考察を加える。

上述の MI の実習では，26 症例中 17 症例において，治療前の Beck 抑うつ評価尺度（BDI）スコアが，抑うつの範囲（12～27）にあった。クライアントの何人かは，うつ病が主要な問題であり，他の人には二次的な問題であった。10 回目の面接までに 5 人が脱落し，そのうち 3 人がうつ病であった。これは，長い冬休みの直前に治療を開始し，その後も戻ってくるほどの十分な治療関係が結ばれていなかったという事実によるものであったのかもしれない。BDI スコアが抑うつの範囲にあった 14 人は治療を完了し，このうち 11 人は，治療後のスコアが抑うつの範囲より低くなっていた。多くの人が関連領域における行動の変化も報告した。

私たちの MI の適用が，実習過程を通して進展し，本章で解説してい

るように，後半では実行段階に CBT などの治療を統合することに大きな重点が置かれたため，この実習課目のデータは，ひとつの集団への適用というよりも，一連の症例研究と考えるのが最善である。とはいうものの，これらの症例の結果は，暫定的ながら，うつ病の人々の治療にMI を統合する治療法の可能性を示唆している。

治療を要するうつ病のクライアントに対して実施された，最初のMI 形式の面接と，その後の MI でない治療への，アドヒアランスを調査した研究がいくつかある。例えば，Swartz ら（2006）は，精神疾患を持つ子どもの母親で，うつ病の女性たちに対して行われた，1 回の MI を組み込んだ集団療法による取り組み強化面接と，それに続く 8 回の対人関係療法を評価した。この母親たちは，そもそも自分たち自身では治療を求めていたわけではなかったが，実際には治療が必要な女性たちであった。この母親のうち 13 人は，大うつ病性障害の診断基準を満たしており，その時点で治療を受けていなかったが，取り組み強化面接を受け，続いてうつ病のための短期対人関係療法を提示された。取り組み強化面接は，Zuckoff, Swartz, および Grote［本書第 5 章参照］によって記述され，MI とともに，面接者が異文化圏の患者を偏見に惑わされずに理解する方法が解説されている。取り組み強化面接に参加した全員が，少なくとも 1 回の精神療法を受け，殆どの母親が 8 回の治療面接全てに参加した。

試験的な無作為化研究（Grote et al., 近刊）の参加者は，もともと治療を求めていない，低所得層のうつ病の妊婦であった。彼女たちは，取り組み強化面接の後で，8 回の対人関係療法（IPT）に割り当てられるか，または地域の開業医による標準的なうつ病治療に紹介された。取り組み強化面接と IPT を受けた参加者のうち，71％は IPT の全過程を終了したが，通常の治療に割り当てられた参加者のうち，最初の面接を受けたのはわずかに 25％であり，治療過程を完了した人は 1 人もいなかった。これは，もっと多くの比較対照研究の価値を保証する，極めて有望

な結果であるとも言えよう。

　種々の MI の適用が，治療アドヒアランスに与える影響を比較するために，Daley, Salloum, Zuckoff, Kikrisci,および Thase（1998）は，うつ病にコカイン依存症を合併した入院患者を調査した。患者は，退院時に MI を基礎とした動機づけ治療か，あるいは通常の外来治療のいずれかに振り分けられた。動機づけ介入を受けた患者は，通常の治療を受けた患者に比べて，より多くの面接に出席し，より多く 90 日の外来治療を完了し，継続的断酒を報告する患者が相対的に多く，再入院は少なかった。動機づけ集団療法の患者では，退院後 30 日を過ぎた時点で，BDI スコアの大幅な減少を認めた。

　ここで解説された統合的治療に関する，もうひとつの間接的な支持は，COMBINE（Anton et al., 2006）によるものである。Combined Behavioral Intervention は，本章で解説された治療と類似した，統合的治療であった（この治療の詳細については，Miller, 2004 を参照）。それは，CBT，12 ステップ治療，MI，および援助組織による関与を統合したもので，アルコール依存症においては良好な結果をもたらした。

　Rogers による，うつ病のためのクライアント中心療法に関する調査研究も，うつ病に対する MI の有効性を間接的に支持している。多くの点で，クライアント中心療法は MI の基礎である。"MI 精神"は，前述したように，Rogers が治療に必要不可欠であるとしている治療的態度とほぼ同一である（Rogers, 1951）。

　MI は，内的動機を強化し，両価性を解決するという明確な焦点を持つところが，クライアント中心療法とは異なる。しかし，かなりの部分が重複しているので，うつ病のためのクライアント中心療法に関する研究は，うつ病に対する MI の有効性に関連している。Elliot ら（2004）は，実験的治療の有効性に関する文献研究を行った。その研究には，うつ病のためのクライアント中心療法を評価する 5 つの研究が含まれ，前後のエフェクトサイズの平均は 1.40 で，0.85 から 2.26 の範囲にあった。

エフェクトサイズは前後の比較であり，対照群のデータなしに算出されたため，対照群を用いた場合よりも高い可能性がある。とはいえ，それは本質的に十分であり，その他のうつ病治療研究におけるエフェクトサイズに勝るとも劣らない。

　Greenbergと同僚は（Goldman et al., 2006; Greenberg & Watson, 1998），大うつ病のためのクライアント中心療法と感情焦点化療法（emotion-focused therapy: EFT）を比較する，2つの研究を実施した。EFTは，統合的なクライアント中心療法（CCT）であり，感情に焦点を当てた実験的，またはゲシュタルト的技法によって，感情−認知問題の解決を図るものであった。どちらの研究も，うつ病に対するクライアント中心療法の有効性を支持していた。興味深いことに，Goldman（2006）によれば，EFTはCCTに比べて，うつ病，全般性不安症および対人関係機能の評価スコアを，有意に改善することが見い出された。

　上記で概観した研究結果は，MIがうつ病に対して有効である可能性を暫定的に示唆している。しかし，どのような結論であるとしても，結論を導き出すには，うつ病に対するMIの有効性を直接調査するのに十分な対照研究が明らかに必要である。この点では，本章で述べたように，治療全体にわたる統合的枠組みとしてのMIの評価とともに，CBTなどの治療に先立つ初期治療としてのMIの評価に係わる，2種類の研究に重要な価値があると考えられる。さらに，上記で概観された結果は，MIの基礎であるCCTに，MIの特定の要素を付け加えた場合に，CCTの有効性が実際に増強されるかどうかを判定するために，MIとCCTを比較研究する有用性を示唆している。さらに，より強い感情的焦点は，MIの有効性を拡大する可能性があるという仮説も提起されている。近い将来，MIとうつ病に関わる様々な仮説について，研究者たちが調査を開始するよう希望している。

結　論

　私たちは，うつ病治療のために，他の治療を組み込むことができる統合的枠組みとして，MIの適用に焦点を合わせてきた。ここでは，他の治療に先立つ初期治療としての，MIの適用について，ごく簡単に紹介しているだけであるが，これは臨床と研究において特別に有望な方向性であると思われる。私たちは，将来のうつ病治療のなかで，MIが精神療法の初期治療として，また他の治療との統合的枠組みとして，様々な形式で適用されて，臨床的にも調査研究上も，発展していくことを願っている。

第7章

動機づけ面接法と自殺志向性

Harry Zerler

　故意の自傷に関連した自殺志向性と自殺そのもの（後述の「定義」を参照のこと）は，研究者や臨床家にとって最も難しい課題のひとつである。自傷・自殺の危険が大きい状態にある患者の，安全を守ろうとする立場で対応するケア提供者は，関連する法的および倫理的義務によって，通常，高度に構造化された評価を行った後に，次の治療機関を紹介することが多い。自殺しようとするクライアントの洞察力，判断力，および情緒的安定性は，一般的に，介入の適否を判定するにはかなり不十分であると想定されるため，クライアントの自由な選択については最小限の配慮にとどめるだけでなく，必要に応じて，非自発的かつ法的強制力を基盤とした危機介入が要請される。このような制約された環境は，逆説的に，動機づけ面接法（MI）の適用に優れた機会を与える。なぜなら，MIは自律性の促進，治療同盟の拡大強化，および両価性の検証に，重要な価値を置いているからである。

　生命の起源に関する問題（避妊，中絶，遺伝子操作など）や，生命の終焉に関わる問題（安楽死，自殺幇助，死刑など）と同じように，自殺は，地域社会において重要な価値を持ちながらも，援助の必要があるか，または自殺の危険性の高い人々の役に立つ，単純で効果的な方法を見い出そうとする努力に影を落とす，論争や議論をしばしば引き起こす。自殺志向を持つクライアントのケアにそれほど慣れていない，あるいは経験がない読者は，巻末に挙げた本章の参考文献や資料を参照され

るとよいであろう。その際，この複雑な課題に関する実証的研究や臨床研究には，多くの重要な概念的，方法論的，および倫理的な問題が，強い影響を与えていることに，特別な注意を払っていただきたい。

　自殺志向と関連した故意の自傷は，孤発のあるいは一過性の行動としてよりも，ある連続体上に存在する行動であり，ひとつの過程で起こるものとして考えるほうが，よりよく理解できる。ケア提供者としてのあなたのクライアントとの関わりは，それが自殺という「事象」の前，中間，または後のいずれであっても，その過程の一部である。多くの出会いのなかで，ケア提供者は，リスク管理という観点から，自殺志向のある人を具体的に選別しようとする。自殺志向を持つクライアントは，指定された精神保健機関の「スクリーニング・センター」と「危機介入カウンセリング」サービスに紹介されて，専門的評価を受けた後，関連したケアを受ける場合が多い。そのような紹介業務においては，ケア提供者の技術と感受性が，治療同盟を強化し，クライアントを支えて，次の段階のケアに対して前向きに取り組むための役に立つこともあるし，逆に治療同盟を破壊し，次の段階のケアにおいて問題を悪化させることもある。クライアントに関するあなたの知識は，専門的スクリーニングと危機介入カウンセリング・サービスを提供する専門家たちにとって，重要な情報源となる。クライアントとあなたの関係の継続性は，危機評価後に，次の段階の適切なケアの計画を確定するにあたって，考慮すべき重要事項となるであろう。

　「自殺衝動は広く遍在しており，米国人の2人に1人が自殺を考えたことがあるか，自殺の危機に直面しているか，または実際に自殺未遂の経験がある」(Lester, 1997)。急性または慢性の自殺志向や故意の自傷行為は，「予期しない」事件によって，クライアントが「危機」管理対策に抵触しないかぎり，「レーダー探知を潜り抜けて進行し」，気づかれないことが多い。クライアントは，しばしば発見の契機となり得る情報を自ら隠蔽したり，歪めたりする。後から振り返って，十分な情報の下

で再検討すると，多くの自殺企図や自傷行為の症例が，驚くにあたらないばかりでなく，ときには予測可能であり，回避できたように思われる。とはいえ，「危機に瀕している」クライアントとの面接で，チェインジ・トークを聴き出すことは至難の業である。慢性疾患や家族間葛藤，および突然の出来事などの背景事情から生じる，潜在的な，または実際の自殺未遂という劇的事件は，しばしば幾重にも折り重なった複雑な情報とコミュニケーションに埋もれており，クライアントが現実に自傷行為に及ぶのか，それとも安全を守り続けるのかという決断に関わる，願望，能力，理由，必要性は不明瞭になりやすい。敬意に満ちた，支持的なMI精神の裏づけをもって両価性を探求することは，治療同盟を育成しつつ，クライアントの自律性と，最少でも，可能な限り制限の少ない設定で治療を受ける権利を尊重しながら，クライアントにとって適切な次の段階のケアを識別するのに重要である。本章では，自殺未遂の直後か，自殺の危機に直面しているか，または自殺を考えていると信じるに足る理由があるか，もしくはその他の点で突発的な自殺の危険性が高いと思われるクライアントの，危機評価におけるMIの適用について解説する。

定　義

　「故意の自傷」とは，「様々な動機を持つ人々によって故意に行われる，急性の非致死的自傷行為であり，突然に生じる形式の行動である。この現象を表すために用いられる他の用語は，『自殺未遂』や『自殺近似状態』である」(Gelder, Mayou, & Cowen, 2001)。本章では，目的を考慮して「故意の自傷」という言葉を，全体を通して使用する。
　「自殺」は，「致死的な結果の知識と期待を持つ人によって，意図的に始められ成し遂げられて，致死的な結果をもたらす行為である」と定義される (Gelder et al., 2001)。

「自殺志向」は，急性であれ慢性であれ，生きたいか，生きるつもりか，もしくは生きることを選択するか，あるいは死にたいか，死ぬつもりか，死ぬことを選択するかという思考ばかりに捉われている状態のことである。「自殺志向」では，多くの力動的な対人的および内的な要因に影響された，両価性が特徴的である。認知や感情の状態としての「自殺志向」が生じるにあたっては，故意の自傷や自殺行為が伴うことも伴わないこともある。

臨床集団と一般的な治療

米国における全般的自殺率は，年間10万人中10.9人であり，全ての主要な死因の第11位であるが，若年成人（15〜24歳）では第3位に位置する。自殺は，米国において，年間3万人以上の死亡を引き起こしている。年齢階層別の自殺率では，高齢者（65歳以上）の自殺率が一貫して最も高く，思春期の子どもたちや若年成人の自殺率は，1955年時の3倍になっている（American Association of Suicidology, 2004）。自殺者の80％は男性であるが，致死的でない自殺企図の大多数は25〜44歳の女性によって行われている。既遂の自殺1件に対して平均50〜100件の自殺企図が存在するが，実際には，公式記録よりも確実にもっと多いであろうと考えられる。なぜなら，数多くの自殺企図は報告されることなく，また既遂の自殺も，しばしば他の死因として，誤って分類されているからである。

「自殺志向」は症状であり，または他の疾病の複雑な特徴であって，それ自体は疾病ではない。全体的な評価と至適な患者管理には，総合的な情報収集と，年齢相応な文化的特徴に配慮した，危機管理モデルが必要である（American Psychiatric Association, 2003; Risk Management Foundation of the Harvard Medical Institutions, 1996, 2000）。自殺志向のあるクライアントとの面接でMI技法を用いることは，自殺や自殺念

慮の発覚，発見，または疑いによって開始される，米国の「一般的な治療」の，しばしば明白に強制的な治療過程とは，際立って異なると見なされるであろう。これらの「一般的治療」介入は，しばしば臨床的または制度的責任に関する規定によって要請されるか，または自分や他人を危険にさらす行為にすぐにも及びそうな人々の精神保健上のスクリーニング，評価，およびケアに関する州法の定める要請に従って行われる。これらの要請する介入は，管轄区域によってかなり異なるが，一般的には，少なくとも指定された精神保健の専門家によって，法的拘束力のある（すなわち，必要であれば強制的な）評価が，病院の救急部門において実施されることが多い。評価と治療は，おおよそのところ，存在している既知の危険因子（自傷可能性が増大するような状況）と，自傷行為の可能性を減少させる既知の防御因子に基づいている。

　上記の評価の結果は，通常，治療機関の紹介と適切なケアへの連携を決定するものであるが，次の段階の治療への紹介を全て断る人から，紹介された精神科病院の入院治療や外来部門の通院治療を自発的に受け入れる人々，さらには法的強制による非自発的な入院まで，幅広く様々である。自殺志向，自殺行為または故意の自傷に対する，次の段階の治療は，様々な流儀の精神療法か，併用療法になるであろう。典型的な介入は，薬物療法（抗うつ薬，抗不安薬，精神安定薬など），教育またはレクリエーションを目的とした集団療法，および頻繁な観察（しばしば「クライアントの安全計画」や「安全契約」の構成要素として[注1]）の組み合わせである。薬物療法と，安全を見守る管理的環境（精神科の入院病棟など）における構造化された治療の組み合わせは，一般に環境療法（milieu therapy）と呼ばれている。ケア提供者が，安全を維持す

注1）自殺志向性の管理における『安全のための契約書』の使用は，口頭であれ，書面であれ，重大な限界があることが例証されており，故意の自傷行為に保護的な影響を与えるという十分な証拠はない。

るクライアントの能力は比較的回復していると納得できなければ，深刻な故意の自傷行為を考えているか，または遂行直後のクライアントに対してなされるべき治療は，一般的には精神科病棟への入院治療や「急性期部分入院」（通常，毎日の外来デイケアプログラムに通うこと）である。米国では，これらの治療選択は，多くのクライアントの健康保険によって得られる利益を統制している，マネージドケア管理者の指示を受けて決定される。自殺志向を持つクライアントの評価と管理は，極めて不安な状況で行われることが多いという事実を理解することは重要である。すなわち，クライアント自身，または家族，重要な他者，担当のケア提供者，教師，雇用主，警察など，自殺志向のクライアントと関わる他者の不安である。最初にクライアントに注意を集中し，次に制度，手続き，家族，同僚，および関係者に対処するならば，ケア提供者が，クライアントに適切に対応する可能性は大きくなるであろう。ケア提供者が自分自身の感情的反応や，家族や重要な他者の感情的反応に捉われてしまうと，クライアントの不安に取り組むことができず，他者の不安を主に扱うことになってしまう。

自殺志向のクライアントに MI を適用する論拠

　自殺志向を持つクライアントのケアに MI を適用することは，次段階の治療設定で，選択肢が限定されているような状況であっても，より強固な自律性を促進する。さらに，このような人々に MI を適用する利益は，治療同盟の強化を発展させるという点にも，観察されるであろう。自律性と治療同盟をバランスよく調整するならば，クライアントは，自殺志向に対する一般的な治療と管理において起こりがちな，受動的遵守や非遵守という問題行動に代わる行動を，積極的に判別し受容することによって，さらなる利益を得るであろう。最後に，このようなクライアントが持つ，顕著でしばしば複雑な両価性は，人生を好転させる変化の

準備を促進するために有用な矛盾を，数多く展開する可能性がある．

　MI は，クライアントの自律性を育成し，維持することを重要視する点において，特別に価値があると考えられる．治療の選択肢を「自発的な」治療の受容と非自発的な精神科入院契約に限定し，クライアントを退行させる治療システムの傾向に対して，危機評価における MI の立場は，「悪い感情」に対処するために「良い選択」をする，クライアントの本質的な能力を理解し涵養することによって，平衡を保つものである．どれほどの制約があろうとも，クライアント自身の疾病と必要性のスキーマのなかに，そのような対処能力を認識することは，ケアの過程と治療結果に対して，重要な肯定的影響を及ぼす可能性が示唆される．なぜなら，クライアントは，結局のところ自分自身の能力や資質によって，生き延びなくてはならないのであり，したがって，クライアントの自己効力感を保護し育む態度は，クライアントが差し迫った危機に無力であると見なして，救済者の役割を担うよりも，もっと賢明で，長い目で見ればずっと効果的であろうと思われる．安全が外から与えられるものであればあるほど，クライアント自身の内側から生じる安全は，より少なくなるであろう．さらに，クライアントが自分自身で適切な選択をするように奨励し支持することは，自分自身を絶望的で無力な存在であると認識している，自殺志向のクライアントとの取り組みにおいては，特に重要な肯定的期待を拡大強化するであろう．

　臨床家は，当然のことながら，中立的態度を維持するように心がけるであろう．クライアントが自傷行為や実際の自殺行為に及んだ場合，臨床家は，責任があるとか，または損害を補償すべきと思われるのであろうか？　簡易化された危機管理（「とにかく入院させて，残りは後で解決する」など）は，可能な限り制限の少ない設定において適切なケアを受けるというクライアントの権利を侵害するのか？　全てのレベルの危険を軽減する対応として，管理的環境における非自発的な精神科の治療を強制するという，しばしば，より容易で，一見したところ「より安

全」な手段を選択することは,クライアントにはどのように影響するのだろうか? クライアントは,わずかばかり残っている自己効力感と自律性を失ってしまうのか? クライアントとの治療同盟の発展に対する影響は? 自殺や自殺行為は,その危険を持つ集団においても,統計的には稀である。例えば,自殺念慮と自殺企図は自殺の危険を増大させるが,自殺念慮や自殺企図のある殆どの人は,自殺によって死ぬわけではない(American Psychiatric Association, 2003)。確かに危険因子の重みや,妥当な安全計画の制限によって,入院以外の選択を支持できない症例があり,なかでもクライアントが自発的治療を受け容れられない場合は,入院契約の強制が必要となる。しかし,入院が必要な症例は,私が毎年自殺志向を評価する人々のおよそ3分の1でしかなく,それらの症例にMIを適用すると,強制入院の割合は最小化できるように思われる。

確かに臨機応変の自発的または強制的入院は,クライアントが,資源を認識し選択できるように奨励する,慎重な総合的評価よりも,短時間で終了するため,危機管理の負担を軽減させるが,クライアントのさらなる進歩を妨げる可能性は否定できない。クライアントは,提供された「安全」計画に同意し,次段階のケアを受ける準備を整えているかもしれないが,これらの余地のない選択は,多かれ少なかれ,自殺傾向にあるクライアントの根底にあって,暗黙のうちに継続している複雑な両価性についての,クライアントの(または,ケア提供者の)認識を「一方に傾けて解決する」過程でもある。両価性に十分な注意を集中していなければ,受動的遵守以上に治療が進展することはなく,クライアントは瞬時に逆戻りして,最終的には刷新された自傷の試みを実行に移し,自傷行為の成功という結末を迎えることになる。実際の自殺既遂者は,精神科病棟から退院したばかりの人たちであることが多い。十分な調査研究が欠如しているため,この関連性の意味するところは,未だ明らかにされていない。表面的には静穏で協力的なクライアントは,環境療法に

よく従い，管理的環境から退院しても大丈夫であるように見えるが，入院中，生と死に関する両価性を好ましからざる方向で解決しており，退院直後に，手に入れたばかりの感情的な安定と回復したエネルギーを利用して，現実の自殺行為に至ると考えることもできる。効果的な両価性の探求に焦点を絞り，危機評価に際してだけでなく，入院治療中にも，退院計画でも，その後のケアにおいても注意を集中し続けるのが，賢明なのではないだろうか？

MIは，自殺志向を持つ人の存在に関する重要な多種類の両価性に対して，倫理的にアプローチするための，共感的でありながらも中立的な対人関係を，臨床家に提供する。MIでは，クライアントは「生きるべき」あるいは「死んではならない」という，法律上でも医学的にも，一般的な社会政策の前提に基づいた，絶対的な臨床的立場だけを採ることはない。むしろMIは，それを必ずしも当然とは見なさない自殺志向を持つクライアントの見解を，認識する立場を採っており，他の人々にとっていかに重要であろうとも，クライアントに対してどれほどの強制力を持とうとも，その前提を脇に置いておくのである。MIは，自殺志向のクライアントのケアに伴う，数々の矛盾を調整するために，有効な技法と適切な精神の両方を提供する。

自殺志向のクライアントに対するMIの臨床的適用

MIの適用は，危機評価と機能的に統合されており，それによって危機評価が，事実上短期療法を構成している。この統合的アプローチは，具体的に将来をも見通して，自殺志向を持つクライアントが，効果的に繋げられるべき，次のケアへの前奏曲となる。このような文脈におけるMI適用の目的は，強制を最小化し，クライアントの自律性を促進し，自己効力感を育むことである。介入の重要な目標は変化の促進であり，特に両価的状態や不確かな状態から，安全計画を維持することができる

ような，相応の準備状態へと変化させることである。当面は，クライアントが形はどうあれ，自分自身や他人を傷つける行動をとらないことが，重要な目標である。その他の明白な即時的目標は，面接を円滑に進めようとするクライアントの協力を理解すること，医学的問題の解明に協力を得て，薬物療法を遵守してもらうこと，当面の治療と長期の治療計画への賛同を取り付け，治療を最大限に生かすような参加を実現すること，可能なかぎり制約の少ない設定で，次の段階の治療にクライアントをつなげること，および患者の安全計画の一部として，継続的なケアのために調整された介入に対する，クライアントの同意とアドヒアランスを確保することである。

　このような MI の適用においては，関連した重要 2 つの部分的な修正がある。第一は，クライアントの優先順位に関係なく，その面接においては，構造化された総合的な危険と安全の評価のために，全ての重要な領域について検証しなくてはならず，結果として治療者は，より多くの直接的な質問をしながら会話の舵取りをするので，普通の MI 面接よりもかなり多くの面接時間を必要とするという点である。第二は，面接の選択的な焦点や究極的な性質が，クライアントと地域の安全を護るべきケア提供者の，基礎的な倫理的および法的義務によって，避けがたく強制的な点である。MI の他の適用と同様に，状況が強制的でなければないほど，「抵抗」が生じたり「抵抗」に出会ったりすることは少ない。危機評価においては，ケアに対して明らかに非協力的であったり，全く受動的または無関心であったりする，自殺志向のクライアントに出会うことは稀ではない。これらの制約を前提とするならば，相応の MI 精神を固く遵守して，明瞭に示す必要がある。すなわち心からの共感を表現して見せ，述べられていることと述べられていないことに注意して聴き取り，やさしく穏やかなやりかたで真正に正直であり，とりわけ前向きなエネルギーの煌めきを，全て見分けて尊重し，反映し，肯定し，育むことを明瞭に示さなくてはならない。クライアントがどれほど「協

力的」に見えても，クライアントの戦略と，安全や次段階のケアを確保する能力は，大きく異なる可能性がある。だからこそなおいっそう，MIの適用において，その原理を実践しなくてはならない。実際には，自殺志向を持つクライアントの危機管理において，修正MIを統合することには適合性があり，大きな可能性が存在する。

　この統合的過程は，クライアントの反応から，その人の現状の解明へと重点を移行する力動的な混合過程に，以下の各要素を含むものとして要約されるであろう。

・効果的な自律性を促進する：協働—抵抗と一緒になって進む
・効果的な治療同盟を推進する：正直—共感—誠実
・両価性を検証する：喚起—矛盾を探求する
・自己効力感を育成する：チェインジ・トークを反映して繰り返す

　私は，面接においては，いかなる時にも礼儀正しさ，細やかな感受性，および許可の依頼を重視している。私は，傾聴，反映，真の共感を表現することに特別の努力を傾注する。なぜなら，それが，気にかけている相手との関係を促進するからであり，多くの場合，誰かが自分を理解し，耳を傾け，気遣ってくれるという重要な認識を確立するだけでも，クライアントが「悪い感情」に対処するための「良い選択」を可能にするには，十分だからである。私の経験では，過去長期間にわたって，芳しくない治療結果しか手に入れていない人や，自殺既遂者の多くは，たくさんの指示を与えられる強制的なケアを受けており，おそらくは十分に親しい治療関係とは程遠い関係性しか経験していない。構造化された危機評価の枠組みのなかであっても，私は，クライアントと相互に信頼関係を築き，彼らがいくらかなりとも自己統制感を維持できるように，彼ら自身の速度と方向で反応することを許容している。コミュニケーションが大幅に円滑になると，過去の病歴や提示されている現状に

基づく想定を慎重に避けながらであれば，両価性の重要な要素を引き出して理解することが可能になる。MIの他の適用と同様に，両価性は，行動の選択肢として意図的に表現することができ，これは普通，次の段階のケアを協働して決定するという情報提供の機能も果たすであろう。

　MIの他の適用と同様に，意思決定のバランスシート（決断の長短を検討する技法）は，両価性の探求と解決において重要な位置を占める。存在論的な言語においては，生命そのものを選択の対象とする疑問以上に，真正な命題はない。自殺志向のクライアントとの取り組みにおいては，これがしばしば1つではなく，2つの選択肢として経験されていることに気づく。自分は生きたいのか？　死にたいのだろうか？　還元主義的な視点からは，これらは同じコインの表裏と見なされるであろう。しかし，私は，それらが通常，匹敵するものではあるが，必ずしも調和しない，異なった2つの質問であることを，クライアントたちによって教えられてきた。問題飲酒者が，素面の良い点とそれほど良くない点，また飲酒継続の良い点とそれほど良くない点を探求するのと同様に，自殺志向を持つクライアントも，生き続けることの良い点とそれほど良くない点，および死を選択することの良い点とそれほど良くない点を探求するであろう。多くの場合，この探求によって，クライアントが実際には死んでしまいたいわけではなく，彼らが感情的に甚だしく打ちのめされ，自己効力感を喪失しているので，それ以外の選択肢がないように感じているという，真の理解が得られる。自殺志向のあるクライアントは，次段階の自分のケアを選択する準備ができているとしても，生と死についての存在論的な選択の準備は，全くできていないかもしれない。「安全計画」や次の段階のケアにクライアントが合意したとしても，生きるか死ぬかについての両価的状態から，安定した強固な解決に至ったとは，必ずしも言えないと理解することが重要である。死の魅力が，クライアントによって極めて強力に表現されているので，最大限に強制的なケア以上の良い選択はあり得ない症例もある。どれほど生きたいか，

そしてどれほど死にたいかをめぐる，より深い両価性を解決するには，治療と自己探求のための長い時間を要するであろう。それでもなお，突発的な危機における短期の MI 介入は，しばしば慢性のうつ病や厳しいストレス因子と闘いつつ，自傷をしないという新しい段階に踏み出すために，それまでと違う涙を流しながら，犠牲を払ってでも自分自身の能力を獲得しようとする，クライアントの役に立つと考えられる。

臨床例

以下の具体的な症例は，郊外の混雑した病院の救急室で，危機専門カウンセラーとして働いている私が，診療で経験した典型的な症例を合成したものである。紙面の都合上，ここでは，私が MI の技術と技法を使って問題と治療双方の受容を探求する，通常 1 時間程度の面接のうち，ほんの短い部分しか掲載できないことをご了承いただきたい。

ジェイムズは 29 歳の男性で，警察に「僕は死ぬんだ，止めるなよ」という緊急の電話をかけた後，地元警察と救急隊に連れて来られた。彼は，過去 12 カ月間で 2 回の救急受診をしており，どちらも故意に処方薬と市販薬を過量摂取した後であった。彼は 2 回とも酒とコカインを併用していた。彼の最終学歴は高校卒業で，独学で熟練の整備工となったが，この数カ月間失業していた。彼は，親密な家族がいないこと，父親がアルコール依存症だったこと，子どもの頃数カ月間，自分と妹が母親によって性的虐待を受けていたことを話した。当時妹は 8 歳で，彼は 10 歳であった。その虐待について，家族内で話しあったり，事実として認められたりしたことはなかった。ジェイムズは，19 歳で結婚し，その後離婚していた（結婚は 2 年間続き，その間，お互いに相手の家庭内暴力を通報していた。子どもはなかった）。評価時点で，ジェイムズは，当時交際していた女性と仲違いしていた。彼女は，彼にアパートか

ら出て行くように主張した時に,「殺してやる」と脅されたので,その頃接近禁止令を取得していた。彼は,彼女の家にも職場にも,携帯電話にも執拗に電話をしたため,接近禁止令に違反したとされていたが,公判日は未定であった。彼は,1年前の最初の自殺未遂以来,治療を受けたり受けなかったりしていた。最初彼は,8日の間任意入院して,その後2週間,部分入院(半日)プログラムに出席していた。次に彼は,個人精神療法に紹介されたが,2回行っただけで中断していた。主治医は,2年前に薬剤を処方したものの,ジェイムズは薬を飲むつもりはないと言った(「酒を飲んでいるから,薬は飲みたくない。ぼーっとするだけで,効果はないよ」)。彼は,入院中も処方薬を服用していなかった。彼は,コカイン乱用の問題性を軽視して「みんなと同じで,あればちょっとやるだけさ。コカイン中毒なんかじゃないよ」と言っていた。その次に彼は,喧嘩の最中にガールフレンドの目の前で二度目の過量摂取をして救急室に運ばれたが,任意入院による精神科治療を拒否し,州立病院に6週間強制入院していた。今回の自殺未遂は,それまでよりも重症であり(血中アルコール濃度が0.24以上で,大量のアセトアミノフェンを摂取していた),次の段階のケアを決定するための評価ができるほど病状が安定するまでに,集中治療室で2日間の治療を要した。この経過から,ジェイムズは,明らかに危険性が高く,安全性の低いクライアントであった。彼は,重篤で増悪しつつある自傷行為,重大な物質乱用の合併,治療提案の非遵守,自己洞察と判断力の不足,強い衝動性,前向きな社会的支援の不足,および明らかに増加しつつある境界性パーソナリティ障害の性質などの病歴を持っていた。

　ジェイムズは,逃亡と故意の自傷の危険が大きいと見なされたため,監視係の看護師と警備員がそれぞれ一人ずつ近くにいる,集中治療室のベッド上で評価を受けた。彼は,評価面接中協力的に見えたが,防衛的でもあった。上述の病歴の見直しに加えて,評価面接によって以下の2点が明らかにされた。彼は1丁の猟銃と1丁のショットガン,つまり2

丁の銃器を所持しており,「安全な場所」に保管してあると打ち明けた点と,仲違いしているガールフレンドに電話をかけたいので力を貸して欲しいと,私に繰り返し頼んできた点(「彼女とちょっと話したいんだよ。彼女に,ここから出してもらいたいんだ」)が重要であった。評価面接の手始めとして情報を収集した後,私はジェイムズの昼食のために休憩をとることを提案した。約30分後,私は戻って彼のベッドのそばに座り,面接を続けた。

面接者:こんにちは,ジェイムズ,お待たせしました。ご気分はいかがですか?
クライアント:どうしても電話したいんだ。彼女と話をしたいんだよ。

彼はすすり泣き,それから声をあげて泣きだす。私は彼の目を見ながら,じっと座っている。私の表情は,クライアントの悲しみと彼に対する私の心配を表す。私は彼にティッシュペーパーを渡す。私は黙ったまま,辛抱強く座り続け,彼のほうに身体を向け,注意を集中して,ただその瞬間を分かち合う。1〜2分後,彼は泣き止んで涙を拭き,私を見て,大きなため息をつく。私は彼を見て,ため息を返す。

クライアント:僕はもうおしまいだよ。全部台無し。死ぬしかないね。
面接者:あなたは疲れ果てて,希望がないと感じておられるように見えますが……。
クライアント:彼女がやり直してくれるなら別だけど。なぜ彼女と話をしちゃあいけないのさ?
面接者:ジェイムズ,接近禁止令が出されたのは,あなたが彼女を殺してやると脅したからでしょう。あなたは以前に,家で暴力事件を何回か起こしていますし,何度か,自分を傷つけるようなこと

もしていますね。

クライアント：いつもそうやって昔のことを持ち出すんだね。それは僕が酔っ払った時にしたことだよ！　それに，さんざん挑発されたんだ。

面接者：世間の人々にあなたを違う目で見てもらうにはどうすればいいと思いますか？

クライアント：多分，僕が素面(しらふ)の時に見てもらえればいいんじゃないかな。僕はいいやつだし。人が良すぎるのかも。いつも傷つけられてさ。なんで，僕を傷つける人には接近禁止令が出ないんだよ？　結局，いつも僕のほうが追い出されて，車のなかで暮らすことになるんだ。

面接者：この現実は，あなたにとっては不公平に思われる……。

クライアント：ほんと，最悪！（ドスンと座る）もうどうでもいいよ。

面接者：アルコールやドラッグを使用しなければ，あなたはもっとうまくやれると感じていらっしゃるように聞こえますが……。

クライアント：もちろんだよ。しばらくはすごくうまくいっていたんだ。でも，他のみんなと同じように，僕がちょっとパーティーに行って楽しもうとすると，彼女が文句を言い始めるんだ。僕は子どもみたいに，こうしなさいとか，言われたくないんだよね。

面接者：あなたは他人に何かをしなさいと言われるのが嫌なのですね。あなたが，現在選択できることについてはいかがでしょうか？

クライアント：言っておくけど，州立病院には戻らないよ。あんなところに行くくらいなら死んだほうがましだよ。だいたい，僕に選ぶことなんかあるのかな？

面接者：それはあなた次第です。安全問題に対してどのように感じておられるかによりますね。よろしければ，そのことについてお話しすることもできますが……。

クライアント：安全問題って何だよ？

面接者：そうですね，確実にひとつ心配なことは，あなたの銃ですね，ジェイムズ。あなたは狩りが好きだそうですが……。

クライアント：僕は銃で誰かを撃ったことなんかないよ。自分を撃ちたかったら，撃っていたと思うけどさ。

面接者：何があなたを思いとどまらせたのでしょう？

クライアント：わからないよ。僕がそんなことをするわけないだろう。すごくお金がかかった銃なんだから。どっちにしても銃は安全なところにしまってあるよ。

面接者：そうですか，あなたが狩猟以外に銃を使いたくないと思っていらっしゃることを大変嬉しく思います。あなたが銃の保管について慎重なのは結構ですが，あなたの銃が本当に安全な場所にあるかどうか，確かめさせていただければ，あなたの選択能力がもっとずっと確信できると思うのですが……。

クライアント：銃を警察に取られたくないんだ。

面接者：合法的な狩猟用の銃器なら，当分の間，信用できるご家族かお友達に保管してもらうこともできます。

クライアント：とっくにそうしているよ。アルっていう友達に預ってもらっているんだ。アルは職場の主任でさ。毎年一緒に狩りに行くんだ。アルは銃の安全な保管場所を持っていて，そこに僕の銃もしまってくれているんだよ。

面接者：アルに電話をして，それを確認し，あなたの今のご様子を彼に伝えられると，大変ありがたいのですが……。あなた方が狩りに行くとき以外は，あなたに銃を持たせないように，そしてあなたが素面で落ち着いていることを確認してから持たせるように，アルに頼みたいのです。

クライアント：いいよ。

ここで，私が証人となり，ジェイムズが署名をして，同意書が作成された。私は，彼の協力に感謝を表し，「これで，あなたのケアについて，たくさんの選択が可能になりました」と言って称揚した。私は席を立ってすぐにジェイムズの友人・アルに電話をかけ，銃が実際にジェイムズには開けられないキャビネットに入っていることを確かめることができた。アルは，ジェイムズの感情的および行動的問題を認識していると言い，一緒に狩猟に行く時に，ジェイムズが素面で落ち着いていると確認できなければ，彼に銃器を渡さないと私に保証した。私は彼に礼を言って，その会話を記録し，ジェイムズとの面接を再開した。

面接者：あなたの友人のアルと話しました。彼から，今あなたの調子がすぐれないことを気の毒に思っていて，あなたの銃については責任を持つと伝えるように頼まれました。彼はあなたのことを気に入っていて，とても大事に思っているようですね。

クライアント：うん，アルはほんとに最高なやつだろ。家族みたいなんだよね。で，僕はこれからどうなるの？　いつここから出られるのかな？　車を取りに行かなくちゃ。僕の持ち物は，全部そのなかに入っているんだからね。

面接者：ジェイムズ，今回あなたはご自分の健康を相当損なってしまいました。そのことについて主治医と話しあいましたか？

クライアント：うん，肝臓の検査結果を見せてもらったよ。先生は，僕が大丈夫だと思う？

面接者：私はそちらの専門医ではありませんが，あなたがどのように自分の面倒をみるかという選択によると思います。医師たちは，あなたが再び外来部門に通院できるほど良くなったと皆が認めるまでは，精神科病棟に入院していて欲しいと言うでしょう。そのことについてどう思われますか？

クライアント：僕は，たいして選べないんだよね？

面接者：あなたには，精神科治療を受けるにあたって，強制か任意かという選択肢があります。あなたは，今までの経験から，その違いについてご存知だと思います。もしよろしければ，あなたは前と同じように，ここに入院するのはいかがでしょうか。私たちがあなたのことを気にかけているのはご存知ですよね。いかがですか？

クライアント：うん。ここに泊まってもいいよ。

　上記に抜粋した「ジェイムズ」のMIに基づいた評価面接で，直接の対話に費やされた時間は合計1時間であった。

　MIは，同じような面接において，MIを取り入れない場合に比較して，違いをもたらすのであろうか？　比較対照のために，ジェイムズとの面接を，MIを取り入れずに実施した場合を想定して，再び取り上げよう。この対照例では，休憩を除いて，評価と処遇決定の時間は合計40分だけであった。この面接は，最初の例のように，私の臨床現場で観察されるMIを取り入れない面接者が，ジェイムズのようなクライアントと面接した，実際の場面に基づいて合成されている。最初の面接と同様に，面接者は，初期の評価面接による情報収集に続いて，その後の処遇を決定している。

面接者：ジェイムズ，私たちは，今後あなたがどのようなケアを受けるかを決めなくてはなりません。

クライアント：彼女と話したいんだよ，いいだろう。頼むから電話をかけさせてくれよ。

　彼はすすり泣き，それから声をあげて泣き出す。面接者はジェイムズにティッシュペーパーを渡し，「あなたが，接近禁止令に従わないで電話をかけたから，今こんなに面倒なことになっているんですよ。少し，

時間をあげましょう」と言って，部屋を出る。約3分後，ジェイムズは泣きやみ，面接者が戻ってくる。

面接者：話はできそうですか？

クライアント：僕はもうおしまいだ。全て台無しさ。死にたいよ。

面接者：そうですか，それでは，あなたは確実に入院しなければなりませんね。

クライアント：彼女がやり直してくれるなら違うんだけどな。なぜ彼女と話をしちゃあいけないのさ？

面接者：ジェイムズ，それは，接近禁止令を出した裁判官に尋ねるべきことです。

クライアント：いつもそうやって昔のことを持ち出すんだね。それは僕が酔っ払った時にしたことだよ！　それに，さんざん挑発されたしね。

面接者：私たちはあなたに，解毒治療とアルコール・薬物問題の治療も，必ず受けていただくようにします。

クライアント：いいかい，僕はアルコール依存じゃあないし，薬物中毒でもないよ。なんで，僕のことを傷つける人たちには接近禁止令を出さないの？　おかげで僕のほうが，いつも車のなかで暮らす羽目になっているんだよ。

面接者：それは，考えてみたほうがよさそうですね。

クライアント：（ドスンと座る）もうどうでもいいよ。言っておくけど，あの州立病院には戻らないからね。それくらいなら死んだほうがましだよ。

面接者：今のところ，私は，あなたが州立病院以外のところで，安全に過ごせるとは信じられません。

クライアント：どうして？　先生は僕のことを何も知らないのに……。

面接者：ジェイムズ，私はあなたの銃がとても心配です。あなたは狩猟が好きだそうですね……。

クライアント：僕は銃で誰かを撃ったことはないよ。自分を撃ちたかったら，そうしていたと思うけど。

面接者：ジェイムズ，私はその銃が今どこにあるか知りたいのです。

クライアント：もう持っていないよ。売ったんだ。

面接者：いつ，誰に売ったのですか？

クライアント：先生に関係ないだろ？　去年，銃のショーで売ったんだよ。

面接者：それを証明できますか？

クライアント：いいかい，銃についてこれ以上話すのはいやだね。僕は退院したいんだ。いつここから出られるのさ？　車を取りに行かなくちゃ。僕の持ち物は全部そのなかにあるんだから。

面接者：ジェイムズ，あなたは自分自身にも他の人に対しても危険です。入院しているしかないでしょうね。あなたは治療に協力的ではありませんから，今後のケアのためには，あなたを州立病院に送る以外に方法がありません。

クライアント：それは先生の考えですよね。もう退院します……。

　ジェイムズは立ち上がって点滴を自己抜去し，心臓モニターを外した。面接者は大声で職員を呼び，身体的拘束を要請した。その日のうちに，彼は精神科病棟へ移送され，強制入院となった。
　この架空の症例は，現実のクライアントとの実際の面接に基づいており，自殺志向を持つクライアントとの取り組みが，MI の使用によってどのように強化され得るかについて，比較対照するための典型的な症例として合成されたものである。これは，MI を万能の解決策であると示唆するものではない。現実に，達成できることには限りがある。
　最初の，MI に基づいたジェイムズとの面接例の警告的な追記とし

て，面接終了の1時間後に，ジェイムズは，昼食時に確保しておいたプラスチックのスプーンを折り，看護師や警備員のいる前で，喉と片方の手首を表面的に切りつけた。彼は身体を拘束されて，精神的なケアを受けるために州立病院へと移送され，強制入院となった。3週間後，州立病院を退院した時に，ジェイムズは地域の「クライシス・ライン」に電話をかけて，私と話したいと言った。

面接者：もしもし，ハリーです。
クライアント：もしもし，やあ，ジェイムズです。先生，僕のこと覚えていますか？
面接者：ジェイムズ，お元気ですか？ もちろん覚えていますよ。あなたがどうしていらっしゃるかと考えていました。どこから電話しておられるのですか？
クライアント：州立病院からグループ・ホームに移ったんですよ。今度こそ，きちんとしなくちゃまずいかなって思って。今回は，前とは違うやりかたをしたいんです。先生に会って話したいんですけど。
面接者：またお会いできるのは嬉しいです。都合のよい日時はいつでしょうか？

問題と解決策の提案

前述の例を踏まえて考慮すべき問題は，MIの介入が「時間の無駄だ。彼（ジェイムズ）がしたことを考えてみろ。私たちはいつもこういうクライアントを診ているが，彼らに対してできることはない。君は，直ちに彼を長期の強制入院ケアに送るべきだった」という同僚の見解である。MIに基づいた革新的な診療に対する同僚の両価性について，理解と受容が必要であることは，クライアントの変化に関わる複雑な感情

に対して，繊細な認識が必要であることと何ら変わりはない。私たちは，クライアントに面接するのと同様の認識をもって，同僚にMIを実践しているわけではないが，議論や審判および説得を避けながら変化を促すという価値は，私の臨床実践において明らかである。同僚のなかには，気質や哲学によって，従来の治療の革新に反対している人たちもいる。しかし，多くの同僚は，自殺志向のあるクライアントとの取り組みを強化する方法として，MI面接に対する心からの好意的評価や関心を示している。

　MIの懐疑論者は，「ジェイムズの症例で，MIによって提供された，より良い結果とは何だったのか？」と問う。どちらの例でも，彼は強制入院になった。しかし私は，MIを基礎とした介入においては，猟銃の安全な保管に関する彼の協力と，評価面接で心地よく感じ，その後信頼するようになったカウンセラーのところに，退院後にも，引き続いて面接に通うことを選んだ彼の決断は，クライアントと地域社会にとって価値があり，長期間の後に利益を生むと考える。その選択は，長期間にわたって前向きな変化を促進するために，継続的な機会が与えられることを意味するからである。対照的に，もうひとつの例では，明らかな不信，怒り，および疎外感が特徴的であることを考慮すると，クライアントと地域社会にとって，危険の大きい状況が継続したままであると示唆される。

　MIの訓練を受けたことがないか，またはMI経験のない同僚は，MI面接が，多くの治療施設の現実として，大抵の場合制限されている時間内に，必要な手続きを終了するのに「実用的」か，または「実施しやすい」か，という点において，しばしば懐疑的である。彼らは，普通，評価を完了するために，距離を置いた態度で，厳密に構造化された直截的な面接法を採用している。研究による裏づけはないが，私の観察と経験によれば，MIを基礎とした介入に要する時間は，一般に，その他の面接法に比べて，いくらか長いだけである。それよりも，質的に重要な相

違があり，徹底的な評価に必須な情報の完全性と正確性が支持されることや，次の段階のケアにおいてポジティブな治療同盟が構築できること，その後の前向きな取り組みに対する障壁を同定し，最小化することなどが，極めて重要である。必要な情報収集が完了すると，私は，次の面接のために文字通り場面を設定し直す。双方の快適さと個人的必要性のために短い休憩を提案し，時間を空けて，もう一度「次に何をするか」について，クライアントと話す許可を求める。安心や一般的な礼儀などの基本的な配慮が，自殺志向性の危機管理という緊急性の前では，いかにも容易に零れ落ちてしまうことには驚かされる。個人の必要性に対する，この意図的な注目——MI精神の具体的表現——は，不安を和らげ，葛藤を軽減し，次段階のケアに係わる重要な意思決定に影響するはずの両価性を，悪化させないために役に立つ。その時点で，クライアント，私以外のケア提供者，出席している家族，重要な他者および関係者たち，そして進行役を務める私は，力を合わせて問題が何であるかについて同意し，次に何を行うかについて合意を形成する。このように多くの利害関係者の間には，しばしば相違があるであろうことを認めつつも，その後のケアに対する，クライアントの意向や計画に，影響を及ぼす可能性のある危険因子と，安全因子を調和的に尊重する。一方，MIに基づく私の立場からは，クライアントの自律性と個人的な責任を負う能力を，最高位の目標として尊重する。

　危機的状況のこのような矛盾を検証するために，MIの基本を提供する価値は，非常に重要である。なぜなら部分的には，それが（熟練したMIの治療者がごく少ないことを考えると）極めて例外的であり，一般に「従来の治療」と言われる，より指示的で強制的な面接法と著しい対照をなしているからである。そのように困難な状況にあるクライアントに対して，MIを用いる場合の最も難しい側面のひとつは，より指示的で決定的にMI面接とは違うアプローチを用いる多くの人々と，その後に続いて出会う可能性が高い設定のなかで，MIを適用するところにあ

る。安全な精神科病棟へ，自発的であれ非自発的であれ入院した後に，多くのクライアントは比較的短期間のうちに退院し，ケアの少ない施設へと移るのであり，そのような短時間では，両価性の矛盾が解決されるようには思われない。それに，個人の自律性を暴力的に侵害されたクライアントの反応は，変化のための「準備状態」を損なってしまうかもしれない。私は，殆どの場合「あなたのケアにおいて，今起きていることや，次に起こることに対して，どのように対処できそうに思われるか，話してください」と言うことによって，クライアントが選択し，計画したであろう状況とは極めて異なる困難な状況に陥っていることについて，感情を表現するように奨励している。MI が日常的に実践されている治療施設は，まだ比較的少ない。現在，この地域における唯一の開業医は私である。私は，解決策として，MI の「種まき」と呼ぶことをしている。すなわち，可能であればいつも，できるだけ，クライアントに対して MI を用いている。同僚，家族，警察，およびその他の関係者に対して，この方法に対する認識を徐々に促し，さらに MI の教育や訓練に興味を示す人に対しては，入手可能な資源を紹介している。

　この問題に対する私のもうひとつの解決策は，MI 面接の延長として，クライアントが MI をいくらか取り入れ，彼ら自身で実践する方法，すなわち私が「自律的 MI」と呼ぶ方法について，彼らと共に探求することである。その方法は，クライアントが，何ひとつできないような状況におかれても，必要な時に応じて使えるように MI 精神を習得する。MI 面接において，治療者の役割を意識的に真似てできる役割行動は，今ここで私たちが使うことができる以上のもの——後々のために，いくらかやってごらんになりますか？——があるという理解を分かつ，明白な相互協定にたどりつく。殆どのクライアントにとって，次段階のケアは，私の MI 面接による短期介入とは，全く異なったケアであろうと思われる。それだからこそ，前向きな期待，誠実な肯定，およびその後に遭遇する柔軟性の乏しい，骨の折れる，よそよそしい治療面接に取

り組むために採用できるかもしれない，いくつかの対処法についての本質的な気づきを，彼らに用意したいのである。クライアントの自己効力感の育成を援助し，MI ほど柔軟でも繊細でもない，次の段階のケアに耐え得る能力の獲得を可能にするような選択のために，前もって練習する数分間を余分に割くのは，難しいことではない。

　最後に，このような MI 適用の限界を知っておくことは重要である。明らかに，全ての自殺志向のあるクライアントが，MI やその他の面接に反応するとは限らないのである。自殺志向性が単なる個人的な葛藤の複雑とは言えない作用によることは稀であるため，治療者は，自殺志向を持つクライアントとの面接においては，その背景と情勢を注意深く観察しなければならない。クライアントの人間関係における支持と葛藤，経済的資源とストレス要因，慢性的で持続的な疾患または行動障害，およびその他の困難な状況は，しばしば短期介入の範囲や影響力をはるかに超えている。自殺志向を持つクライアントの診療に携わる人は，その取り組みを開始するにあたって，治療者の健康を護るための，賢明な勧告に従うことも重要である。

調査研究

　自殺に関する実証的研究は非常に限られており，どのような種類の無作為化比較対照試験（RCT）も殆ど存在せず，相関研究の解釈には多くの限界が影響している（Gaynes et al., 2004; Soomro, 2005）。研究者たちにとっての方法論的な問題は，どのように実際の行動を定義するのか，自殺既遂者から証拠を入手する困難，通常は自殺未遂者を対象者として自殺既遂者の代用としていること，比較対照群を適切に定義し，適合する群を作る困難，などをめぐる議論から始まる（Lester, 1997）。現在，自殺志向のあるクライアントに対する MI の適用について，公表されている調査研究は存在しない。自殺の予防，ならびに自殺志向

性と故意の自傷の治療的管理において，MIの適用と極めて一致している研究を実施している著名な研究者は，Jobes（2006; Jobes & Drozd, 2004），Linehan（1993; Linehan & Bagge, 2000），Shaffer（Shaffer, Garland, Gould, Fisher, & Trautman, 1988; Mann et al., 2005），およびGould（Velting, Kleinman, Lucas, Thomas, & Chung, 2004; Gould et al., 2005）である。

結　論

　自殺志向を持つクライアントとの取り組みにおいて，MIを臨床的に適用するにあたっての課題は数多い。それでもなお，治療同盟の強化，自律性・責任・自己効力感の支持と育成，および二分割思考の点検と両価性の探求から得られる利益には，私の診療にもたらされた価値と同様の価値が，あなたがたの診療にももたらされるように思われる。クライアントは，しばしば「以前にもカウンセラーのところに行きましたが，先生のように取り組んでくれた人はいませんでした」と言ったり，その治療の効果に言及したりするので，彼らがMIの適用を好意的に評価しているのが理解できる。彼らは，私が彼らの話をゆっくり聴くので，標準化された評価の過程を大急ぎで終了するように押し捲られると感じないで済むことを，特に気に入っている。彼らはまた，私が面接の全ての段階で，選択肢と選択の余地を与えることを好意的に評価している。私の診療を受けた危機的クライアントは，およそ33%が自発的入院ケアの紹介を受け入れており，精神科病棟への強制入院率は相対的に低い（7%未満）ことが，客観的な指標である。自殺志向性に対する評価と治療におけるMIの適用は，多くの研究者やケア提供者の注目を大いに集めており，同時により大きな注目に値するものである。

第8章

摂食障害の管理的治療における
動機づけ面接法

Janet Treasure
Ulrike Schmidt

　摂食障害——拒食症（AN），過食症（BN），および関連疾患〔特定不能の摂食障害（EDNOS）や無茶食い障害（BED）〕——は，主に若い女性において，非常によく見られる疾患である。最近の地域調査では，若年女性における生涯有病率がANでは4.6％，BNでは7.7％（部分的，または不全型の症例を含む），BEDでは0.6％であった（Favaro, Ferrara, & Brownell, 2003）。これらの疾患は，通常，慢性的な経過をたどり，精神的・身体的合併症や続発症を伴う（Fairburn & Brownell, 2001; Zipfel, Lowe, & Herzog, 2003）。ANの死亡率は，精神疾患のうちで最も高く，死亡リスクは，うつ病，統合失調症，およびアルコール依存症の3倍である（Harris & Barraclough, 1998）。

　摂食障害の病因は複雑である（Jacobi, Hayward, deZwaan, Kraemer, & Agras, 2004）。BNは西洋文化に深く関連した疾患であり（Keel & Klump, 2004），この病状の主要な危険因子はダイエットである。一方，西洋以外の文化圏で発症するANの症例や，中世に遡って詳細な記録が残る症例も存在する。これらの歴史的な，または西洋文化にかかわりのない症例の精神病理は，体重や体型についての拘りに基づいたものではない。むしろ，食欲不振や摂食不能，あるいは修行ないし宗教的理想による食事制限を理由としたものである。ANとBN双方の診断基準

は，現在のところ，これらの疾患の中心的な精神病理として体重や体型についての拘りを重要視しているが，私たち——その他の人々（Palmer, 2003）も——は，体重や体型への拘りがBNにおいては中心であるが，ANにおいてはそうではないと考えている。それよりもむしろ，ANの本質は，体重／体型への拘りを含む様々な要因によって動機づけられた食事制限であると思われる（Palmer, 2003）。

専門家のなかには，診断分類（AN, BN, BEDなど）と下位分類（排出型，非排出型など）を廃し，全ての形式の摂食障害を一括して扱うべきと考える人もいる（Fairburn & Bohn, 2005）。しかしながら，私たちは，異なる形式の摂食障害の間にいくらかの重複はあるものの，各形式間では病因，臨床的特徴，および維持要因の明らかな違いがあり，疾患管理や治療計画の作成にあたっては，その相違を考慮する有用性が，なお存在すると主張したい（Collier & Treasure, 2004; Jacobi et al., 2004; Schmidt & Treasure, 2006）。

本章では，様々な摂食障害の治療的管理における動機づけ技法の適用について考察するが，主な対象はANである。私たちが，ANを主要な対象として選択した理由は，この疾患の患者は，BNやBEDなどの摂食障害の患者よりも，一般的には変化に対する準備ができていないからである（Blake, Turnbull, & Treasure, 1997）。BNやBEDの患者は，通常，症状を苦痛に感じ，自ら治療を求めて来るので，治療同盟の構築や変化の達成が容易である。対照的に，ANが他のあらゆる精神疾患から区別される重要な特徴のひとつは，死の危険が迫っている時でさえ，患者自身はANを高く評価しているという点である。これは，Bemis（1986）によって次のように要約されている。「体重減少に対する気持ちや考えについて尋ねると，AN患者は，とても嬉しい，素晴らしい，勝利感，誇りに思う，自分の力を感じる……特別な感じ，優越感，他者からの尊敬と崇拝に値する」などと報告する。そういうわけで，不慣れな治療者は，「自己破壊的な生き方」を止めるように，患者に嘆願した

り，言い争ったりしていることがあるかもしれない。体重減少が進行し，生命の危険が迫ってくるにつれて，治療者は，より管理的かつ強制的になるだろう。すると患者は，強制的治療から逃れようとして，「病院の体制と戦う」ために，嘘やごまかし（ポケットに錘を入れたり，体重測定の前に大量の液体を飲むなど）を工夫したり，「退院するために食べ」たりすることが多い。

動機づけ面接法（MI）は，摂食障害の患者と向きあう治療者にとっては，患者に対決することなく，一緒になって取り組む視点を提供するので，即時的な「的を射た」解決手段である。しかしながら，以下で考察するように，AN 患者に有用であるためには，標準的 MI モデルを修正する必要がある。今後私たちは，AN に対する治療法と，他の摂食障害に適用される方法とを，比較対照して解説する。

臨床集団と一般的治療

AN 治療の歴史は過去 150 年にも遡る。以前の治療モデルは，AN の患者が入院し，横になって静養し，栄養を摂取するというものであった。精神療法的なアプローチは過去 20 年間で開発された。AN に対して実施された初期の精神療法は行動療法であり，厳密なオペラント条件づけによって，体重増加の達成に限定して焦点を絞った（Schmidt, 1989）ものであった。すなわち，患者はベッドで安静にさせられ，家族から隔離され，体重増加要件を満たした時だけ「特権」が再付与されたのである。これはしばしば，患者には強制的で無益なものとして経験されたため，激しい抵抗を引き起こした（Touyz, Beumont, Glaun, Phillips, & Cowie, 1984）。そこで近年，英国，オーストラリア，およびニュージーランドでは，実証的研究を系統的に概観して作成された治療指針が遵守されている（Beumont et al., 2004; National Collaborating Centre for Mental Health, 2004）。これらの指針は，AN に対する第一

選択の治療法として，精神的成長も栄養面の改善も重視した，通院精神療法を推奨している（National Collaborating Centre for Mental Health, 2004）。英国の治療指針（National Collaborating Centre for Mental Health, 2004）では，厳密なオペラント条件づけによる行動療法は，ANには適用すべきでないと明確に述べている。

　ANは，一般に10代半ばで発症する。この疾患の古典期な特徴のひとつは，ANの患者が自分自身に問題があるとは考えずに，治療を拒否することである（この抵抗は，ある程度は強制的治療の産物であると言える）。これは，「生活場面での時点診断」ができるために，援助を求めようと考える機会の多い家族や友人，または教師たちの懸念とは，著しく対照的である。このような相違があるので，ANの初期段階にある思春期の患者に対しては，家族療法を基礎とした介入が最も有効であることは，驚くにはあたらない（National Collaborating Centre for Mental Health, 2004）。初期の家族療法は，極めて指示的で，「家族構造の再構築」や「親を監督者に戻すこと」に重点が置かれ，思春期の患者には，殆ど関心が払われなかった（Minuchin, Rosman, & Baker, 1978）が，現代の家族療法は，比較的柔軟で，動機づけ技法に適合する。現在では，全ての家族成員が治療にかかわるよう求められ，その家族独自のスタイルが尊重され，適切な境界線の設定と思春期の患者の自律性との間で，最適なバランスを見つけるように親を教育し，患者の意見をもっと聞くことに重点が置かれている。親の治療面接（親は親で，子どもとは別に診察を受ける）のような家族療法の変法は，同席の家族療法と同等に有効であることが知られている（Eisler, Dare, Hodes, Russell, Dodge, & LeGrange, 2000）。

　成人のAN患者は，一般的に長年にわたって疾患を抱えており，不良な予後を示唆する追加的な特徴を持っている。概して，成人の患者たちに対しては，何が効果的であるかよりも，むしろ効果のないことについて，確実な知見がいくつか存在する。食事療法だけの，または栄

養相談だけの治療は，アドヒアランス不良であり（Serfaty, 1999），精神療法（例えば認知行動療法：CBT）ほど有効ではない（Pike, Walsh, Vitousek, Wilson, & Bauer, 2003）。同様に，栄養補給と体重回復を目的とした入院も，治療アドヒアランスの不良によって証明されるように，通院治療ほどには患者に受け入れられない（Crisp et al., 1991）し，入院による栄養補給は，それだけでは回復のために十分ではない。入院後の再燃は普遍的であり，追加の心理社会的教育が必要とされる。また，ANの治療に有効であると証明された薬物療法は存在しない（Claudino et al., 2006; Treasure & Schmidt, 2005）。

ANとは対照的に，BNは比較的新しい疾患であり，最初の記載は1979年である（Russell, 1979）。BNも，典型的な発症は10代であるが，他者に気づかれないまま進行する例が多く，通常，受診までに数年を要する。BN患者の実際の受診は，心配した家族や友人に勧められてというよりも，患者自身の決断によることが多い。BNにおいては，治療に有効な事柄に関する質の高い実証的研究が数多く存在する。現在のところ，BNに対しては認知行動療法（CBT-BN）が，第一に選択されている（Hay, Bacaltchuk, & Stefano, 2004; National Collaborating Centre for Mental Health, 2004）。とはいうものの，CBT-BNの治療を受けて完全に回復する患者は50%未満であり，未だ改善の余地がある。実際，既存のアプローチを基礎にして，精緻に作り直されているCBTの新しい治療モデルがある（Cooper, Wells, & Todd, 2004; Fairburn, Cooper, & Shafran, 2003）。CBT-BN治療に対する反応性の不良には，患者自身の動機が乏しいという原因も考えられる。

摂食障害におけるMI適用の論拠

AN患者の変化に対する躊躇というテーマは，摂食障害の文献に繰り返し登場する（Vitousek, Watson, & Wilson, 1998）。変化に対する動

機と準備状態を理解し,評価するための様々な実証的モデルがある。なかでも優れた視点を持つモデルのひとつは,変化の理論横断モデル(変化の5段階モデル)から導きだされたものである(Prochaska, DiClemente, & Norcross, 1992)。このモデルの重要な仮定は,人々が行動を変えるには,前熟考期から熟考期へ,次に準備／実行期へ,そして最終的には維持期へと,一連の段階を順に経過するという想定である。ANの成人患者の研究によれば,受診する患者の約半数が,前熟考期(変わる希望が全くない,など)か,あるいは熟考期(変化について相当に両価的,など)かの,どちらかであった(Blake et al., 1997; Ward, Troop, Todd, & Treasure, 1996)。

 ANの罹患者と,その家族や友人とでは,変化に対する希望が一致していないうえに,身体的合併症の介入緊急性に対する認識も相違しているので,AN患者の治療導入は非常に困難な課題である。従来のAN治療は,しばしば指示的で,完全に強制的であったので,患者と医療援助職の信頼関係を破壊することが多かった。MIは,このような状況下で,しばしば生じる敵意や抵抗の回避を可能にする。

 BNの罹患者は,症状が長期化した後ではあっても,自発的に治療に来ることがANより多い(Blake et al., 1997)。彼らも,変化については複雑な気持ちを抱いている。彼らは自分の無茶食いを抑制しようと一生懸命であるが,一方では,体重と体型をコントロールする手段を手放すことは躊躇しがちである。さらに彼らは,極端な食事制限や嘔吐などの補償行為を止めることには両価的である。したがって,MIは,ANだけでなく,その他の摂食障害にも有効であろうと考えられる。

摂食障害に対するMIの臨床的適用

 ANの殆どの症例において,単なる動機づけのフィードバック面接や,短期の動機づけ強化療法(motivational enhancement therapy:

MET）だけでは，体重の再獲得や精神的回復の達成に十分ではない。むしろ，CBT や対人関係療法などの追加的な技法の組み合わせ――依存症治療において MI に CBT を組み合わせた研究，Project COMBINE で用いられた方法と，類似したアプローチが必要である（COMBINE Study Research Group, 2003）。

AN の Maudsley モデル

　私たちは，AN がどのように維持されるかについての，具体的で実証的なモデルを開発した（Schmidt & Treasure, 2006）。このモデルに基づいて，私たちは，MI を認知療法または人間関係アプローチと組み合わせた治療モデルを展開している（AN 治療の Maudsley モデル）（Schmidt & Treasure, 2006）。そのモデルの詳しい解説は本章の域を越えるが，概略としては，不安／回避および完璧／硬直したパーソナリティ特性を持つ患者たちは，強度の否定的感情を回避する必要性があり，そのために彼らは，人生における AN の肯定的機能に関する信念を発達させる（AN 特有の信念）という点が，AN の中核的な精神病理であると，私たちは提案している。このような AN 特有の実用性・利便性に関する信念は，厄介な感情や刺激的な人間関係に，患者が対処するのに役に立つ（「AN は感情を抑制する」または「AN は苦痛の表現を助けてくれる」など）。さらなる維持要因としては，懸念や心配を特徴とする他者の反応が得られることや，他者から批判や敵意を向けられることによって，患者は AN に特有の信念（「AN は私を特別な存在にする」「AN によって他者が私を大切に扱う」など）を，さらにかき立てられることが挙げられる。治療過程で AN の利益が認められなかったり，気づかれなかったりすると，治療妨害や変化に対する抵抗が生じる可能性がある。MI 技法は，クライアントに，AN 特有の価値があると信じる機能に対して，疑問を抱かせるのに極めて有用である。

　Maudsley モデルに基づいた，AN の段階的治療の概略を図 8-1 に示

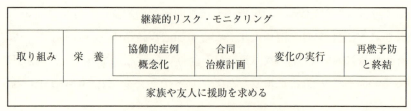

図 8-1　モーズレイの拒食症治療

す。AN の治療は，MI 精神に基づいて，Miller と Rollnick（2002）が述べたように，全過程を通して協働的・共感的な，尊敬に満ちた態度で実施される。しかし，ここにはひとつの重要な相違がある。古典的な MI の適用では（依存症の分野など），治療の受容と拒否にかかわる患者の自律性は，全ての段階において，MI 精神との統合的な要素であるとされている。しかし対照的に，AN の治療では，多くの症例が思春期早期ないし青年期前に発症しているので，患者は必ずしも自律的な存在ではない。

　この疾患は，成熟過程を遅延し妨害するため，患者は 20 歳を過ぎても親に依存したままである。そのうえ，飢餓そのものが認知機能，特に高次脳機能に深刻な影響を及ぼす。したがって患者は，自律的な決断を下す能力が極度に損なわれてしまう。実際に，多くの国ではこの事実が認識され，法律によって保証されている。例えば英国では，非自発的入院により，患者の意思に反しても食事をさせるなど，致死的な AN 患者を強制的に治療するために精神保健法が用いられる。根本的な問題として，人間には食べるか否かという選択はない。全ての生物は食べなければならない。したがって，個人の自由には，主治医と患者双方ともに従うべき限界が存在するのである。

　生物学的構造，法律，および親権（子どもや思春期の患者では）によって規制される限界内ではあっても，患者に選択肢を与える動機づけ面接は適用できる。特定のリスク条件にあてはまれば，栄養補給の治療が推奨されるという，医学的リスクと明確な限界領域についてフィード

バックを与えることができる（www.eatingresearch.com を参照）。しかし，たとえ致命的な AN の場合でも，患者は通院か，または入院の制限を受けるかどちらの設定で，リスクの軽減に取り組むことを望むかについては選択が可能である。前者を選択した場合には，病状を安全にするための栄養摂取の種類と方法についての選択肢がある。例えば，高カロリー飲料などの栄養補助食品を摂取するか，普通の食事を大量に追加してカロリー摂取を増やすか，どの程度の，どのような援助を，どの大切な人から得るか，および医学的検査の内容と頻度，などである。

　AN 治療において，交渉余地のない問題について情報を提示する時には，主治医は，それを脅しに用いることなく，共感的な「一歩下がった」態度を採用して，患者も医師も法律や社会の規則に束縛されていると示すことが重要である。

評価と治療導入の段階

　初回面接の目的は，患者の成育歴と摂食障害の病歴について聞き取りながら，患者の懸念を探求するように話しあい，同時に医学的および心理社会的なリスク評価を行うことである。重要な他者（家族や友人）は，初回面接の後半部分に同席し，見解や懸念を表明するよう求められる。AN の罹患者は，家族に強制されて来ているだけであることが多い。したがって初回面接では，能面のように無表情で，押し黙ったまま，全ての振る舞いによって抵抗を顕わにしている患者に出会うことは珍しくない。患者との最初の出会いの数分間で，私たちがどのように MI の原理と技法を用いるかを以下に示す。

　臨床例 1：初回面接の始め方
　エマは，地域の主治医から摂食障害の治療病棟に紹介されて来た，19歳の学生であった。紹介状によれば，エマは，大学の第一学期に 22 ポンドも体重が減少した。彼女は，高校では最上位の成績であったが，大

学生活への適応に失敗したために，頭脳明晰な優等生ではなくなっていた。母親が GP に語ったところによれば，エマは四六時中勉強していて，リラックスできないように思われ，殆ど食べていないうえに，それを指摘すると非常にイライラした様子を見せると述べた。

治療者：こんにちは。よくいらっしゃいましたね。あなたがどうしてここに来ることになったのか，お話しいただけますか？

クライアント：来るつもりはありませんでした。来たくなかったので。

治療者：あなたは全然来るつもりがなかったこと，ここに来るのが本当にとても嫌だったことを，正直に教えてくださって感謝しています。[治療者は，患者の率直なコミュニケーションを肯定的に繰り返し，嫌悪感を拡大して反映している]

クライアント：私は，ただママのためにだけ，ここに来ました。ママは私のことをすごく心配して，無理やり連れて来たんです。ママが，私はきちんと食べていないとか痩せすぎだとか，ずっと文句ばかり言うので。ママになじられるのにうんざりして，仕方なく GP のところに行ったんです。そこで先生を紹介されました。自分でもいくらか体重が減ったのはわかっているけど，だからってどこも具合が悪いところはありません。私は完璧に元気です。先生の時間を無駄にしていると思います。

治療者：では，あなたは，お母さまと GP を喜ばせるために，紹介状を持ってここへ来ただけで，なぜ周りが大騒ぎしているのか全然わからないとおっしゃるのですね。

クライアント：そのとおりです。

治療者：それは何だかややこしそうですね——ご家族や友人は，あなたのことを心配しておられて，そして，あなたは全く何も心配しておられない。[治療者は，縮小的拡大によって反映し，患者以上に軽視している]

第 8 章　摂食障害の管理的治療における動機づけ面接法　245

クライアント：そう，時々ちょっと心配になることもあります。体重が減ってから，最近ではすぐに疲れてしまうんです。[患者は，初めて自分自身の懸念を述べる]

治療者：もう少しそのことについて話していただけますか？

クライアント：大学の試験があるので勉強しなくちゃいけないんだけど，全然集中できないんです。15分か20分間座っているのがやっとで。頭がごちゃごちゃしてくるんです。

治療者：それだけ一生懸命に勉強しているのに，対処できないというのは，本当に大変そうですね。その他に，体重が減ってから気がついた変化はありますか？

クライアント：そうですね，いつも本当に寒くって。家にいる時は，暖房を最強にしているからいいんですけど。大学の寮では，温かいと思ったことがありません。

治療者：そんなにいつも寒いなんて悲惨な状態のように聞こえますが（患者は激しく頷く）。[患者は徐々に心を開き，自分の心配事について話すことに，かなり意欲的になっているように思われる——治療者による刺激が功を奏している]
　体重が減った時に，患者さんが良く気がつくという他の点について，いくつかあなたにお尋ねしてもよろしいですか？

クライアント：どうぞ。

治療者：あなたは身体的な健康状態について，何か他の変化に気がついていらっしゃるのではありませんか？

クライアント：どんなことですか？

治療者：ここへ来る患者さんのなかには，皮膚が乾燥してかさかさしたり，爪がもろくなったりする人がいます。体重が減ってから，そのようなことがありますか？

コメント：MIの治療スタイルでは，治療者は開かれた質問をして，

表 8-1　AN によって影響を受ける様々な生活領域

身体的健康	生理の停止，脱毛，寒がり，体力の低下，歯科領域の疾患，膀胱の機能不全，睡眠障害
精神的健康	抑うつ気分，イライラ，焦燥感，強迫観念，儀式，衝動性，集中力の低下，食べ物への捉われ
社会生活	興味の喪失，集団への参加困難，摂食恐怖
恋愛生活	興味の喪失，リビドーの欠如
家　族	怒り，心配と懸念，欲求不満
仕事，または勉学	集中力の低下，抱負の欠如，スティグマ
犯罪	万引き，例えば食品の窃盗

　患者の答えに反映的に応答することによって，患者から手がかりを得なくてはならない。AN の患者は，どちらかというと内気で引っ込み思案であることが多く，このスタイルには戸惑いを感じるために，会話がすぐに途切れてしまうこともある。そこで私たちは，初回面接では明瞭な構造を用いることが多く，開かれた質問ばかりに頼ることはない。その代わりに，私たちは多くの異なる生活領域を検討し（表 8-1），体重が減少する時に気づくことの多い事柄について，示唆的な刺激を与え，その領域における変化について，患者が何か気づいたかどうかと尋ねる。治療者は，チェックリストに沿って質問するように「うるさくまくしたてる」のではなく，むしろこれらの刺激を用いて，自分の身に起きていることを熟慮する時間を，患者に与えることが重要である。
　このような様々な生活領域について検討した後，治療者は，それまでに話しあったことを要約する。

　　治療者：おうかがいした限りでは，あなたが今日ここにおいでになったのは，主にお母さまがあなたの健康について心配していらっしゃるからということですね。しかし，あなた自身は，疲れやすくなっている

ことに気づいています。あなたはいつも寒く感じておられて，生理が6カ月間もありません。またあなたは，自分が家族に対して，以前より怒りっぽくなっているのに気づいてもいます。あなたは，以前のように友人と出かけたりするのが楽しくないし，勉強に集中するのも難しくなっています。

クライアント：（突然，かなり心配そうな様子で）そうですね，体重の減少がどれほど自分に影響しているか気づいていなかったわ。何かできることはありますか？

治療者：まず第一に，あなたの体重，食事，生活面でのその他のことが，現在どのような状態か，そして病気が始まる以前の状態と，どのように一致しているのか，あなたが将来それをどのようにしていきたいか，ということについて，もう少し話しあうことが役に立つでしょう。それから診察と血液検査を受けていただきます。その後で，何ができそうかについて，いくつかの選択肢を検討することができます。いかがでしょうか？

この最初の段階は，15～20分間程度の時間内で，現在の状況，成育歴・家族歴，摂食障害の病歴，将来の計画と希望について概略を聴取し，詳細な探求のために下準備をする。BMI（体格指数），体重減少の程度，内科的診察，血液検査を含む，詳細な身体的リスクの評価も行われる。次項では，栄養学的健康と安全に関するリスクについての個人的な情報のフィードバックを提供し，変わる方法について話しあうための場面設定に，共感的で，反映的なMIのスタイルが，どのように用いられるかを以下に記述する。

臨床例２：医学的フィードバックを与える

次のシナリオは，栄養学的健康についてのフィードバックを提供するにあたって，リスクが増大している領域を標示する，BMIのフィード

バック・チャート（www.eatingresearch.com を参照）の使用を例示している。患者は，外来の初回面接を受けに来た，22歳の大学生であり，重篤な AN によって医学的リスクが増大している。治療者はこの機会を用いて，疾患に関する患者の複雑な気持ちを探求する。

> 治療者：あなたの身長と体重をこの BMI チャートに書き入れると，あなたはこの紺色の領域（ブルー・ゾーン）に入るのがわかりますね。それがどういう意味で，どのようなリスクを伴うのか，ご覧になりますか？
>
> クライアント：（声に出して読む）重篤な AN，入院治療が推奨される，内臓が衰え始める，筋肉，骨髄，および心臓。つまり，この領域に入っていると，内臓が機能しなくなるのですか？
>
> 治療者：ええ，その領域に入ると全般的なリスクがあります。ご自分がその領域に入っているということは納得できますか？
>
> クライアント：自分がそんなところに入っているなんて，知らなかったわ。
>
> 治療者：では，どの領域に入っていると思っていましたか？
>
> クライアント：自分でも，痩せすぎだと思うことはあるわ。痩せすぎてるって理解できることもあるけど，皆が私のことを心配して騒ぎ立てているだけって思うこともあるの。私がそこに入るとは知らなかったのよ。本当にショックだわ。なぜ今まで理解できなかったのかしら。
>
> 治療者：あなたは大変当惑されているようですね。
>
> クライアント：ええ，混乱しています。皆がなぜ私のことを痩せすぎだと言うのか，理解できません。そうは思えないんです。自分のことは，自分でわかります。鏡を見ても，他の人たちが言っているようには見えません。ですから，皆の言うことが私には信じられないんです。
>
> 治療者：では，AN が「悪いいたずら」をして，あなたを混乱させているのですね。あなたには時々，他の人々が見ているものがわずかに

見えることがあるようですが，大抵は，ANがあなたに「悪いいたずら」をして，全てを隠してしまうのですね。

クライアント：皆と一緒にいる時に，心配なのって言われると，私は体重が不足しているのだろうと思います。皆の表情からわかりますし，私のことを痩せすぎって言うのも聞こえます。

治療者：一方では，あなたは，他の人々の鏡を使うことにとても敏感で，皆の懸念や心配を読み取ります。その一方で，ANは，それが本当ではないとあなたに思わせるので，あなたにとって本当に皆の言葉を信じることは難しいのですね。

クライアント：ええ，私は長い時間一人で過ごすので，家族以外には会う人が殆どいません。友人にも会いませんし，大抵は一人です。ですから私は自分を信じています。自分が見るものや感じることを信じているんです。

治療者：では，ANがまた別の「悪いいたずら」をしているのですね。あなたを孤立させて，フィードバックをなくして，とても孤独な気持ちにさせるのでしょうね。

コメント：治療者はANを外在化し，「悪いいたずら」という言葉を使って，典型的な精神病理学の話題を和らげている。ANの対人的影響は，上記の面接記録によって明らかである。続いて治療者は，さらに医学的リスクについてフィードバックを提供する。これには，心臓血管系，代謝，および筋肉機能の指標が含まれる。治療者は，「栄養面の尺度」を使って変化に関わる思考を引き出している。

治療者：では，0～10の尺度上で，あなたの栄養的安全について考えてみましょう。0では，栄養面の安全は保証できませんが，10では健康的な栄養に気を配ることができる自信があることになります。話を始める前でしたら，あなたは自分が，その線上のどこに居ると考えてい

たでしょうか？

クライアント：多分6か，6.5と考えたでしょう。でも話をしているうちに，自分がどれほど危険な状態かということがわかってきたので，チャートが示していることを信じなければいけないと思います。いやなことだけど。そう思いたくないけど，これによると，私は必要な食事ができていないのですね。自分では，できると思っていましたけど。率直に言えば，多分私は2程度でしょうね。

治療者：あなたはご自分に6を与えるつもりでしたが，ということは，あなたは，皆の目を通して見れば，ご自分が健康的には見えないことに少しだけ気づいていたのですね。あなたは，栄養面の健康状態について，皆が心配していることを知っていました。大抵の場合，あなたはそれを無視できたので，自分自身に比較的高い点数をつけていました。けれど，健康診断のフィードバックを見て，ずっと低い点をつけたのですね。

クライアント：ええ，自分で必要な食事ができないなんて本当に恥ずかしいわ。他の人たちが自然にできることが私にはできないんですね。

治療者：ANが，どのようにあなたを騙すことができるのか，あなたの生命をどのように危険にさらしているかということを，考え方を切り替えて理解するのは，大変難しいことです。

クライアント：結果を見てから，私はずっとショック状態です。

治療者：あなたは，栄養面での安全を，どのように護ることができると思いますか？

クライアント：病院には行きたくありません。

治療者：その決意の固さはANと戦う力にもなる資源です。でも，それは単なる選択の問題ではありません。私たちはここで，合法的で安全な治療に取り組まなければなりません。わが国の精神保健法では，ANが人々をだまして，健康を危険にさらすことが認識されています。栄養的安全の尺度上で，極めて低いスコアの人がいれば，法的処

置が必要になるでしょう。しかし一方では，法的制限から完全に自由でいられる方法もあります。あなたは，入院したくないのですよね。それには，あなたが栄養面の健康を護ることができるという証拠が必要です。あなたにできることは何でしょうか？

コメント：患者と治療者は話しあいを続け，患者の希望に従って，通院を基本とした治療に取り組むことに決定した。しかし，病状が重篤であることや，栄養的必要性に対処するのは難しいという患者自身の認識を考慮して，患者は一時的に実家に戻り，食事の時には母親の援助を受けることに同意した。

評価面接の終わりには，個人向けのフィードバックレターが患者に手渡される。その手紙は，専門的な用語は避け，適切な箇所に患者の言葉をそのまま組み入れて書いたものであり，その調子は共感的・非審判的である。通常その手紙は，提示された問題と患者の生活における影響についての，患者の認識で始まる。患者の希望と，治療によって生じる良いことや悪いことについての恐れが，明記される。変化に対する障害物と，回復への希望を拡大する要因が列挙される。次に，それまでの困難や長所を強調した，患者の人生の物語が要約される。適切な箇所で診断が記載され，治療の選択肢が概説される。患者の身体的状態（内科的診察や血液検査など）のフィードバックも含まれる。フィードバックの手紙は，通常タイプしたもので２〜３ページである。先に考察した臨床例における患者（エマ）への手紙の最初のページは次のようなものになるだろう。

親愛なるエマ

今日は，クリニックにお越しいただいてありがとうございました。次に，私たちが話しあったことをまとめてみます。あなたが私に話したことを，私が理解したかどうか，確かめてください。もし私が何か大事な

ことを忘れていたり，間違って理解したりしていたら，教えていただけるとありがたいです。

　あなたは主治医のテイラー先生から紹介されて，おいでになりました。あなたが彼のところに行ったのは，主に最近のあなたの体重減少について随分心配していたお母さまを喜ばせるためでした。あなたは，自分にはどこにも具合の悪いところはないと，強く確信しておられて，私の時間を無駄にしているのではと心配されていました。

　話しているうちに，あなた自身も体重が減りはじめてから，健康状態や人間関係について気懸りがあるとわかってきました。以前よりも疲れやすく，いつも寒さを感じているし，生理も6カ月間ありません。家族に対してずいぶん怒りっぽくなっているので，申し訳ないと思っています。あなたは，以前のように友人と外出しても楽しくないし，勉強に集中するのも難しくなっています。

　加えてあなたは，体重減少に良い点がたくさんあることに気づきました。特に，体重が減り始めた時には，以前よりもずっと自分の人生を思い通りにできると感じ，エネルギーに満ち溢れて勉強にも集中でき，腹を立てたり苦痛を感じたりというような感情的脆弱性を感じなくなっていました。あなたは，少ししか食べないことについて，あなたの意志力を称賛する仲間たちからも多くのポジティブなコメントをもらいました。

　あなたは，体重が減って困ることが，時には良い点を上回るのではないかと，最近になって考え始めましたが，お母さまのように心配した人たちに，体重減少の危険について「いつまでもくどくど」なじられると，あなたは自分の立場を弁護したくなって……。

　その後の面接では，数回にわたって変化のための動機を構築することに焦点を合わせる。それは，変わるための準備状態や変わる自信を探求したり，変化の良い点と悪い点を検討したり，将来と過去を見通して価

値観と行動の調和を考慮するなどの，標準的な MI 技法によって達成される。この過程で重要な点のひとつとは，大抵の場合，変わりたくない理由と密接に関連している，AN 特有の信念を明確にして，その人の人生に AN がもたらす価値ある機能を探求することである。そのような信念を探求する簡単な方法は，AN の良い点と AN の何に価値があるのかということを，患者に尋ねることである。AN についての肯定的及び否定的な信念を解明するためには，AN に宛てて，1 通は友人の立場で，もう1通は敵対的な立場で，2 通の手紙を書くよう患者に求める技法がある。私たちは，治療の初期に宿題としてこれを提案し，患者が AN に対する立場を明確にするために，やってみることができ，役に立つであろうと説明する。手紙の例を以下に挙げる。

親愛なる拒食症さん

　あなたは，私が誰かに失望した時や背かれた時に，いつもそこにいてくれます。あなたは，信頼に値する私の救いです。他の人たちは，あなたが私に害をもたらすと考えていますが，実際には，あなたのサポートが，私をなんとかもちこたえさせているのです。あなたなしでは，私は目的も行き先も見失ってしまいます。あなたは，世界がばらばらに崩れ落ちる時，絞るべき焦点を与えて，私が失っていた統制力をいくらか取り戻させてくれました。

　この手紙では，AN が患者に与えている焦点と統制感と同様に，AN の頼りになる性質が患者によって高く評価されている。AN が，どのように親しい人の気遣いや懸念を引き出すのか，また痩せた仲間の承認を得るのに役立つかについて書かれた手紙もある（Lavender & Schmidt, 2006）[注1]。

　AN がもたらす良いことについての話しあいは，患者にとっての重要な対人関係と，その領域での不足を浮き彫りにし，患者の個人的な価値

観やルールを明瞭にするとともに，患者が自分自身や他の人たち，および世界全体について抱いている重要な根本的信念を明らかにする。例えば，ANは自分を特別な存在にしてくれるので，他の人たちから注目され崇拝されると信じている人は，自分が退屈な愛されない存在であるという中核信念を持っているかもしれない。治療の進展とともに，治療者は話し合いの焦点を移して，患者がANに頼ることなく，安全を感じるには何が役に立つのか，他の人からの世話や承認を手に入れるにはどうすればよいのか，また患者自身で自分の面倒を見るとはどういうことなのか，という本来の治療目標を，患者が達成できるようにしなくてはならない。

継続的なリスク・モニタリング

これは治療にとって絶対に欠かせない部分である。リスクの程度によって，検査の間隔とタイミングは様々であるが，リスクは定期的に監視される。最小のリスク監視でも，患者の体重測定が含まれており，毎回の面接時に，治療者によって実施される。定期的に体重を測定しなければ，医学的リスクの増大に気づかずに，危険な状態に至る可能性があるので，体重測定は必須要件（英国では，望ましい診療の指針として公式に記載されている）として，患者に説明される。体重を測定されることについての患者の見解は，慎重に探求され熟慮される。患者が応じたがらない場合には，不安が喚起されにくい選択肢も検討される。例えば，体重を正確に知らないほうが楽だと感じ，測定器に背を向けて体重

注1) 私たちは，これらの手紙を調べて，現れた主題を抽出した（Serpell, Treasure, Teasdale, & Sullivan, 1999）。それらの主題は，後にANのプラス面とマイナス面を測定するという調査研究の技術を創り出した（Gale, Holliday, Troop, Serpell, & Treasure, 2006; Serpell, Neiderman, Haworth, Emmanueli, & Lask, 2003; Serpell, Teasdale, Troop, & Treasure, 2004）。研究のなかで，この手法によって同定された，AN特有の最も重要な主題は，安全感，コントロール，感情抑制，および苦痛を伝える点において，ANは患者の役に立つということであった。

を量るほうが良いと思う人たちもいるであろう。

体重測定は，面接のはじめに実施する。なぜなら，体重の変化に付随して感情的な，または計画上の問題が生じている場合には，面接中に対処することが重要だからである。体重の増加は，AN の全介入において第一に求められる結果であり，治療の成功と取り組みの重要な指標である。もし体重が減少するならば，治療者は，取り組みの過程や治療同盟の展開について熟慮しなければならないことを示唆している。治療の経過中に体重が減少したり，増加しない場合は，患者の人生における AN の重要性や有益な機能，および変化に対する準備状態と自信についても，話しあうことになる。

臨床例 3

ある AN 患者は，治療初期には変化に強く動機づけられており，体重増加という点で著しい進歩を成し遂げたが，その後停滞期に入っていた。直近の 5 回の面接時には，彼女の体重は，AN の範囲内から殆ど動かなかった。

治療者：今日の体重をあなたのチャートに記入してみましょう。あなたの体重は，最近少し横ばい状態になっているようですね。そのことについてどうお考えですか？

クライアント：強い決意をもって始めましたが，とても怖くて。今はこれ以上増やすのは無理だと思います。

治療者：進み方が少し早すぎて，あなたは急ブレーキをかけているのですね。準備状態と自信の尺度を再度取り上げてみることが役に立つかもしれないと思うのですが。少し前には，AN に打ち克とうとするあなたの動機は 7 で，あなたの自信は 6 でした。現在のあなたは，どこに居ると思われますか？

クライアント：わかりませんが，少し速度が落ちていると思います。私

の動機は，現在良くても4でしょう。自信はそれほど十分ではありません。なぜ，自分が変わろうと考えたのか思い出せなくなっています。今は，ANを手放す代償しか見えなくて。

治療者：変わりたい理由がわからなくなってしまったのですね。何もかも，なじみがなく，とても恐ろしくて，それ以上先に進む準備ができていないように感じるのですね。ちょっと仮定の話をしましょう。例えば，今から5年先，あなたのANが変わっていないとしたら。それはあなたにとってどのようなことでしょうか？

クライアント：嫌になるでしょうね。それまでには30歳になっているし，ANではなくなっていようと自分自身に約束したんです。その頃までANでいたら，たぶん私はボーイフレンドに見捨てられてしまうでしょう。彼は，子どもをとても欲しがっていて，私もそうですが，2人とも，まず私がANを克服する必要があると思っています。ANでいたら，子どもを持つという選択肢はないでしょう。友人にも愛想を尽かされるでしょうし，両親も深く悲しむことでしょう。

コメント：ANの患者が，変化の勢いを維持するのは難しいと感じることはしばしばであり，急速に体重が増えた場合は，特にそうである。そのため，変わりたいと思った元々の理由を，再度患者と共に検討することが，しばしば役に立つ。

栄養面の健康状態

治療中，栄養面の健康には継続的に焦点を合わせ続けるが，それは柔軟に実施される。前述の臨床例2のように，もし患者の栄養が粗末であり，リスクが大きい場合には，栄養状態を変えて全体的なリスクを軽減するように，患者を動機づけることが優先されるであろう。しかし患者が，栄養面の健康を中程度のリスクで維持できる場合は，栄養状態に即時的変化を起こす必要は，それほどではない。そのような状況では，患

者と治療者は，その他の領域における変化に焦点を移すことも選択できる。例えば，ANと患者の関係について理解してから，栄養面での変化という課題に戻るほうが適切であるかもしれない。

　ANの患者が，栄養面の健康状態を改善するという考えを受け入れるようになったら，その意味するところを詳細に検討することが役に立つであろう。治療マニュアルには，ANから回復したい患者がとるべき食物や，医学的リスクの大きい患者が入院することなく，安全に生活するために，なすべきことに関する情報が記載されている。ここでもMIの精神と技法が，課題についての話しあいに取り入れられる（次の臨床例のように）。栄養面の観察や測定値を個人的にフィードバックする方法として，患者の毎日のエネルギー消費量を計算する過程が役に立つであろう。この直接的でわかりやすい，標準化された手続きによって，栄養面の価値が評価される過程は，拒食症の患者にも理解しやすいので，患者との間に信頼関係を築くための役に立つ。その後，治療者は，栄養に関わる変化の計画を詳細に引き出すよう試みる。

臨床例4：栄養面の健康改善計画を立てる

　治療者：あなたが栄養面での安全を改善するとしたら，一日の生活がどのようなものになるかについて考えてみましょう。

　クライアント：たぶん，もう少し多く食事やおやつを食べなくてはならないでしょうし，もっと時間通りに食事を取る必要があるでしょう。自分一人でいる時に，食べなければいけないことを思い出すのは，とても難しいとわかっています。私はいつも忙しくて，食べることよりも他に，しなくてはならないことがたくさんあります。それに私は，食べ始めると，とっても怖くなるんです。私の頭のなかで，いつも小さな声がして，おまえはもう太りすぎだから，食べる余裕なんかないって聞こえます。それがとても怖くて。

　治療者：おっしゃったことを，私が理解したかどうか，ちょっと聞いて

ください。あなたはご自分の栄養面の健康状態を改善するためには，するべきことがあると，ある程度はわかっています。でも，いざ実践しようとすると，AN の囁き声が大変強くなって，あなたがそれ以上先へ進むのを止めるのですね。ということは，食べることよりも他のことに焦点を合わせるほうが，あなたの苦しみを軽減するのに役立ちそうです。

クライアント：（悲しそうに）先生がそのようにおっしゃると，自分が本当に行き詰まっているんだなあってわかります。

治療者：そして，それを本当に居心地悪く感じていらっしゃる。

クライアント：私はただ，どのように始めたらよいのかわからないんです。

治療者：あなたと同じようなご病状の患者さんが，栄養面の健康状態を改善しようとした時に，役に立ったと感じられたことについて，少しお話ししてもよろしいですか？

クライアント：（頷く）

コメント：患者と治療者は，その後，治療の行き詰まりを打開するために，効果のありそうな実用的方法について，できるだけ多くの意見を出しあう。

重要な他者（大切な人）の協力を得る

摂食障害の症状は，一日中食事のたびに現れて家庭生活の中心を脅かす。中核的な摂食障害の症状に加えて，強迫行動，強迫観念，自傷行為，および爆発的な暴言や暴力などの，追加的症状もしばしば存在する。病気によって生じる家族成員の関係性における反応は，病気の維持に関してしばしば重要である。病気についての不安は，他者からの過保護な反応につながりやすく，これには，その患者の食べることへの拒否や虚偽（食べていないのに食べたふりをするなど）によって生じる敵意

も，複雑にちりばめられている。重要な他者（大切な人）によるこのような反応は，多くの精神疾患の治療に悪影響を及ぼす可能性が高い，頻繁な強い感情表現の中心的特徴である（Butzlaff & Hooley, 1998）。ANの平均罹病期間は6年であり，重要な他者の対処資源は，おそらく負担の限度を超えてしまうであろう。

　私たちの治療モデルでは，大切な人――通常，親やパートナー――は，AN患者の援助に役立つよう，必要に応じて柔軟に面接に参加するよう勧められる。一般的には，成人のAN患者の大切な人は，患者のケアに喜んで参加し，医療専門家と情報を共有し，治療上の決定に関与する。患者も，たいていは喜んで大切な人によるなんらかの援助に協力する。AN患者の医学的リスクが大きい場合には，法的強制措置（強制入院）の対象となる前に，近親者の協力を得ることが望ましい診療であるとされている。その場合には，守秘義務が問題となるであろう。患者は，自分のケアに必要な情報のみが開示されると，知らされるべきである。次の例では，患者が，どのように両親に関わって欲しいかについて話している。

臨床例5：
クライアント：私は，朝食を食べた後や，食べている最中に，誰かと話ができるとよいのですが。
治療者：誰かと話をしていれば，ANの囁きから，あなたの気持ちを紛らわせることができるのですね。それができるのは誰でしょうか？
クライアント：両親だと思います。ただ，私は随分長い間，誰かと一緒に食事をしていないので，それは難しいと思います。両親の前で食事をするのは，実際とても苦しい闘いになるでしょうね。本当に怖いわ。

この会話に続いて，患者と治療者は，彼女の両親が，どのように食事

の間と後の援助ができそうか，どのように両親と話しあうかについて詳細な計画をたてるであろう。両親との合同面接のためには，重要な他者を対象として，家族間の葛藤や非難を軽減するために開発された，MIに基づいた別のワークショップによって，準備を整えることもできる。

ケースフォーミュレーションと変化への取り組み

　フォーミュレーションの段階においては，協働的な認知行動的ケースフォーミュレーションが構成される（Lavender & Schmidt, 2006）。これは，図と手紙の形式で患者と共有される。フォーミュレーションレターを書くという臨床技術は，分析的認知療法に由来する（Ryle, 1995）。治療計画は，フォーミュレーションに基づいて立てられる。感情の回避，完璧主義，および硬直性の軽減に焦点を絞って，慎重に選択された行動実験が行われる。表形式のケースフォーミュレーションの例を図8-2に，患者の治療計画について解説したフォーミュレーションレターからの抜粋を，その次に提示する。

　臨床例6：ケースフォーミュレーションと治療計画
　サラは，6年間の制限型ANの病歴を持つ20歳の女性であった。治療開始時，彼女のBMIは15.5kg/m^{2}であった。毎日の食物摂取は，日中，カロリー制限食を2回摂るという厳格なパターンに従っていた。サラは，両親と姉のクレアと一緒に暮らしていた。クレア（23歳）はダウン症で，多くの合併症を患っていた。サラ自身は未熟児として生まれ，家に戻るまで1カ月間入院していた。サラは自分の家族が概して仲良く，労わりあっていると述べたが，お互いの感情について話しあうことは少なく，彼女の食事習慣や体重については，過去数年間にわたって，始終口論の種であった。彼女は，母親とは仲が良いけれど，父親は彼女が彼の期待通りに成功しないと，かなり批判的になって，時々「ちょっといじめられる」ことがあると述べた。サラは，クレアを愛し

ているが，病気の姉といっしょに育つ苦労もあると言った。彼女は，時々クレアが両親の関心を独り占めしていると感じていたが，「そのように自己中心的なことを考えてはいけない」ので，その感情に罪悪感を持っていると付け加えた。

乳幼児期の経験と素因
- 早産，乳幼児期からの不安の傾向
- 母親が心配性で，いつも私たち，特にクレア（姉）のことを心配し，保護していた。
- クレアはしばしば具合が悪く，その結果多くの注意を引いていた。私のことはそれほど大事ではないように感じた。
- 父親は，彼が思ったほど私が成功しないと私に対して批判的だった。
- 私はいつもあまり周りに溶け込めなかった。学校では人気者の一人ではなかった。いつもかなり内気だった。
- 私の家族は感情的なことについてお互いに話をせず，自分のなかにしまっておく。

中核信念
- 私は弱く，無力で，傷つきやすい。
- 私は不十分で，人と違っている・できそこないである。
- 他者は私のことを裁いたり，批判したりすることが多い。

態度，ルール，仮定
　全般的に：
- 自分の弱さを人に見せたり，自分が人と違って不十分であることを知られたら，私はもっと攻撃されるだろう。
- 自分の感情は自分のなかに留めておき，他者とは距離を保ち，私が不十分

で，弱く，人と違うことを悟られないようにすべきである。
- 私は最高の水準に達していなければならない。もしそうでないとしたら，それは私が十分に頑張っていないという証拠である。
- 一生懸命に，集中して取り組めば，私は必要な基準に達することができるかもしれない。

AN に特定して：
- 自分の食べ方をコントロールできれば，私はそれほど弱くも，傷つきやすくもなくなる。
- 自分の食べ方をコントロールできるということは，私が何かに長けているということで，悪い意味ではなく，良い意味で人と違うということである。
- 自分の食べ方をコントロールできれば，安全で，集中して，明晰でいられる。
- 自分の食べ方に焦点を合わせ続けるということは，私が他者と安全な距離を保てるということである。
- 病気でいれば，私が十分でないという事実が隠される。

きっかけ：なぜ AN に？
- 学校の課題についてストレスを感じ，友人たちに彼氏ができている；体重が落ちてきていることがわかって，ジムに行くようになったら気分が良くなって，はじめのうちは友人たちに羨ましがられた。

私の AN の機能と信念
◆個人のなかで（私のなかで）
- 安全，自分の「泡」のなかにいさせてくれる。
- コントロール：全てが明確で，単純である。
- 達成：自分が得意なこと。
- 人と「悪い意味で」違っているのではなく，人と「良い意味で」違っていさせてくれる。

- 回避：他のことについて考えたり，あるいは気を悪くしたりする必要がないということである。

◆対人間で（他者との）
- 回避：他者を近づけず，自分の安全な「泡」のなかにいられるということである。
- ケア：両親が干渉してくると気に障るが，彼らは少なくとも私のことに注意を払っていて，それは「病気」だからであり，私の過ちや不十分のせいではない。

行　動
- 自分の食べ物を制限し，自分のルールに厳格に従う。
- 自分の感情は自分自身のなかにしまっておき，人々と近くなりすぎない。
- 全てのことを本当に一生懸命にやり，完璧になるまで止めない。

私のANを維持するその他の要因

飢餓効果：
- 何かを少し食べただけで膨れ上がった気がする。
- この体重で大丈夫だと感じる。私が具合良く感じているのに，悪いところがあるなんて，信じられない。

図 8-2　ダイアグラム型のケースフォーミュレーション

　このフォーミュレーションによれば，ANは，サラにとって個人的にも，人間関係でも重要な機能を持っていることが認められる。
　以下に，サラへのフォーミュレーションレターの最後の部分からの抜粋によって，2人で展開してきた治療目標についての記述を紹介する。

　私たちは，あなたの次の治療計画について，一緒に決定しました。あな

たが望んでおられる人生における重要な変化は，(1) 自分の思考，感情，および要求を率直に，アサーティヴに表現できるようになること，他者の要望に従って彼らをいつも喜ばせるのではなく，他者に対して「いいえ」と言うこと，(2) 常に完璧に成し遂げようとするよりも，むしろ「ほどほどであること」を学ぶこと，(3) 健康的な食事を摂り，健全な体重を維持するよう再学習すること，です。今後の 10 ～ 15 回の面接で，私たちは協力して，あなたがご自分の目標をかなえる状況に近づくための，新しい技術と方法を身につける取り組みを行います。私はそれをとても楽しみにしています。

再燃防止と治療の終結

治療の最終段階では，再燃防止と終結に焦点を絞る。これには，患者と治療者が治療過程で達成したこと，残っている行うべきこと，そしてさらなる変化によって生じるであろう利益と代償をも見通した，今後の計画についての評価が必要とされる。治療者と患者は，お互いに別れの手紙を書く。

追加の治療技法：ナラティブ技法と外在化アプローチ

私たちは，AN 患者が，対面で話しあうよりも紙面上でやり取りをするほうが，自分の思考や感情について，しばしばはるかに良く表現できることを見い出した。それはおそらく，彼らが，自分の発言をコントロールしやすいからであろう。そこで私たちは，動機の尺度や決断の利益と代償を検討する技法など，チェインジ・トークを引き出すための，一般的な MI の戦略と手法に加えて，治療全体を通して筆記課題によるナラティブ技法を展開している。例えば，友人または敵としての立場でAN に書く手紙は，患者の生活における AN のプラスとマイナスに光を当てることによって，患者が決断の利益と代償を探求するよう援助する役に立つ。さらに言えば，これらの手紙は，疾病を外在化するという概

念を導入する契機を与える。患者たちは，AN を個性として外被のようにまとう傾向を持っているが――たぶんそれは，成人としての主体性が形成される時にその疾病に罹患したため，その2つが絡みあっているからである。したがって患者たちは，AN を含まない，成熟した主体性という概念を持てないことが多い（Tan, Hope, & Stewart, 2003）。私たちは，「AN の声」という言葉や，さらに患者に合わせた個別の形容詞句を使って，AN の症状を言い表している。仮説的な未来という設定の筆記課題について書くことは，摂食障害に罹患し続けているかどうかにかかわらず，患者が疾病について広い視野を持って，疾病に関連しない目標や価値観，または進むつもりでいる人生の方向について考えることを可能にする。すなわち，これらの筆記課題は，殆どが矛盾を拡大するために考案された標準的 MI 手順の適用であり，将来を見通すこと，過去を振り返ってみること，通常の一日を記述すること，問題行動を継続した場合に生じる最善と最悪の面を見つめること，などを含んでいる。

　その後の治療における筆記課題は，患者の人生と，それまでの主要な出来事について，および人間関係に焦点を合わせて，患者の感情的回避を軽減することや，何をどのくらい表現するかという点に関しては患者のコントロールに任せつつも，顕著な感情的問題を表現し処理する技術を育成するために与えられる。患者の見解を転換させ，些細なことに焦点を合わせ過ぎるのをやめて，もっと大きな「人生全体の」俯瞰図を見ることによって，変化についての両価性を解決するために，特別に構成された筆記課題が用いられる。書くことは，また，混乱した怒りを鎮めたり，新しい意味を理解したり，困難な問題の新しい解決策を見つけたりすることも可能にする。これらの筆記課題は，宿題として患者に提示されるものの，患者が試したいと望むように，常に動機づけの形式で提供される。これらの筆記課題の扱い方の詳細については，Schmidt, Bone, Hems, Lessem, および Treasure（2002）を参照されたい。

家族の技術ワークショップ

　重要な他者（家族）には，摂食障害の症状管理についての技術と知識が不足している（Whitney et al., 2005）。私たちは，重要な他者の対処モデルを開発し，協働的なケアの介入法を考案して，マニュアルを作った（Treasur, Smith, & Crane, 2007; Treasure, Whitaker, Whitney, & Schmidt, 2005）。その内容は，対処法，医学的リスク，変化の理解，コミュニケーション，感情表現の方法，問題解決技法，対人関係技術，および食事とその他の問題行動の管理のモジュールを含む。これは，技術習得のためのワークショップや，MI および CBT の精神と主要な技術を，重要な他者に教えることによって補完される。このような要素のうちいくつかは，アルコール薬物乱用・依存症者の動機づけを目的として，どのように関われば乱用・依存症者が治療に動機づけられるかを，家族に教えるコミュニティ強化家族療法（CRAFT）（Smith, Meyers, & Miller, 2001）に類似している。

　重要な他者に MI の技術を教えることは，患者とのコミュニケーションの開始に役に立つ。重要な他者は，特に反映的傾聴の技術を高く評価する。ある父親による次の発言は，反映的傾聴の教育が，AN の娘との相互関係に与えた良好な影響を明らかにしている。

「ええ，反映的傾聴はやってみると，とても良いですね。習った時に，これは娘に話しかける時の話しかたが変わるだろうと思ったんです。そして，実際に意識してやってみたら，そのとおりでした。うまくいったので，私は，なんて言うか，思ったとおりだったなと思いました。分析しようとか，そういうことじゃなくて，ただ話を聞いています。娘の問題を一度の話しあいで解決しなくては，とは思いません。そして，何と言うか，全てがうまくいっていなくても，まあなんとかなると言うか，ただ受けとめています。ただ状況を今あるがままに受け容れる——，それが大きいですね。それに，罪悪感を持ち続けないということ。それは

ちょっとした発見でした」

　私たちは，感情を表現し対処する方法や，愛する人との関係を修復する方法として，患者と同じような筆記課題を重要な他者にも用いて，「私にとって娘とは」などの課題を出す。

摂食障害における動機づけ介入の研究

　多くの臨床試験が可能な BN とは対照的に，AN の治療研究は実施困難である。AN 患者は比較的少ないので，信頼性のある研究に必要なだけ十分な数の AN 患者を，ひとつの治療センターに集めることは困難である。また，この疾患が致死的であるために，「純粋な」介入法の調査研究は難しい。今までのところ，実施された無作為化比較対照試験（RCT）は，ほんの一握りであり，なかでも動機づけ介入法に関する研究はひとつもない。しかし，変化に対する動機・準備状態および自信に対する初期治療の強い影響と，治療結果に関する情報は，いくつか存在する。

　AN の治療において，変化への動機，準備，自信，および「変化の段階」は，以下を予測させる因子である。すなわち，治療の開始（Geller, 2002），治療からの脱落（Gowers, Smyth, & Shore, 2004），治療中の体重増加（Gowers et al., 2004; Rieger et al., 2000），長期的な治療結果（Schubert, Landau, & Treasure, 2008）を予測させるので，治療において，これらの因子に取り組む重要性が強調されている。AN 患者を対象とした症例研究（Treasure & Ward, 1997）と対照群のない2つの小規模研究（Feld, Woodside, Kaplan, Olmsted, & Carter, 2001; Gowers et al., 2004）によって，動機づけ介入の治療結果に対する効果を検証した。これらのうち，ひとつの研究では，MI 形式を用いて評価したところ，評価の前から後にかけて動機が強化されていた（Gowers et al.,

2004)。2つ目の研究においては（Feld et al., 2001），4回の動機づけ強化療法（MET）[注2]による介入が，主にANの摂食障害患者を対象として行われたところ，変化に対する動機と自信が，第1回面接から第4回目にかけて有意に増大した。

BNでは，動機の様々な因子が，一貫して治療結果を予測するわけではない。ある研究において，「変化の段階」は，脱落を予測しなかったが，対人関係療法の結果を予測し，CBTの結果は予測しなかった（Wolk & Devlin, 2001）。別の研究では，「変化の段階」は，無茶食い障害の期待された方向への変化を予測したが，体重管理の指標における変化は予測しなかった（Katzman et al., 2007; Treasure et al., 1999）。しかし，別の研究では，過食行動を止めたいという患者の願望と治療成功への期待は，過食症状の寛解を予測した（Mussell et al., 2000）。最後に，変化に対する動機の乏しさは，BNの再燃を予測することが見い出された（Halmi et al., 2002）。「変化の段階」のような概念の基盤となっている，変化の理論横断モデルは（変化の5段階モデル）は，最近になって，概念的にも方法論的な理由からも批判にさらされている（Wilson & Schlam, 2004）。したがって，「変化の段階」について結果に一貫性がないのは，それほど驚くにはあたらないであろう。

過食症におけるMIとMETの効果を検討した，3つのRCTが存在する。第一のRCTはBNまたは無茶食い障害の患者90人を対象にしており，CBTの自習マニュアルとMIを併用した集団では，CBTの自習マニュアル単独の集団に比べて，開始から6カ月の時点で，無茶

注2）動機づけ強化療法は，変化の5段階モデルと動機づけ面接法を基礎にした短期療法である（Miller, Zweben, Di Clemente, & Rychtarik, 2002）。この治療の目的は，人々の変化に対する内的な動機の強化である。治療は，患者個人の選択の自由と患者自身の問題解決能力を強調しながら行われるものであり，フィードバックの提供，MI技法，変化の選択肢と障壁についての話しあい，および変化の計画の作成などが含まれる。

食いの相対的に高い抑制率を達成した（Dunn, Neighbors, & Larimer, 2006）。第二のRCTでは，BNと特定不能の摂食障害の患者225人が，以下の3つのグループのうちのひとつに割りあてられた。すなわち4回の個人面接によるMETに続いて，8回の集団CBTを受けるグループか，または個人CBTを受けるグループ，3つ目は4回の個人CBTに続いて集団CBTを受けるグループである（なお4回の個人CBTに続いて，8回の個人CBTを受ける，という第4番目のパターンに相当するグループは，資源的限界のために含まれていない）。後半のCBTに患者が取り組むかどうかという観点からも，または短期（4週間），ないし長期（12週間，1年，および2年半）の摂食障害の治療結果という観点からも，METはCBTを超える有効性を例証しなかった（Katzman et al., 2007; Treasure et al, 1999）。この研究では，治療者全員が，METとCBT両方の治療を行い，どちらの治療法についてもそれぞれにスーパーヴィジョンを受け，それぞれの治療マニュアルに従っていた。しかし資源的制約のために，治療内容の信頼性と治療者の能力について，正式な評価は行われなかった。すなわち，治療内容の信頼性と治療者の能力が最適ではなかったという可能性は排除できない。この研究に参加した患者の大多数は，すでに熟考期にあり，治療開始時に前熟考期であった人はいなかった（Treasure et al, 1999）。METは，それほど動機づけられていない人々に対しては，アドヒアランスの向上と治療結果の改善において，もっと効果的であった可能性がある。

　第三のRCTは，61人のBN患者を対象として実施されたものであり，CBTの指示書に従って，患者が自分で行う治療と，通常のMET同様，個人向けの動機づけフィードバックを何回か追加するという方法について検証した（Schmidt et al., 2006）。過食とその他の症状，例えば不安，抑うつ感，対人関係機能についてのフィードバックは，変化に対する患者の準備状態や自信，および想定される障壁について，動機づけの会話を始めるために用いられた。フィードバックの追加は，治療アドヒ

アランスに対しては効果がなかったが，フィードバックなしの指示書に従って患者が自分で行う治療に比べて，自己誘発性嘔吐や食事制限を，より効果的に軽減したのである。

結　論

　MIとこれに関連した面接技法は，摂食障害の治療にとって極めて有効であり，適用可能である。本章では，MIを，主にANを対象として適用することに焦点を当てているが，私たちは潜在的にはMIが，全ての摂食障害に有効であろうと考えていることを強調しておきたい。Miller自身は，「MIは，有効性を実証するデータの範囲を超えて，高い評価を得ている」と警告しており（Miller, 2001），摂食障害においても確かにそうである。全ての精神科治療のなかで，MIとMETの占める位置について，十分に測定するためには，摂食障害にこれらの介入法を適用した，さらに多くの研究が必要とされる。これまで，摂食障害に対して，MIとMETは，CBTなど他の介入法の初期治療として主に用いられてきた。しかし，摂食障害の比較的軽症の患者や部分的な症例には，もっと複雑な患者に必要とされる，本格的な概念化や技術の獲得は不要であろうし，そうであればMIとMETを，独立型の治療として用いることも可能であろう。最後に，摂食障害の患者を養育している人々の葛藤を軽減し，AN患者の回復を促進するために，家族にMI技法の使用を教えることは，追求に値する有望な戦略であると考えられる。

第9章

問題/病的ギャンブリングの治療における動機づけ面接法

David Hodgins
Katherine M. Diskin

臨床集団

　ギャンブリングは，一般的に，もっと多くの金品を手に入れるという希望をもって，人々が，自分の金品をあえて危険に晒す行為であり，その行為には金品を失う危険性が組織的に組み込まれているものと理解されている。ギャンブリングは，時代や文化を越えて存在してきた。羊の指関節骨で作った古代のサイコロが，紀元前3500年頃の洞窟遺跡で発見されており（Bernstein, 1996），一方2006年には，650万人の米国人がインターネットでギャンブルをしていた（American Gaming Association, 2007）。ギャンブリングが法的に許可されていないところでさえ，フローティングカードやクラップカード，ブッキーズ，ナンバーズ，違法なスロットマシーンなど，法律に反するギャンブルの機会は利用可能である。いくつかのギャンブルは，カナダの全域，およびユタとハワイを除く全米の各州では合法であり，地元や地域の自治体がギャンブルの機会を提供し，収益の一部を得ている。

　殆どのギャンブラーは，多くの飲酒者と同じように，さほど深刻な悪影響を経験していない。しかし，行き過ぎたギャンブリングは，何世紀

にもわたって，深刻な苦悩の源となっている。ギャンブルに負けて背負った借金を支払えなかったローマ人は，奴隷として売られた（National Research Council, 1999）。現在では，問題／病的ギャンブラーのギャンブル関連自殺企図率は 7 ～ 26% である（Hodgins, Mansley, & Thygesen, 2006）。

「ギャンブルマニア」は，「モノマニア」の一種として 1800 年代初期に定義されたが，病的ギャンブリングは，1980 年初期に初めて米国精神医学会の Diagnostic and Statistical Manual of Mental Disorders（DSM）に記載された。病的ギャンブリングの診断基準は，それ以後の版で次々と修正されている。現在用いられている DSM-IV-TR（American Psychiatric Association, 2000）によると，「病的ギャンブリングの本質的特徴は，持続的で再燃しやすい非適応的ギャンブル行為であり……，個人の，家族のおよび職業上の目標追求を中断させ崩壊させる」（p.671）とされている。病的ギャンブリングの診断基準は，その影響に関わる診断基準（例えば，法的問題，対人関係の問題，損失の隠蔽など）と，物質乱用の症例と類似の診断基準（耐性や離脱症状）の組み合わせであり，現実問題からの逃避や，不快な気分の除去のために行う場合（Cunningham-Williams & Cottler, 2001）を含む。病的ギャンブリングの有病率は，過去 1 年間で約 1% と推定されている（Gerstein et al., 1999; Shaffer & Hall, 2001; Welte, Barnes, Wieczorek, Tidwell, & Parker, 2004）。

物質使用障害とは異なり，臨床的に症状があるとまでは言えないが，しかしなお，問題のあるギャンブリングを意味する「乱用」の分類項目は DSM-IV には存在しない。とはいえ，問題のあるギャンブリングは，通常，有病率調査において，2 ～ 3% と推定されている（Shaffer & Hall, 2001）。これらの推定値を合計すると，昨年，北米の成人のうち約 4% が，ギャンブルによる悪影響を経験したことが示唆される。

問題／病的ギャンブリングの影響は広範囲に及ぶ。ギャンブラーは，ストレス関連の身体的疾患や精神疾患に罹患する危険性が高い。問題

ギャンブリングが，単にギャンブラー本人だけに影響を及ぼすものでないことは明らかである。家族，友人，雇用主，および健康保険，社会福祉システム全てが，問題ギャンブリングの影響を受ける。ギャンブラーは，ギャンブリングのための不法な資金調達行為の結果，しばしば深刻な法的問題に直面する。さらに具体的に言えば，問題／病的ギャンブリングは，娯楽目的のギャンブリングに比較して，離婚，福祉の受給，破産，逮捕，身体的および精神的な健康問題を抱える可能性が高い（Report to the National Gambling Impact Study Commission, Volberg, 2001）。また，ギャンブリングの機会が増えるに従って，その頻度が上がるため，ギャンブリングによる経済的，社会的の損失を正確に推定することは難しくなる。

一般的な治療

問題ギャンブリングを引き起こし，維持する要因についての，様々な理解に基づいて，ギャンブリングの治療法としては，精神分析，クライアント中心療法，種々の集団療法，夫婦療法，自習マニュアルを含む行動および認知療法，ギャンブラーズアノニマス（GA），および薬物療法などが用いられる。しかし，大規模な治療有効性に関する実証的研究は存在せず，無作為化臨床試験（RCT）は，文献をみる限り殆どない。ギャンブリングの治療に関する最近の概観によれば，ギャンブリング治療研究の多くが，症例研究，小規模集団，および比較対照集団のない介入についての研究である（Toneatto & Ladouceur, 2003）。RCTとして認められる研究は，わずか11件であり，多くの方法論的限界がある。これらの研究は，様々なイメージを用いた脱感作法の組み合わせ，電気ショック療法，およびギャンブリング状況への曝露療法など，数多くの行動的介入；認知行動的介入；フルボキサミンとナルトレキソンによる２つの薬物療法；電話面接を含む場合とそうでない場合を比較した，

自習帳を使った2つの研究が含まれている。メタ解析の著者たちは，「認知行動スペクトラムに含まれる『介入』は，マニュアルに従って行われる介入であり，治療者との接触が最小限の方法であっても，最大の実証的裏づけを得ている。限られた証拠ではあるが，治療期間と治療強度は，結果に関わる重要な要因ではないかもしれない」と結論している（Toneatto & Ladouceur, 2003, pp. 13-15）。

ギャンブリングに対する動機づけ面接法適用の論拠

動機づけ面接法（MI）は，多くの理由から，問題/病的ギャンブリング領域に自然に適用される。第一に，自己統制と動機の障害は，この疾患の重要な特徴である。病的ギャンブリングの概念形成には，物質乱用などの嗜癖的疾患との類似性を重視する理論家たちがいるものの，なお議論の余地がある。病的ギャンブリングを衝動抑制障害と見る人もいれば，強迫性障害スペクトラムにあると考える人もいる（National Research Council, 1999）。DSM-IV-TRの診断基準は，明確な合意の欠如を反映している。その診断基準は，物質依存症の基準を原型としているが，マニュアルでは衝動障害の項に記載されている（American Psychiatric Association, 2000）。それでもやはり，どの概念形成においても，ギャンブリングに対する自己統制の障害が疾患の中心的特徴であるとされており，動機づけ要因との取り組みが，ギャンブリング治療において極めて重要な軸であるという認識は共有されている。病的ギャンブリングの治療法としては，認知行動療法（CBT）など，物質乱用の治療モデルにならった方法を用いるのが一般的である。

近ごろ，依存症を「動機づけの障害」（Heather, 2005）と考える理論が提唱されている。それは，「依存症者」が，自分の長期的利益に相反する行動を選択しているという考え方に基づいている。この定義には，その人が，社会的に許容されない行動をしているということ以上の考え

を含む。すなわち，その人自身が（少なくとも時々）変わりたいと思い，結果として「対照的な正の誘因と負の誘因からなる動機の葛藤を味わい……当然ながら，そのような葛藤の解決がMIの中心的部分である」(Heather, 2005, pp.4-5)という，葛藤と解決を予見させる。

MIが病的ギャンブリングに適用される第二の理由は，治療なき回復（すなわち，自然治癒による回復）が，しばしば観察されるからである(Hodgins, Wynne, & Makarchuk, 1999)。自律的回復の存在は，動機が変化の過程の中心であるという概念と一致する。回復した病的ギャンブラーとの面接からは，動機づけにおける認知的な要因が，ギャンブリングの禁止を維持するために，主要なものと認識されていることが確かめられている(Hodgins & el-Guebaly, 2000)。

問題／病的ギャンブリングに対するMIの臨床的適用

多くの精神疾患と同様に，治療の希求率は，この疾患に苦しむ人々の有病率（推定）に比べると，相対的に少ない。利用可能な治療を探し出す人は，米国における問題ギャンブラーのうち，10%以下である(Cunningham, 2005; National Gambling Impact Study Commission, 1999)。治療を探し当てる人たちが少ないことは，動機の乏しさと利用可能な治療の欠如に関連があり，その点に限って言えば，本格的な治療を求める人々の動機を強化することと，もっと利便性の良い治療法を提案して選択肢を増やすことの，2つの相補的な解決法が可能である。以下に，MI原理を用いた2つの面接例を紹介しよう。第一に，病的ギャンブリングのための自習用ワークブックの効果を増強する，短期の動機づけ介入の使用を提示する。第二に，ギャンブリングの低減を推奨する，1回の面接による動機づけ介入面接を描写する。

ギャンブリング治療に対する第三のMI適用は，治療遵守に関連したものである。心理社会的，および薬理学的な臨床試験のどちらにおいて

も，脱落率は，認容しがたいほどに高い (Grant, Kim, & Potenza, 2003; Hodgins & Petry, 2004; Toneatto & Ladouceur, 2003)。オーストラリアのある研究では，問題ギャンブリングのための通院 CBT への出席率を増加させる，様々な種類の治療遵守を目的とした強化介入の価値を例証した (Milton, Crino, Hunt, & Prosser, 2002)。その治療遵守強化の介入としては，出席を促進する文書と会話の提供，治療結果についての楽観的認識と自己効力感の推奨，評価の結果に対するフィードバック，意思決定バランス（決断の利益と代償を比較検討する）演習の，面接間の規則的な実施，治療への取り組みを妨げる障壁についての対話などがある。このような治療遵守のための強化介入によって，治療完了率は増加し，介入前は 35% であった完了率が，65% に改善したのである。

動機づけ強化による病的ギャンブリングからの自律的回復の促進

本格的な治療を受けずに回復しようとする問題ギャンブラーの願望を十分に活かすため (Hodgins & el-Guebaly, 2000)，回復したギャンブラーが，面接のなかで，回復過程において有意義であったと述べた技法を組み込んで，自習用ワークブックが開発された (Hodgins & Makarchuk, 2002)。ワークブックの内容には，自己評価，目標設定，認知行動戦略，再燃防止戦略，および本格的な治療資源の情報[注] などの項目がある。

私たちは，本格的な治療を望まない病的ギャンブラーに，自習用の資料教材を提供する有効性を評価するために，臨床研究を実施した。研究の参加者はメディアを通じて募集され，2つの代替的な自習手順が，1カ月間の待機対照群と比較された（詳細は Hodgins, Currie, & el-Guebaly, 2001 を参照)。最初の方法は，単に自習用ワークブックを郵送することであった（自習帳のみのグループ)。第二の方法では，ワーク

注）このワークブックは www.addiction.ucalgary.ca で入手できる。

ブックを送る前に，電話による動機づけ面接を行った（動機づけのグループ）。このワークブックは，小冊子の形に製本されており，参加者は自分自身のペースで取り組むようにと指示されていた。

　動機づけ面接は，20〜45分，MI原理を用いて行われた（Miller & Rollnick, 2002）。面接の全般的な目的は，支持的・共感的な態度をもって，クライアントの問題に対する関心を示すことであった。この面接には，基礎的評価のための情報収集に加えて，4つの目標があった。面接者は，ギャンブラーが経験している困難な問題を含めて，彼らの懸念を引き出すことを意図していた。例えば，

　「ご自分のギャンブリングについて，どのようなことがご心配でしょうか？　ギャンブリングを変えなければと，あなたがお思いになった理由は何でしょうか？」

　面接者は，経済的・法的状態，人間関係，および感情機能に対する影響について尋ね，次に，ギャンブリングを止める利益についてギャンブラーの考えを引き出した。面接の第二と第三の目標は，変化についてのギャンブラーの両価性を探求することと，自己効力感を醸成することであった。

　「ギャンブリングの変化を成し遂げるのが難しいとしたら，何が難しくさせるとお考えでしょうか？　どのようにであれば，変化できると思われますか？　過去を振り返ってみて，変化を成し遂げるだろうと，あなたがお考えになる理由は何でしょうか？」

　最後に面接者は，それ以前に変化の試みに成功した経験に基づいて，具体的な戦略を振り返って考えるように提案した。その戦略は，ワークブックに従って提案された。例えば，

「断酒するには，運動を始めることが役に立ったとおっしゃいましたね。ワークブックのなかには，新しい活動を始めるように提案する項目がありますが，——それは，あなたのお役に立つかもしれません」

電話面接の後，臨床家は，それぞれの個人に合わせた短い覚書を作成し，ワークブックと一緒に，ギャンブラーに郵送した。

米国の多数の州とカナダの諸州では，問題ギャンブリングのヘルプライン（緊急電話相談）を創設しており，人々に治療情報と個人的援助を提供している。この動機づけ介入手順は，米国のオレゴン州で実施されている州規模のギャンブリング治療制度のような，全国的な治療サービスと統合するのに適しており，また理想的である。私たちの経験によれば，この方法は，本格的な治療に興味を示さない人を惹きつけるのに成功している。

典型的な研究の参加者：ベリンダ

ベリンダは，40代後半の既婚女性である。家計は夫が握っており，彼女が，スロットマシーンのギャンブリングを控えなければ離婚すると言いだした。そこで，ベリンダはGAに行ってみたが，宗教的な面が好きになれず，他の人々がギャンブリングについて話すのを聞くと，自分のギャンブリング欲求がさらに強くなってしまうことに気がついた。彼女は，自分のことをGAに行くような人間であると考えるのは難しいと思った。自分自身のペースで取り組むことができ，電話で話ができる治療的アプローチという案は，彼女にとって非常に魅力的であった。

動機づけ面接において，ベリンダは自分が抱く自己イメージや，まさか自分が嗜癖することになろうとは思わなかった理由について話した。彼女は，結婚や経済および自尊心に対する悪影響に気がついていたものの，スロットで遊ぶ時の挑戦的な興奮と，退屈な生活から少し逃避する喜びという，かなり良い側面を認識していることが判明した。ベリンダ

は，自分が極めて自律的な人間であり，十分に自己統制できると述べた。彼女は，多くの人がギャンブリングからの回復に成功しているという話を聞くのに興味を示した。以前に行動を変えたことがあるかという質問に対して，彼女は，10代の頃，大幅な体重の減量に成功した方法について説明した。治療者は，彼女が減量に用いた戦略（短期目標を設定し，友人と定期的に運動し，長期的目標を忘れないようにする）をワークブックの内容と結びつけて解説した。

電話面接は約40分間続き，MIで推奨されているように，治療者の要約で終了した。面接の終わりに，治療者はベリンダに次のように言った。

「私は，あなたがご自分の闘いについて，率直に話してくださったことに感動しました。あなたは，スロットで遊ぶ時の挑戦的な興奮と，一人になれる時間がお好きでいらっしゃるように思います。でも，それによっていろいろな問題が起きています。あなたもご主人も，経済的な損失について困っておられます。あなたは貯金に手を付け始めていますが，それでは，定年後に海辺で暮らすというあなたがたの長期的目標が脅かされます。また，ギャンブリングはあなたの『強い人間である』という自尊心を奪い取っています。あなたは，ご自分がこれからもギャンブリングを続けるとは，信じられないというお気持ちになられました。あなたは以前にも，体重管理というご自分の問題に，一生懸命取り組まれましたから，ギャンブリングにも，同じように取り組む準備ができているでしょう」。

実際に，ベリンダは，ワークブックの提案に従って，ギャンブリングに係わる，いくつかの短期目標を決定した。これらの目標には，ギャンブルをしない2週間という評価期間が設定されていた。彼女は，いつもなら仕事が終わってすぐにカジノに行っていた時間を，友人と毎日ウォーキングに行くことにして，自分の行動を変えた。彼女は，経済状況を厳格に点検し，「貯金」をギャンブリングに使わないように監視す

ることにした。彼女は，長期的な目標を思い出すことによって気持ちを紛らわし，ギャンブリング欲求に対処しようと覚悟を決めた。

　ベリンダは，2週間後に，一度だけギャンブルをしたが，すぐに，それを最後にしたいと思った。彼女は，自分の戦略と目標の達成を再び心に固く誓って，それ以降，二度とギャンブルはしなかった。

問題ギャンブリングのための1回の動機づけ介入面接

　上述した自律的回復アプローチの促進活動は，自分の行動を変えたいと望む人に対して，電話相談とパンフレットの提供に焦点を絞ったものであった。次の研究では，面接のMI要素が，治療に対する反応の特別な原因であるかどうかを究明するために，直接の臨床的な面接による動機づけ介入と，動機づけ要素を含まない面接を比較した。私たちは，自分のギャンブリングについて懸念している参加者を，広告によって募集した。彼らは，面接を受けた後，前述の自習用ワークブックを提供された。

　異なる程度のギャンブリング問題と，自分のギャンブリングについて種々の懸念を持っている人々に適用するための，短時間の面接を開発するにあたって，私たちの第一の目標は，MI精神を介入面接に組み込むことであった。その面接は，ギャンブリングについての対話ではあるが，協働的な出会いとなるように意図されていた。私たちは，ギャンブラーに，非審判的な状況で，ギャンブリングについての懸念や両価性を探求する機会が，提供されるように心掛けた。この目的を達成するためには，面接者が，変化への原動力や責任感はギャンブラー自身から生じるはずであるという考え方を，心から信じて委ねなくてはならない。私たちは，動機づけ介入面接を受けたギャンブラーが，動機づけ要素のない面接を受けたギャンブラーに比べて，12カ月の間に，ギャンブリングの回数が有意に減少したことを見い出した。

面　接

　介入面接には，以下のような基本的要素が組み込まれている。ギャンブリングの習慣についての簡単な対話，ギャンブリングの好きな点と困っている点についての対話，一般的なフィードバックと個人に合わせたフィードバック，意思決定バランス（決断の利益と代償を検討する）の演習，自己効力感の探求，未来を見通して想像する演習，変化に対する動機と自信の評価測定，さらに適切であれば，参加者が自分のギャンブリングを変えるという考えについての議論などである。可能な変化についての対話は，参加者に合わせて面接を調整するため，面接者の思慮に任せられた。参加者のなかには，変化を考慮する準備ができていない人や，自分には問題がないと思っている人もいた。変化の戦略についての対話を強いると，参加者が躊躇するかもしれず，結果として，自分のギャンブリングと関連行為についての思考や感情を，参加者が認識して熟考する時間を与えるという，面接の目的を損なうであろう。面接者の柔軟な対応を促進するために，可能な場合には，上記の全ての要素を面接中に実施するよう期待されているが，その順序や重点の置き方は治療者の裁量に任されている。例えば，ギャンブリングの「良い点」についての質問によって，参加者が自分の心配事をくどくどと話し続けるようなことになったとしても，私たちはその話を止めようとしない。その代わりに私たちは，彼らに主導権を渡して話を聴き，さらに情報を集める。例えば，時をさかのぼるように質問を構成して，ギャンブリングの「よい点」について，面接の後半に尋ねることもできるだろう。例えば，

　「あなたはギャンブリングに関連して抱えている問題について，いろいろと話してくださいました。今私は，あなたがギャンブリングを始めた時に，あなたがギャンブルのどういうところに魅かれたのかと考えています。ギャンブリングの何が気に入ったのでしょうか？」

この質問の目的は，参加者が自分にとって大切なことについて話すことを可能にしつつも，面接者が，対話の方向性を統制し続けることであった。私たちは，面接において次の段階へと移行するために，しばしばその対話について簡潔な要約を用いた。

面接の進行過程
　全ての面接は，参加者のギャンブリングについての極めて一般的な質問で始まる。どのような種類のギャンブリングが好きか，ギャンブリングの頻度はどのくらいかなどを述べた後，ギャンブラーは，しばしば現在自分が抱えている困難について話し始める。それによって，自然に現在の問題についての最初の対話が始まる。話し始めるのが苦手な人に対しては，その研究に参加する気持ちになった契機について尋ねた。なぜ自発的に参加したのかについて無頓着，または不確かな人々に対しては，他の人々からギャンブリングについて「何か言われた」ことがあるかどうかと尋ねた。もし他者から心配事を提示されたことがあれば，ギャンブラー自身も懸念を抱いているかどうか，または他者に言われた事柄を，その人自身は問題と思っていないかどうかと尋ねた。口の重いギャンブラーには，典型的なギャンブリング日について描写するよう求めると，しばしば職業（または失業）についての話や，ギャンブリングが魅力的に感じられた状況要因のあった日のこと，およびギャンブリング前後の感情についての対話が始まるのであった。
　面接は，通常，次のように始まった。

　「私たちはご自分のギャンブリングについて疑問を抱いている人を募集しました。あなたのギャンブリングについて少しお話ししていただけますか？」

・「そうですね，私は，面白そうだなと思ってラスベガスに行ったの

が始まりでしたが，もう少しも面白くありません」
- 「私はバーに行くと，ギャンブルの機械にお金を注ぎ込んでしまって，他のことに必要なお金をなくしています」
- 「私は妻と，約2年前に離婚しました。私は淋しくて外で遊びたいのですが，子どもたちともっと一緒に過ごしたほうが良いと思いますし，お金を無駄にすべきでないこともわかっています」

ギャンブリングの良いところとあまり良くないところ

　私たちは，次に，そのギャンブラーがギャンブリングの何を楽しみにしてきたかを探求するために，時間を割く。この質問は，複雑な反応を引き起こすことが多い。ギャンブラーはギャンブリングの良い点から話し始めるが，やがて困っている点について話し始める。私たちは，必ず彼らが，ギャンブリングに魅かれる理由を，探求する機会が持てるように計らう。彼らを惹きつけたものは何か，そして，未だに楽しみにしているものは何かということである。

　「ギャンブリングの何が好きか（あるいは，好きだったか）について話してください。一番好きなのは，どのような点でしょうか？　他には？」

- 「ギャンブリングのおかげで，行く場所があるし，いろんな人に会えるのよ。そこに行けば，だいたい同じ人たちに会えるの」
- 「どきどきして，今度は勝てるかもしれないという，興奮した気持ちが好きです」
- 「勝った時の気分は最高だよ。盛り上がるし。借金に，おさらばできるかもって想像したりしてさ」
- 「家で起きている問題を忘れていられます」

その後，私たちは，ギャンブリングのあまり良くない点についての対話に移る。例えば，

「あなたは，ご自分のギャンブリングについて，心配されていることを話してくださいました［要約する］。その他のご心配は？ ギャンブリングの良くない点は他に何かありますでしょうか？」

- 「負けると落ち込むよね。馬鹿だなあって思うし。負け犬みたいな気がするし」
- 「子どもたちに買ってあげられたはずのもののことを，いろいろと考えます」
- 「借金がどんどん増えているの。どうやって払ったらいいかわからないわ」
- 「余分なお金などあったためしがありません」
- 「みんなにばれちゃって，馬鹿なやつって思われるのが怖いんだ」

ギャンブリングの良い点とそれほど良くない点についての対話では，治療者は，注意深く敏感であり続け，反映的傾聴を用いて，参加者の感情的反応と様々な問題を探求するよう奨励する。「あまり良くない点」についての対話では，感情がしばしば表面下に浮上するので，治療者は，初めの発言を使ってギャンブリングの影響を探求することもできよう。例えば，「子どもたちに買ってあげられたはずのものを考える」に対して，治療者は，認識された感情を単純に反映し――「お子さんが，ギャンブリングのせいで何かを手に入れそこなった，と考えると悲しいですね」――参加者に，その感情を味わう時間を与える。それ以外にも治療者は，家族に対するギャンブリングの影響を，深く探究するよう薦めることもできる。例えば，

「ギャンブリングは,お子さんに何かを買ってあげるあなたの能力を損なっているようですね。ギャンブリングは,お子さんたちとの関係に,他にも影響しているでしょうか?」

フィードバック
ギャンブリングについて話し,両価性を探求する機会を与えられた後に,ギャンブラーは,自分のギャンブリング問題を評価した点数を,同じ調査を受けた他の人々と比べた情報に興味があるかと尋ねられる。私たちは,最近の地域調査のデータを用いて,ギャンブリングの重症度評価における参加者の点数との比較を提供した。地域調査のデータは,大多数の州や地域で入手できる。フィードバックのこの部分は,動機づけ面接に関連した短期介入では,重要な要素とされているが,MillerとRollnick（2002）によって記述された,「古典的な」MI面接とは違う,唯一の介入要素であった（Miller & Rollnick, 1991）。フィードバック面接は,一般的なMI面接と同様の精神で行われた。参加者は,まず,同じ調査を受けた他の成人と比較した自分の点数を,知りたいかどうかと尋ねられた。自分の点数が,他者に比較してどのくらいか,その点数に関連して,危険にさらされている領域はどの領域であるかについて解説された後,参加者は,そのフィードバックを聞いてどのように思ったかと尋ねられた。

参加者のうち,一般人口と自分の点数を比較した情報を断った人はいなかった。驚かずに返答した人もいれば,深い苦悩を顕した人もいた。比較によって明らかにされたほど自分のギャンブリングが普通でないとは,認めない人もいた。私たちは,そのような認めない人や,他の人々が自分たちのギャンブリング癖を最小限に報告したに違いないと推測した人とは,言い争わなかった。その代わりに私たちは,彼らの反応を反映した。例えば,「あなたと同じくらいギャンブリングをする人はたくさんいるとお考えなのですね」,あるいは「全くギャンブルをしない人

がいるとは信じられないのですね」などである。自分のギャンブリングの程度が，他者に比べて普通でないという認識をさらに探求することや，誰とどのように時間を過ごしているかについて考えることを可能にするのは，言い争いではなく反映であった。もし参加者が，フィードバックは自分の懸念を確証したと言うのであれば，面接者はその懸念を拡大して，さらに質問を重ねることもあろう——例えば，「これはあなたがしばらくの間考えてきたことですね。それについて，何かしてみようとお考えになったことはありますか？」。12 カ月後の追跡調査で，標準値のフィードバックについて覚えているかどうか，ギャンブラーに尋ねた。標準値のフィードバックを受けたギャンブラーのうち，約 3 分の 2 がそれを覚えており，1 人を除いて全員が有益であると感じていた。

標準値のフィードバック
　「募集広告に応じて電話をしてこられた時，私の助手はあなたのギャンブリングについていくつか質問をしました。何千人もの人が同じ質問紙を使って調査を受けています。ご自分の点数が他の人と比べてどのくらいか，ご覧になりたいですか？　あなたは，『ギャンブリング問題発生の危険が中程度か，または相当のギャンブリング関連問題を抱えているか』のどちらかのグループに入ると考えられます。かなり驚いておられますか？」

・「ちょっと落ち込むなあ」
・「いいえ，驚かないわ。ですからここに来たのよ」
・「わあ，怖い」
・「私に問題があるということが，これで確かめられました」
・「そいつらは嘘つきなのさ。僕は本当のことを言ったけどね」
・「俺と同じようなギャンブラーはたくさんいるよ」

個人に合わせたフィードバック

「もし興味がおありでしたら，あなたのギャンブリングと，それで現在生じている問題について検討する別の方法があります．1カ月に使っている金額と，月収を比較する方法です．あなたは私の助手に，給料は1カ月○○ドルとおっしゃいました．また，過去2カ月でいくらギャンブリングに使ったかについても話していただきました．それは平均△△ドルくらいでした．そんな感じでよろしいでしょうか？　費やした額を収入で割れば，毎月ギャンブリングに収入の何％を費やしているかがわかります．あなたは収入の□□％をギャンブリングに使っておられるようですね．どのように思われますか？」

- 「もっといやな気持ちになりましたが，かえって絶対にやめようと固く誓いましたよ」
- 「ちょっと落ち込むなあ．スクラッチカードをやめようかな．でもカジノがすごく好きなんだよね」
- 「なぜギャンブリングをしているのかわからないわ．私は賢い人間なのに」

意思決定バランス

次に，意思決定バランスの演習（決断の利益と代償の探求）を実施した．これは，紙と鉛筆を使って行われ，参加者はコピーを家に持ち帰った．意思決定バランスは，仮定された状況での代償と利益を考える演習として実施された．参加者は，もし同じ状態のままであることを選択して，同じ程度のギャンブリングを続けたとしたら，支払う代償について考えるよう求められた（ギャンブリングのあまり良くない点のさらなる探求）．次に，同じようにギャンブリングを続けたとして，その利益について考えた（自分にとってギャンブリングが大切な点を探求する，もうひとつの機会）．私たちは次に，変化の代償について彼らに尋ね，

実際に変化を起こした場合に手放すことになるものについて検討した（ギャンブリングを変えることについての恐れや懸念を，いくらかなりとも表現する機会を与えた）。そしてついに，彼らはギャンブリングを変える利益を考えるよう求められた（ギャンブリングをしない将来を想像する機会を与えた）。この対話は，言ってみれば彼らが，ギャンブリングをいくらかでも変えるという可能性について，楽しみながら考えられそうな枠組みで実施され——ギャンブリングの低減については，ギャンブラーが言い出さない限り，持ち出されることはなかった。この対話が仮定された状況についての話であるという性質を維持すれば，参加者は状況を全く変えなかった場合に，何かが違ってくるかどうかについて自由に話すことができる。

「私たちは，あなたにとってギャンブリングの良い点とあまり良くない点について話しあいました。次の演習は，少し似ていますが，物事に対する別の視点を提供します。ギャンブリングをやめたり減らしたりしたいかどうか，あなたがはっきり決められなくても，次の質問について考えることができます」

　変わらないことの代償。私たちは，ギャンブリングを変えなかった場合に，生活がどうなっているかについて考えるところから始めた。もしギャンブラーが，先程話しあった問題やギャンブリングを全く変えなかったら，どのような代償を払うことになるであろうか？
- 「二重生活を送っていると思います。家族や友達に嘘をついて」
- 「窃盗」
- 「罪悪感」
- 「借金が増えているだろうな」
- 「無一文になっちゃったりしてさ」
- 「お金の心配ばかりしているでしょうね」

・「破産しているかもしれません」

　変わらないことの利益。次に，私たちは，変わらないことの利益について話しあった。ギャンブリングを続けている場合に，重要なことは何か？　これは，人々がギャンブリングの何を好んでいるか，生活のなかでどのような目的を叶えているかについて理解する機会である。
・「勝てるかもしれない」
・「楽しい」
・「夢を見るチャンスなのよ」
・「わくわくドキドキ，興奮するよね」
・「家を離れて，いろいろな人と交際できますから」
・「逃避ですね」

　大勢の人々が，同じ状態を続けることの良い点を，ひとつも思いつくことができなかった。この質問には，しばしば素早い返答が返ってくる――「何も良いことなんてありませんよ」。その感情を一緒に味わった後，私たちは，最後の4分の1へと移った。人々は，自分のギャンブリングを変える代償（手放さなければならないもの）について考え始めると，ギャンブリングを続ける理由を，より多く同定できることがわかった。同定された理由については，その思考が生じた時に，認識されている利益として話しあった。

　行動を変える代償。この領域の探求は極めて有益であった。それは，ギャンブラーが手放すことになるもの，および変えるのが難しそうなことについて，多くの思考を喚起した。またそれは，ギャンブラーが，現在の行動に代わるものを考える出発点でもあった。
・「外出する機会がなくなるだろうね。退屈だな」
・「家事から逃避するチャンスがなくなっちゃうわ」

- 「行動を変えるのは難しいと思います」
- 「責任をとるって大変なことだよ」
- 「勝つチャンスを諦めなくてはいけないのでしょうね」

　行動を変える利益。もし，行動を変えたとしたら，何が違ってくると想像するであろうか？　これは，仮定された将来を想像する機会，すなわち，ギャンブリングについて，他の重要な事柄について考える機会となった。ここでも，以前の対話で取り上げた項目のいくつかについて話し合い，拡張強化した。

- 「自分自身をもっと信頼できるようになると思うわ，罪悪感なんかなくなって」
- 「そのお金でいろいろなことができるでしょう。もっと健康的な食事や旅行をして，子どもにいろいろなものを買って，借金を返して，家を買うこともできますよね」
- 「ストレスが減るだろうな，もっと健康になるだろうし，子どもや友達と一緒に過ごすだろうね」
- 「妻（夫）に離婚されずにすむでしょう」

自己効力感の醸成

　これは，変化についてもっと全般的に話しあい，その人がどのように変化を起こすつもりかと質問する機会であった。彼らは，たとえ完璧ではないとしても，大抵，いくらかは成功した経験を思い出すことができた。行動の変化に成功していなかったとしても，殆どの人は何が効果的で，何がそうでなかったかについて，いくらかは考えつくことができた。これは，クライアントが自分自身の専門家であることや，その人こそ，何をするつもりかについて解るということを，再度確かめる機会となった。彼らは，しばしば，自分が望んだ時には，以前に成功した戦略を用いて，どのようにギャンブリングを変えられるかというアイデアを

提出し始める。彼らが，変化にかかわる個人的な経験や，アイデアを持っていない場合には，他の人々が用いた戦略について，知っていることがあるかと尋ねることもできるだろう。私たちは，ギャンブリングの機会があったのに，やらなかった状況についても質問し，その状況で彼らが実行した別の行動を探究した。

「私たちは，変化を起こすという考えについて話しあってきましたが，あなたは今までに，他の生活領域で変化を起こしたことがありますか？　あなたにとっては，何が最も効果的でしょうか？」

- 「私は，一気にやめる必要があります」
- 「話すことね，隠しごとをしないで話すことよ。助けてもらうの」
- 「カウンセリングを受けるとか」
- 「決断だよ，やりたくないんだと決意するのさ」
- 「同じこと（飲酒，ドラッグなど）をやっている人たちと，縁を切らなければなりません」

未来を想像する演習

私たちは，人々に5年後10年後の生活について考えるよう求めた。2つのシナリオに基づいて——ギャンブリングを変えた場合とそうでない場合——彼らは自分の生活がどのようになると想像するであろうか？

「もし，あなたがギャンブリングを少しも変えないと決めたとしたら，5年後10年後の生活はどのようになっていると想像なさいますか？」

- 「そのまま同じ。もっと悪いかも」
- 「ホームレスになっているかもしれません」

- 「家を出て，一人寂しく暮らしているでしょう」
- 「もっと落ち込んじゃったりして」
- 「家族に見放されているだろうな」

\＊＊＊

「あなたがギャンブリング行動を変えると決心なされば，5年後10年後の生活はどのようになっていると想像できるでしょうか？」

- 「もっと別な家を所有していることも考えられますね」
- 「健康で，不安が減っているだろう」
- 「パートナーともっと良い関係になると思うわ」
- 「子どもたちを助けて，孫の面倒を見たりして」
- 「結婚して，家族に囲まれて，素敵な家に住んでいるでしょう」
- 「借金から自由になっているよ」

動機と自信の評価

　この演習は，ギャンブラーがギャンブリングについて，およびこれを変える可能性についてどのように感じているかについて知る，もうひとつの方法として導入された。私たちは，0から10までの目盛がついた定規を想像するよう依頼して，2つの質問をした。

　「今，目の前に定規があるとします。その定規の目盛りでは，0がギャンブリングを変えようという動機はまったくないことを示し，10がギャンブリングを変えようと極めて強く動機づけられていることを表すとして，あなたは今，どこにご自分を位置づけられますか？」

　「もし，ギャンブリングを変えようと決心したとして，0は全く自信がないことに相当し，10は心を決めれば絶対に実行する自信があるこ

とであるとしたら，あなたの自信はどの程度でしょうか？」

　それぞれの演習で，私たちは，特定の数字が選択された理由を探究した。もし，その人が自分の動機を5と評価したなら，私たちはさらに質問するであろう。もし，彼らがかなり悲観的で，それでも5とした場合，私たちは「おやおや，それでは，あなたは変化がどのようなものかと心配しておられるのに，それでも動機は5であると見積もられるのですね」と言うかもしれない。この後には「どうして0ではなく，5なのですか」，あるいは「あなたの動機を7か8にするにはどうしたらよいでしょうか？　何をすべきでしょうか？」などのような質問を続けるであろう。返答は，意欲的なもの——例えば，10点のスケール上で12とした人もいた——から，極めて曖昧なものまで，様々であった。これは，ギャンブリングを変えることが，今回，実際にやりたいことなのかどうかについて，ギャンブラーが考える，もうひとつの機会であった。

決断についての対話

　面接の終わりに，私たちはその面接を要約して返し，ギャンブリングについて見知らぬ他人と話すのは非常に難しかったであろうことを認めて称賛した。これは，MI精神によって，クライアントを肯定し称揚し続けるという意味だけでなく，人生の苦痛で困難な領域を探求するにあたって私たちを受け容れたことについて，私たちが気づいており認めていると，彼らに伝えるという目的もあった。私たちは，面接に取り組んだ彼らの意欲に対して感謝の意を表し，彼らが研究の役に立っているだけでなく，自分自身のためになることもしていると伝えたのである。次に，私たちは，面接を終わって彼らが考えたことについて尋ねた。この質問に対しては，実に幅広い反応が返ってきた。この時点で，多くのギャンブラーは，変化に関する両価性を表現することがしばしばであった。なかには，自分がギャンブリングをやめるつもりであるとか，相当

に減らしたいことが明確である人もいて，彼らはどのように変わりたいかということを，かなり具体的に宣言した．私たちは，その計画を拡張し，どのような変化が可能であるかについて，さらに深く考え，もっと緻密に計画するよう奨励した．また，いかなる変化についても考える準備がない人もいた．変わる準備ができていない人々には，この対話について考え続け，後日，興味を持ったなら，ワークブックを参照するよう勧めた．私たちは，その面接で多くの領域について話したことをねぎらい，ギャンブラー自身こそ，自分は何をしている（または，しない）ほうが望ましいかについて理解している，最良の専門家であると認めたのである．

「今日はいろいろとたくさんお話ししてきました．話しあったこと全部について，どのように思われますか？」

- 「うちのめされた気持ちです．気分が悪くなりました」
- 「それが本当に問題だと思ったり，健康に影響し始めたりしたら，やめるだろうね」
- 「本当に何とかしなくっちゃ」
- 「カジノやバーに行くのを止めて，そこに出入りするやつらと付き合うのも止めるしかないだろうな」
- 「お金の使いかたについて，今までと違う取り決めをしたほうがよさそうですね」
- 「運動を始めるべきってことだよね」
- 「きっぱりとやめなくてはなりません」
- 「無駄遣いしないで，そのお金で買えるもののリストを作ればいいのさ」
- 「私が失ってしまうかもしれない，いろいろなものについて考えさせられたわ」

・「今すぐには，変えるつもりはないよ」

問題と提案される解決策

　MIによる面接は，問題／病的ギャンブリングに対して，全般的に極めて有効である。しかしながら，複雑な潜在的状況のひとつは，ギャンブリングに合併する精神疾患（物質使用障害，気分障害，不安症，およびパーソナリティ障害）が非常に多いことであり，それはギャンブリング問題の経過や治療結果に影響を与えると考えられる（Cunningham, 2005; Hodgins, Peden, & Cassidy, 2005; National Gambling Impact Study Commission, 1999; Petry, Stinson, & Grant, 2005）。今日までのところ，ギャンブリングの治療に対する合併症の複雑な影響は，殆ど明らかにされていない。どの疾病に最初に取り組むべきか，あるいは同時に治療を（異なる介入法で）行うべきか，それとも介入法を統合すべきか，またクライアントの好みによって治療の順序を決定すべきかどうかは明らかでない。実証的な指針がないので，クライアントの必要性に従って行くべきところへと導くには，治療者側が柔軟に解決するしか方法はない。そのためには，幅広い訓練と経験によって治療者の基盤を形成する必要がある。それぞれの合併症に対する専門的知識を集めることができれば，理想的である。本書の各章が例証しているように，一般的なMI面接は，様々に異なった精神疾患の，個別の特徴に合わせて誂えることもできるであろう。

　問題／病的ギャンブリングの，もうひとつの複雑な状況は，治療の一部として経済的問題にも焦点を合わせなくてはならないことである。人々は通常，巨額の借金を直ちに返済することはできず，そのため時間の経過とともに，金銭を効果的に管理する術を学ばなければならない。経済的圧力を放置すれば，治療の動機が損なわれたり，再燃の危険が生じたりもするであろう（Hodgins & el-Guebaly, 2004）。ギャンブリング

問題に取り組む治療者は，たとえ短期の MI 介入を実施するだけであっても，経済的問題カウンセリングの専門知識を身につけるか，または，その領域での援助を並行して提供するように取り計らうか，いずれかの配慮が必要である。

調査研究

動機づけ強化によって病的ギャンブラーの自律的回復を促進する

　前述したように，動機づけ強化面接にワークブックを加えた方法を，ワークブックのみの対照群や待機者リストによる対照群と比較した試験的な無作為化対照研究が完了した。24 カ月間の追跡調査によって，動機づけ介入面接を受けたグループでは，相当の治療効果が認められた。例えば，3 カ月の時点で，動機づけ介入を受けたグループでは 42% がギャンブリングを止めており，さらに 39% が改善とされる範疇に分類された。一方，ワークブックのみのグループで，ギャンブリングを止めていた人は 19% であり，改善した人は 56% であった（Hodgins et al., 2001）。この結果は，電話による短時間の動機づけ介入が，成功の可能性を拡大する資源への賢明な投資であることを示唆している。

　私たちは，現在，上記の知見を追試し，拡張する研究を実施している。その研究では，待機者リスト群を対照集団として，ワークブック単独群，動機づけ電話介入とワークブックの併用群，はじめの動機づけ介入の電話に加えて，治療者による毎月の動機づけチェックを目的とした電話を 5 カ月間受ける群とを比較している。最後の条件の論拠は，初期段階での動機づけの充電効果が，どのくらい長期にわたって維持され，治療結果に影響を与えるかを判定することである。さらに私たちは，改善の機序を理解することにも関心を持っている。その介入法は，引き続いて行動を変えるほどの影響を与えるまでに，動機を強化するであろうか？　現在，研究参加者の募集は終了し（n = 314），12 カ月間の追跡

調査が進められている。

問題ギャンブリングに対する1回の動機づけ介入面接

　この研究には，動機づけ介入面接を対照の面接法と比較する，試験的な無作為化臨床研究も含まれていた（Diskin, 2006）。私たちは，自分のギャンブリングに懸念を抱いており，異なる形式の面接によって，ギャンブリングに対する効果を比較する評価研究に参加する意思のある人々を，広告によって募集した。参加者は，ギャンブリングを減らしたいと思う必要はなく，単に懸念を抱いていることを求められるのみであった。この研究参加者の資格要件は，過去2カ月以内にギャンブリングをしていることと，Problem Gambling Severity Index for the Canadian Problem Gambling Index で，「危険性がある」群に属することを示す，3点以上の点数を得ることであった（Ferris, Wynne, & Single, 1998）。参加者は無作為に2つのグループのうちのひとつに割り当てられた。参加者の半数には上述した動機づけ介入面接が実施された。もう一方の参加者は，同程度の時間，面接者とギャンブリングについて話しあい，半構造化面接によるパーソナリティ診断を受けた。2人の治療者が動機づけと非動機づけ面接の両方を実施した。全ての参加者は，自習用ワークブックを1冊与えられた。私たちは，参加者を12カ月間追跡し，1, 3, 6, および12カ月の時点で，電話による調査を実施した。

　私たちは，問題ギャンブラーに対するMIの有効性について，かなり厳密な研究を計画した。全員がワークブックを受け取り，臨床訓練を受けた治療者による，約45分〜1時間の面接を受けた。対象集団の高い自然回復率を考慮して，12カ月の追跡期間を設定した。

　面接の直後に，私たちは，その経験と治療者の評価について，参加者に訊ねた。2つのグループは，治療者に対する評価では相違がなく，両群ともに共感，信頼性，尊重，および理解の点で，極めて高く評価した。しかしながら，彼らが受けた面接の評価は異なっていた。ギャンブ

ラーは，有用性，全般的満足度，および問題を効果的に処理できそうであるという点で，動機づけ介入面接を相対的に高く評価していた。

研究の参加者は，ギャンブリングをやめたいと（あるいは，いくらかでも変えたいと）思っている必要がなかったので，私たちは，1ヵ月のうちギャンブリングをした日数，および月ごとのギャンブリングによる出費を従属変数として用いた。両群とも開始前の2ヵ月間に，月平均およそ1300ドルを使い，約7日ギャンブリングをしていた。

研究を終了した参加者のうち，動機づけ介入を受けたギャンブラーは，対照群に比べて，ギャンブリングの回数と使った金額が，12ヵ月にわたって少ないことがわかった。最終面接前の3ヵ月間に，動機づけ介入を受けたグループは，1ヵ月におよそ2.2日ギャンブリングをしたが，対照群は約5日費やしていた。また，この3ヵ月間で，動機づけ介入面接を受けた人々が，ギャンブリングに使った金額は，対照群に比較して少なかった。動機づけ介入グループは，月平均約340ドル使っていたが，対照群は約912ドル費やしていた。

私たちが予期しなかった，非常に興味深い結果は，問題ギャンブリングの重症度に関連したものであった。その研究では，ほぼ全てのギャンブラーが，深刻なギャンブリング問題を経験していた。私たちは，問題がそれほど深刻でないギャンブラーのほうが，深刻な問題を抱えている人よりも，動機づけ介入面接が効果的であろうと期待していた。ところが，12ヵ月の追跡調査を終了した人々で，それほど問題が深刻でない人は，動機づけ面接でも，対照条件下でも，同程度に改善していた。相対的に深刻な問題を持つ人々は，動機づけ介入を受けた場合にのみ，ギャンブリングが有意に低減され，対照群では低減されなかった。

その研究において，動機づけ面接を受けた比較的軽度のギャンブラーは，月に約325ドルを費やしていたが，対照群の人々は月に約265ドル使っていた（この違いは，統計的に有意ではない）。ギャンブリング問題が，それほど深刻でない人々に対して，MIは，自習用マニュアルを

受け取って研究に参加したこと以上に，有意な効果はなかったように思われる。両群ともに，比較的軽度のギャンブラーに対しては，12 カ月の間に使用金額は有意に減少した。

しかし，重症のギャンブラーで MI を受けた人々は，月に約 300 ドルを使っていたが，対照群の人々は，月に約 1100 ドルを費やしていた。比較的重度のギャンブラーに対しては，費やされる金額と日数を減らすという点で，MI が有用であった。研究の参加者全員が，ギャンブリングについての懸念を探求するための（面接を予約し，その時間に来るために必要な）努力を厭わなかった。それほど深刻でない問題を持つ人々にとっては，この努力とマニュアルの入手だけで十分であったように思われる。深刻な問題を持つ人々では，MI に参加することが有意な違いをもたらした。重症の問題ギャンブラーが，12 カ月間にわたって，ギャンブリング行動の変化を維持するよう援助するためには，面接のどの要素が有効であったのか，この時点では未だ明確ではない。私たちが MI 精神に基づいている限り，介入面接は，非審判的な雰囲気で行われ，ギャンブリングについての両価的な気持ちを探求する機会となるであろうし，それはギャンブラーを力づけて，重要な変化を起こす決断をするために，役に立つであろう。MI における言語と過程の関係を探求する新しい作業は，MI の何が，どのように効果的であるかを検討するために有用であろう（Amrheim, Miller, Yahne, Palmer, & Fulcher, 2003）。

結　論

上述した調査研究や私たちの臨床経験は，問題／病的ギャンブリングに対する MI の価値を支持している。2 つの研究において，MI を基礎にした介入に自習用ワークブックを加えると，ワークブックのみという対照条件に比べて，明らかにより良い治療結果が得られた。一方の研究では，介入面接が電話によって行われ，もう一方の研究は対面で行われ

た。ひとつの研究は，自分のギャンブリング問題に対処したいと思っているが，本格的な治療には関心がない人を募集し，もう一方は，懸念はあるものの，必ずしも変わる準備はできていない人を募集した。2つの研究に限られてはいるが，結果の一貫性は治療介入の信頼性を実証している。短期の動機づけ介入面接は，従来の治療に選択肢を加えて拡張するものであり，躊躇するギャンブラーが変化の過程を歩み始めるように奨励する方法のひとつであると考えられる。

　数多くの領域で，さらに精緻な調査研究が必要とされている。ギャンブリングと合併する精神疾患の割合は高く，合併症の複雑な状況が，回復と治療に及ぼす影響は明らかにされていない。比較的複雑な臨床的問題に対しては，短期介入よりも，MIの原理を基礎とした集中的治療のほうが，有益であるかもしれない。報告されている脱落率の高さを考慮すると，今後，MIの原理を用いて，治療遵守法を開発することも重要である。脱落は，合併症を患う人々では，さらに多い可能性がある。

　MIは，問題／病的ギャンブリングの治療体系が継続的に発展するにしたがって，潜在的に重要な役割を担っていくであろう。病的／問題ギャンブリングの治療は，他の精神疾患と比較して未だ緒についたばかりである。すなわち，その治療体系は，精神保健の他領域における治療よりも，実証的な有効性や効果研究の影響を受ける可能性は高いと考えられる。

第10章

統合失調症患者の薬物療法
アドヒアランスと動機づけ面接法

Stanley G. McCracken
Patrick W. Corrigan

統合失調症スペクトラム（SSD）[注] の罹患者は，社会的機能や個人の役割機能を損ない，重大な苦痛をもたらす，様々な症状を有する。このような状態の患者を治療するために，最も広く用いられる方法のひとつは，抗精神病薬による薬物療法である。治療に失敗する普遍的な理由は，患者が薬物療法を遵守しない（ノンアドヒアランス）ことであり，その最も一般的な形式は，薬物の減量である（Nose, Barbui, & Tansella, 2003）。ノンアドヒアランスによる怠薬の結果，精神病症状の再燃，再入院，および家庭や職場における機能の中断や混乱が生

注）本章で取りあげた文献，とりわけ治療に関する文献では，主に統合失調症と診断された症例を取りあげている。しかし，殆どの研究には，統合失調性感情障害や，統合失調症様障害，他に特定されない精神病，一過性に精神病の特徴を持つ気分障害など，その他の診断名を持つ患者も含まれている。これらの病像には，相違点よりも類似点が多いので，私たちは，他の精神病の患者も議論の対象とすることにした。私たちは，これらの疾患について，統合失調症スペクトラム障害（SSD）という集団として，言及するつもりである。——とは言え，区別することが重要であれば，その時は具体的な診断名で取りあげる。本章では，気分障害の患者に関する記述は殆どない。しかしながら私たちは，本章で記述した面接法が，双極性障害や大うつ病の患者にも適切であると考える。紙面の制約により，重度のうつ病患者や，誇大性・競争的思考などの症状を持つ躁病の患者に対して，MIを適用するにあたって必要な具体的な方法の修正については，記述することができない。そこで私たちは，推奨事項を，特に精神病患者に焦点を絞って限定している。

じる (Dolder, Lacro, Leckband, & Jeste, 2003)。SSD 患者における，薬物療法のノンアドヒアランスは，極めて高率であり，10～80%と推定され，中央値はほぼ50%である。ノンアドヒアランス率は，複雑な治療を要するインスリン依存性糖尿病や高血圧症などの，慢性疾患の罹患者と同程度の範囲内にある (Dolder et al., 2003; Fenton, Blyler, & Heinssen, 1997; Gray, Wykes, & Gournay, 2002)。動機づけ面接法 (MI) は，SSD 患者に対して，物質使用問題 (Baker et al., 2002; Barrowclough et al., 2001; Graeber, Moyers, Griffith, Guajardo, & Tonigan, 2003; Ziedonis & Trudeau, 1997) に取り組むことを提案し，治療目標を明らかにして (Corrigan, McCracken, & Holmes, 2001)，洞察と治療アドヒアランス (Rusch & Corrgan, 2002)，および薬物療法アドヒアランス (Kemp, Hayward, Applewhaite, Everitt, & David, 1996; Kemp, Kirov, Hayward, Everitt, & David, 1998; O'Donnell et al., 2003) の改善を勧めてきた。私たちは，SSD 患者の経験している症状と，この集団において，薬物療法アドヒアランスの改善効果が，例証された介入法を概観する。最後に，調査研究の文献と，SSD 患者に MI を適用してきた，私たちの経験に基づいて，多数の推奨事項を提案する。

臨床集団と一般的な治療

SSD 患者は，陽性症状と呼ばれる機能の歪みと，陰性症状と言われる機能の減退を経験する (American Psychiatric Association, 2000)。陽性症状には，顕著な幻覚，妄想，解体した話しかたと思考，著しく解体した行動または緊張病性の行動など，精神病の証となる症状が含まれる。無言・快感喪失・意欲の欠如・感情鈍麻などの陰性症状は，陽性症状ほど劇的ではないが，同様に患者を疲弊させるものであり，陽性症状ほど治療の効果は期待できないであろう (Diamond, 2002)。これらの陽性と陰性症状に加えて，SSD 患者は，様々な種類の認知の歪みを持っ

ていることがある。認知の歪みは，注意力や記銘力および意志決定などの高次機能を含む，SSD患者の機能不全をもたらす（Spaulding, Reed, Poland, & Storzbach, 1996）。このような認知の歪みは，社会的技術，対処技術，その他の自律的技術を直接制限し，SSD症状を増悪させる可能性が高い。統合失調症の診断には，患者が一定の罹病期間を有していることが必要であり，その間1カ月は，基準A症状を（上記の陽性症状と陰性症状のうちの）少なくとも2つ経験し，社会的または職業的機能不全があり，少なくとも6カ月は，なんらかの症状が続いていなくてはならない（American Psychiatric Association, 2000）。その他の精神病では，必須の診断基準A症状や，疾患の持続期間，機能障害の程度，および統合失調性感情障害における気分障害などのような，随伴症状が異なっている。SSDの陽性症状，陰性症状，および認知の歪みは，治療提供者との取り組みを妨げ，一度取り組んだ治療を継続する決意や，一度は同意した治療のアドヒアランスを損なう可能性がある。例えば，迫害妄想や猜疑的妄想は，家族，友人，および治療者に対する不信と恐怖を引き起こす。引きこもりや孤独への渇望は，治療の予約や受診を妨げる。認知の歪みは，病気と薬物を管理する技術の学習に干渉し，実践を困難にするであろう。

　SSDに最も幅広く適用される治療法は，症状の軽減を目的とした薬物療法であり，定型および非定型の抗精神病薬が用いられる。これらの処方薬は，SSD症状の軽減に効果的ではあるが，不快で，身体機能に悪影響を及ぼし，生活の質を低下させ，時には生命を脅かす副作用を持っている。しかも，多くの処方薬や，副作用を軽減するための薬剤（抗コリン薬，抗パーキンソン病薬など）は，認知の歪みを悪化させる（Corrigan & Penn, 1995）。このような副作用が，しばしばノンアドヒアランスの理由として挙げられるのは，驚くにあたらない。処方薬を減量したり，中断したりしても，すぐに再燃するわけではないので，治療者や家族は，患者が再燃するまでノンアドヒアランスに気づかないこと

が多い。抗精神病薬のなかには，2〜4週間ごとに注射する持効性薬剤があり（デポ剤），この投与はアドヒアランスの改善をもたらすと期待されていた。残念ながら，デポ剤の使用によってさえもなお，ノンアドヒアランスは重要な問題であり，アドヒアランスは，患者が注射をしに来ない時のほうが，内服薬を服用しない時に比較して，治療者が気づきやすいという事実によって改善されるようである（Diamond, 2002）。同様に，非定型抗精神病薬は，運動関連の副作用（遅発性ジスキネジア，薬物性パーキンソン，アカシジアなど）を低減し，陰性症状と気分障害を軽減できるように改良された薬効によって，アドヒアランスを改善するであろうと期待された。しかし，新しい薬物の処方によってもなお，ノンアドヒアランスは，未解決の問題として残されている（Dolder et al., 2003）。

　烙印を押される危険は，薬物療法のノンアドヒアランスが生じる重要な理由のひとつである（Corrigan, 2004）。烙印は，損害をもたらすレッテルである。精神疾患の患者には，「Aさんは人と違っており，普通よりも何かしら劣る」というレッテルが貼られる。レッテルは，「Aさんは精神病です」と公衆の面前であからさまに言われるという連想か，そうでなければ精神療法の受療や抗精神病薬の服用などの，差別につながる連想によって生じる。2つの差別は，次の烙印の結果であるかもしれない：(1) 公的な烙印：大多数がその烙印を是認し，差別的に振る舞うために社会的機会を喪失するもの，(2) 自己烙印：烙印を内面化し，自尊心や自己効力感に疑問を持つことによって，自己の内部から生じるもの。烙印は，アドヒアランスに微妙な影を落とす障壁となる。烙印に関わる障壁に対処するには，アドヒアランスを改善する介入計画が必要であろうと考えられる。

　この疾患に関連した要因や治療薬物，および烙印に加えて，違法薬物の使用，服薬に対する患者や家族の否定的態度，一日のうちの異なる時間に複数の薬剤を服用する複雑な服薬計画，疾患についての洞察不

列	アドヒアランスのパターン							
1	○	○	○	○	×	×	×	×
2	×	×	×	×	○	○	○	○
3	○	×	○	×	○	×	○	×
4	1/2	1/2	1/2	1/2	1/2	1/2	1/2	1/2

○＝薬を飲んだ； ×＝薬を飲まなかった； 1/2＝薬を半分飲んだ

図10-1　薬物療法の50％アドヒアランスの異なるパターンの例

足，疾患とその管理に関連した文化的要因など，アドヒアランスの不良をもたらす他の要因も存在する（Fenton et al., 1997; Nose et al., 2003; Rusch & Corrigan, 2002）。薬物療法アドヒアランスの推定値が幅広く様々であるのは，対象集団や治療設定がいろいろと異なることや，特にアドヒアランスの定義および評価法の違いによる（Fenton et al., 1997; Young, Zonana & Shepler, 1986）。薬物療法のノンアドヒアランスは，不作為の誤り（服薬の失敗や中断など）や，作為的誤り（過量服薬や薬の追加など）を含む。抗精神病薬の主要なノンアドヒアランスは，不十分な服薬である。

　薬物療法アドヒアランスの研究によって，特定の形式によるノンアドヒアランスが報告されることは稀である。例えば，その患者は完全に服薬をやめたのか，処方された時間に服用しているが量を減らしているのか，あるいは処方量を守っているが断続的にしか服用していないのだろうか？　臨床現場においては，ノンアドヒアランスの形式は，アドヒアランス問題の本質に関する，有用な情報を提供する可能性がある。図10-1は，アドヒアランスの4つの形式を示しており，それぞれのアドヒアランス率は50％である。各形式の裏にあるノンアドヒアランスの理由は，かなり異なるであろう。1列目の人は，金銭の不足により，せっかくの処方箋を利用しなかったのかもしれないし，不愉快な副作用のせいかもしれない。または症状が改善したので，服薬の必要はなく

なったと感じたのかもしれない。2列目の人は，処方箋に支払う金銭がなかったか，症状が増悪したか，またはケースマネージャーの訪問を受けたのかもしれない。3列目の人は，副作用が辛いのか，または薬の消費期間を延長したいのかもしれない。4列目の人も副作用が辛いのかもしれないが，あるいは服用量を減らしたほうが効果的なのかもしれない。全てのアドヒアランスの問題が，治療効果を減少させるとは限らない。時には，患者自身が適切な用量に調整できることもある。これらの状況は，それぞれ異なるアドヒアランス問題の結果であり，異なる介入が必要であると考えられる。なかにはMIが適用される場合もあり，患者の問題に対する見解を評価して理解するために，反映的傾聴によって面接が開始される。

SSD患者にMIを適用する論拠

　SSDに対して効果の実証された薬物療法が増加しつつあり，再燃の重大な結果が明らかであるため，SSD患者の治療においては，薬物療法への参加を促進することが，主として優先されている。アドヒアランスの理解と促進の，主要なモデルまたはアプローチとしては，以下の3つがあげられる。第一は健康信条モデル（health belief model）であり，治療に対するアドヒアランスとノンアドヒアランスにおいて，推定される危険性と利益の重みを患者自身が比較検討する，意思決定の過程に焦点を合わせたモデルである。第二は，治療とコミュニケーションの進行過程，および治療者と患者の関係に基づいたモデルである。第三は疾患と治療スキーマによる認知レベルと，情緒的反応による動機づけレベルの，並行的進行過程に焦点を絞ったモデルである（Zygmunt, Olfson, Boyer, & Mechanic, 2002）。MIは，アドヒアランスに対するこれらの主要なアプローチの，それぞれの中心的過程に取り組む要素を持っている。MIは，治療者と患者の協働的関係を促進し，患者が，変

化の利益と代償を検討して，変わる意志を決定するよう奨励する。MIを用いると，患者の，疾患と治療に対する感情的および認知的両価性の探求に，共感的に応答することができ，変化に関する自己効力感を育むことができる。SSD 患者との取り組みにおいて，これらの要素が，どのように組み込まれているかは，本章の残りの部分で詳述している。

SSD 患者に MI を実施する

SSD 患者における変化の過程

　変化の理論横断モデル（変化の 5 段階モデル）は，患者が行動に重要な変化を起こそうと決断する，変化の過程について述べている（Prochaska, DiClemente, & Norcross, 1922）。表 10-1 は，変化の 5（+1）段階と，それぞれの段階における患者の特徴を解説している。このモデルは当初，薬物依存患者の変化を説明するのに用いられたが，SSD 患者における洞察，問題認識，および薬物療法アドヒアランスの発展過程の記述にも用いられている（Corrigan et al., 2001; Rusch & Corrigan, 2002）。このモデルは他で詳述されているので（DiClemente & Velasquez, 2002; Prochaska et al., 1992），私たちは，SSD 患者との取り組みに，このモデルを適用する場合の，2 つの重要事項を考察するにとどめよう。第一に，薬物療法アドヒアランスについての対話で，MI を適切に用いるためには，前熟考期における個人の下位分類（気が進まない，反抗的，あきらめている，正当化している）を理解することが重要である。この下位分類のそれぞれが，SSD 患者においてどのように表現されるかについては，後の項で詳細に考察する。

　第二に，SSD 患者の再燃については，2 通りの考え方がある。ひとつは，再燃を，実行期や維持期から，前熟考期または熟考期へと逆戻りして，変化の段階を再び循環することであると考える立場である。変化の理論横断モデルでは，再燃を問題行動の再発，または変化の計画に対す

表 10-1　変化の諸段階

変化の段階	特　徴
前熟考期	問題に気づいていないか，または認識が不足している；行動の代償を考えていない；変わることは全く考えていない
熟考期	両価的状態にある；行動の利益と代償について考える；代償が利益を上回る；この時点では変わるつもりはない
準備期（決断期）	変化に備える；従来の行動の代償が利益を上回る；変化の計画はまだ立てられていない
実行期	計画的に行動を変える；行動を変えるための技術を学び，その技術を用いる
維持期	地歩を固める；技術の習得と使用を続ける；健康と生活習慣の改善に焦点を移す
再燃期	問題行動の再燃を経験する；初期段階へ戻ることもあり得る

DiClemente and Valasquez（2002）より許可を得て転載。©The Guilford Press, 2002.

るアドヒランスの失敗と考える。例えば，抗精神病薬の服薬アドヒアランスに対する失敗は，このような再燃に対する視点の例として考えられるであろう。SSD 患者たちの再燃に対する，もうひとつの考え方は，精神病と関連症状の揺り戻しであると考える立場であり，再入院に至る可能性もある。疾患再燃の，最も一般的な理由は怠薬であるが，薬物療法アドヒアランスや，それ以外のどのような治療アドヒアランスも，この疾患が再燃しないことを保証するものではない。すなわち，行動変化の計画を忠実に守ったからといって，必ずしも疾患の症状再燃を防ぐという保証はないのである。したがって，アドヒアランスに関する議論は全て，治療の利益が人によっては限定的であるという，深い謙虚な自覚と理解をもって行われなくてはならない。

第10章　統合失調症患者の薬物療法アドヒアランスと動機づけ面接法　309

表10-2　SSD患者のアドヒアランスに取り組むためのMIの要素

・薬物療法アドヒアランスに取り組むために，MIを使用するにあたっては，薬物療法やその他の治療プログラムの構成要素に対するアドヒアランスが，必ずしもSSDの再燃や再入院を防ぐことができるとは限らないという認識を持っていなくてはならない。

・MIは，治療プログラムの全ての要素に取り入れられるべきであり，チームの全構成員によって治療過程の様々な時期に用いられなくてはならない。

・面接の位置づけと患者の臨床症状は，MIがどのように実施されるかについて影響を及ぼす。

・動機は評価すべきものであり，想定してはならない。

・診断名の受容に固執してはならない。

・薬物療法アドヒアランスについての話しあいは，患者の目標という文脈に即して行われる。

基本原理

　SSD患者のアドヒアランスに取り組むにあたって用いられるMIの具体的な要素は，表10-2で概説されているが，詳細について解説する前に，MIの基本原理を概観しよう。MIは，協働，喚起，および自律性に重点を置く――患者とともに在る技術として考えるのが最善である（Miller & Rollnick, 2002）。MIの根底には4つの基本原理がある。すなわち，共感を表現し，矛盾を拡大し，抵抗とともに進み，患者の自己効力感を育む（Miller & Rollnick, 2002）。共感の表現と反映的傾聴はMIの基本であり，多くの臨床技術の礎となっている。これらの技術は，受容的雰囲気を醸成し，治療者が話を聴いていることを患者が感じるように援助する。共感の表現は，患者との取り組みを促進し，協働的な治療関係を発展させる。受容的雰囲気は，患者が疾病への懸念を表明し，目標を同定し，治療の利益と代償について話しあう状況を創出する。例えば，共感的な環境であれば，患者は，薬物の副作用について，

その副作用がどのように自分の生活を脅かしているか，どのように薬物療法アドヒアランスに影響するかについて，容易に説明できるであろう。治療者は，矛盾の拡大によって，患者に特定の診断名や治療の受容を強制することなく，むしろ，ある行動が，その人自身で同定した目標に到達するために，どのように役に立ちそうか，あるいは妨げそうかについて，患者の見解を引き出す。例えば治療者は，拒薬によって再燃している可能性が高い患者の，治療に対する取り組み方が，仕事を続ける，または就職するという目標を損なっているかもしれないという見解を，患者から引き出すこともあるだろう。この面接法は抽象的概念よりも，慣れ親しんだ解りやすい問題と個人的目標に焦点を合わせることによって，認知の歪みを克服するためにも有用である（Rusch & Corrigan, 2002）。それは，治療者の目標ではなく，患者の目標に焦点を合わせることにより，患者を励まして力づける状況をも創出する。抵抗に逆らわず，一緒になって進むことは，強制によって通常引き出される葛藤や心理的抵抗を，回避する手段である。両価性や躊躇は，抵抗として扱われることなく，変化の過程における自然な態度として受容される。患者が，統合失調症と診断されているかどうかを議論するよりも，むしろ治療者は，妄想に関連した恐怖に関する話を引き出し，その恐怖を軽減する方法を試してみたいかどうかと尋ねるであろう。自己効力感の増強は，活力や意欲の欠如などの陰性症状を持つ SSD 患者に，MI を適用するにあたって，さらに困難な側面のひとつである。患者に，同定された目標と明瞭に関連する具体的技術を提供することは，自己効力感を増強するための重要な資源となる。

治療チームの構成員は，治療中いつでも，介入の全要素に MI を適用するのが望ましい

　MI は，治療を個人に合わせて調整するにあたって，その基礎として有効に用いられる。すなわち，疾病と治療に関する心理教育；家族の協

力を得ることと家族支援；地域を基盤とした患者マネジメントや，就労・教育および住居に的を絞った援助サービスなどの地域援助；技術訓練や問題解決技法，および服薬を治療の一部として患者が受け入れる決意をするような，服薬アドヒアランスのための具体的な手順などの明確な行動的介入を，個人に向けて誂えるために，MIは効果的に働くのである（Drake & Goldman, 2003）。MIの精神と戦略は，どちらも，これらの全介入に用いられる。例えば，MIは，重複障害の診断を受けた患者に対する，統合的治療モデルの明瞭な構成要素として知られている。（Mueser, Noordsy, Drake, & Fox, 2003）。MIはまた，援助的雇用，援護寮，自己主張的集団療法を実施する職員たちによって頻繁に用いられる。私たちはMIが，精神科リハビリテーションの全過程で，アドヒアランスを促進し，行動を変えるために用いることのできる，ひとつの相互作用形式であることを見い出した。

　他の精神科リハビリテーション介入にもMIは適用できるが，さらに薬物療法アドヒアランスに取り組むためには，チームの全構成員がMIを使えるようになると良いであろう。薬剤を処方し，投薬をモニターする最も直接の責任は精神科医にあるとはいえ，ケースマネージャー，職業指導員，個人精神療法家，技術訓練士，および家族の心理教育担当者も，SSD患者と薬物療法アドヒアランスについて話しあう必要性を感じることが多い。いかなる状況であっても，薬物療法アドヒアランスの議論は，差し迫った具体的な問題に関連していることがある。例えば，個人療法を実施する精神科医や臨床家は，治療初期に薬物療法の役割を話しあう時に，MIを用いるであろうし，ケースマネージャーや職業指導員は，患者の症状が消失してから長期間の後，自立して生活する時に，MIを用いて薬物療法アドヒアランスについて議論するであろう。この例は，薬物療法アドヒアランスは治療初期に扱うべきであるが，関係職員は，患者との関わり全体を通していつでも，アドヒアランスに取り組むために，MIを用いる準備を整えておく必要があるという認識を

示している。ほぼ全員ではないとしても，多くの患者において，服薬の決断は，治療過程を通して，何回も再々取り上げられる。したがって治療者は，治療過程の様々な時点で，薬物療法アドヒアランスに取り組むために，MI が有用であることを見い出すであろう。

面接の背景事情と患者の臨床症状が MI に及ぼす影響

　面接の背景事情と患者の病状は，MI が SSD 患者に対して，どのように用いられるかに影響する。背景事情と患者の状態は，常にそうであるとは限らないが，強く相関していることが多い。すなわち，まだ顕著な陽性（精神病性）症状を有し，深刻な苦悩を経験し，混乱している人との面接は，精神科の専門入院施設で行われることが多いのに対して，陽性症状がなく，比較的穏やかな安定した症状の患者との面接は，地域の臨床場面で実施されることが多い。面接に影響する患者の病状と時間的制約のため，精神科病院での初期の MI 面接は，しばしば簡潔なものであり，協働的な治療関係の確立に焦点を絞って，通常は「私に何が起きているのか？　なぜ私はここにいるのか？」という疑問に取り組むことになる。したがって面接者は，高度に構造化された面接を実施すべきであるかもしれない。特に，それほど重症でない人よりも，重度の陰性症状や認知の歪みを持つ患者との面接に関してそうである。例えば，無言（極めて短い言葉で，または稀にしか発語しない）の患者は，面接者が反映的傾聴に頼って，対話を維持しようとすれば，話を続けないかもしれない。そのために面接者は，他の場合に必要とされるよりも頻繁に，示唆や質問を提供しなくてはならないであろう。さらに，陰性症状や認知の歪みは，一般的な動機づけ問題について話しあうことを難しくするが，患者自身と患者の目標に対する問題行動の影響に焦点を絞れば，話しあうこともできるだろう（Rusch & Corrigan, 2002）。

第10章　統合失調症患者の薬物療法アドヒアランスと動機づけ面接法　313

SSD 患者との取り組み

　反映的傾聴によって共感を表現することは，取り組みの鍵であり，患者の受容を伝えることによって，協働的関係を発展させるための重要な技術である。SSD 患者との取り組みにあたっては，動機を分析して評価すべきであり，決して当然動機づけられているとは想定しないことが重要である。この態度は，初回エピソードの患者との面接において効果的であるだけでなく，いくらかの間治療を受けてきた患者たちとの面接においても重要である。対決的直面化技法を用いる経験豊かな面接者が，SSD 患者のアドヒアランスを強制するために，ノンアドヒアランスの悲惨な結果について警告したり，資産や職業の喪失について脅迫することさえ，珍しいとは言えない。そのような経験によって，その患者は，両価性，躊躇，抵抗を表現すれば罰せられるのであり，口先だけの動機が強化されることになるであろう。そういうわけで治療者は，治療を開始するにあたって，傾聴，反映，両価性の受容によって動機を探求し評価するために時間を割くことが有用であるのを，しばしば見い出すのである。

　前述したように，疾病の徴候を示す SSD 患者との面接で，臨床家が MI を用いるにあたっては，診断やレッテルの受容に固執しないことが推奨される。入院した患者が，自分の精神疾患を否認し，その入院を，誰かに仕組まれて病院に来させられたものと見なすことは珍しくない。診断の受容に固執しないことは，診断を治療の礎にすることに慣れており，診断の受容が治療の基礎であると考えるチームの構成員にとっては，難しい概念であろう。患者に診断を強制しないことは，病気とケアについての心理教育が不要であるという意味ではないことに注意していただきたい。心理教育は，SSD 治療の重要な構成要素であるが，その資料を提示するにあたっては，患者が自分自身の状態を，具体的な診断と関連づけて考えなくてもよい視点を提供すべきである。

場面1：病院におけるクライアントとの面接

　ジミーは27歳の未婚男性で，母親と同居していた。彼は，警察によって救命救急センターに連れて来られた。母親は，ジミーの服薬拒否や妄想と幻聴の悪化を心配して警察に電話をした。ジミーの幻聴は，人々が彼を殺そうとしていると告げていた。彼は，妄想型の統合失調症と診断されていた。以下の会話は入院直後のもので，症状は軽減していたが，まだ猜疑的であり，警戒的であった。彼は，幻聴を否定していたが，何らかの活動に従事していない時には声を聞いているとスタッフは疑っていた。この面接の目標は，協働的関係の構築と，起きたことや，なぜ病院にいるのかについて，ジミーの考えを聞くことであった。

　臨床家：ジミー，私は今日，起こったことと，あなたがここにいる理由を理解したいと思っています。ご存知のように，私は，あなたのお母さまと話をしましたが，これについてあなたの考えを伺いたいのです。よろしいでしょうか？

　クライアント：うん，まあいいよ。僕は，ほんとのところ病気ってわけじゃないんだ。ここにいるのは，母さんと口げんかをして，そしたら母さんが警察を呼んだからだよ。

　臨床家：では，あなたがここにいるのは，あなたのお母さまの電話で，警察があなたをここに連れてきたからということですね。

　クライアント：うん。やつらは家に来て，僕をつかまえて，無理矢理パトカーに押し込んだんだ。

　臨床家：では，あなたはここには来るつもりはなかったようですね。ということは，警察官はあなたの意思に反してここに連れてきた。それでは，とても恐ろしかったことでしょう。[共感を表現している]

　クライアント：うん，そうだね。それにアタマにきたよ。みんな，いつも，僕がしたくないことをさせようとするんだ。母さんも，いつも僕に薬を飲ませようとするしさ。

第 10 章　統合失調症患者の薬物療法アドヒアランスと動機づけ面接法　315

臨床家：あなたは，薬を飲むことを押しつけられているように感じるのですね。そういうことが言いたいのでしょうか？

クライアント：うん，そうだね。それに，他にもいろいろあるんだ。

臨床家：それについて，もし嫌でなければ，お話ししていただいてもよろしいでしょうか？［許可を得ようとしている］

クライアント：うーん。なんで，そんなこと知りたいの？

臨床家：私にとっては，何が起きたかを理解して，あなたを援助するために，私にできることがあるかどうかと考えることが役に立つのです。もちろん，あなたがお話ししたくないことについては，話す必要はありません。それは，あなたの自由です。［個人のコントロールを強調している］

クライアント：話してもいいけどさ，薬を飲み続けるのは嫌だな。気分が悪くなるんだ。

臨床家：私の現在の目標は，何が起きているのかを，ただ理解しようということだけですよ。［議論を避ける］

クライアント：ふーん。でもちょっと混乱しているところがあってさ。先生は，ちょっとおかしいんじゃないかって思うかもね。

臨床家：何もかも全部を覚えているのは難しいことです。

クライアント：母さんに，ものすごく腹が立っていたのは覚えているよ。母さんは，どうしても僕を理解しようとしないんだ。僕は，殺されそうなんだって言っているのに，母さんときたら，あのサイテーな薬のことばかり言うんだよ。先生は，どう思う？

臨床家：本当にとても怖くて，イライラしたでしょうね。お母さまにも，何が起きているか理解していただけなかったのですね。［共感を表現している］

クライアント：うん。僕を脅す声が聞こえてさ，何もかも混乱しちゃったんだよ。すごく怖かったんだ。それなのに，母さんは，わかろうとしなくって。

臨床家：いろいろなことが重なってしまって——。
クライアント：……そして，それから警察官が来て。僕は母さんを傷つけるつもりなんかなかったし。僕は，母さんでも誰でも傷つけたりなんかしないのにさ。
臨床家：あなたは，ただ安全でいたかっただけなのに。
クライアント：そうさ。なぜ，わからないんだろう？

　この短い描写で，臨床家が服薬の話を後回しにして，レッテル貼りを避けていることに注目したい。この面接は，MIの第一原理，すなわち，共感の表現に焦点を絞っている。起きたことについて，クライアントの見方を理解し，信頼関係を構築することが，この面接の主要な目標である。ジミーは少し混乱しているが，重篤な認知の歪みを持ってはいないと思われる。面接者は，SSDでないクライアントの面接と，殆ど同様に，反映的傾聴を用いたり，共感を表現したりすることができたのである。

目標を同定する

　SSD患者の目標を同定することは，抗精神病薬アドヒアランスについての対話では，後半の本質的部分であることが解った。通常その対話では，服薬が，その目標達成をどのように妨げるか，または促進するかという考察を行い，患者の目標と拒薬の矛盾を展開する。目標のなかには，病気に関連したもの——入院しない，病気を悪化させない——があるけれど，最も重要な，頻繁に言及される目標は，機能的なものである。例えば，就職する，親しい友達を探す，自立生活をする，自分を信頼している，などである。残念ながら，浸透する受動性などの疾患の特徴は，患者が自分の目標を同定するために必要な能力を損なっているかもしれない。将来，自分の人生がどのようになっていてほしいかという設問は，患者にとって無意味であろう。そのような状況において，面接

者は,「お加減はいかがですか?」に始まる,生活領域の主要な機能それぞれについて,明瞭で具体的な質問をすべきであろう。例えば,時間の過ごしかたについての質問としては,次のようなものが考えられる。

・「日中,あなたはどのように過ごしておられますか?」
（答えには,テレビを観る,デイケアプログラムに出席する,あるいは仕事をする,などがある）
・「何をするのがお好きですか?」
・「ご自分のしておられることで,気に入らないことはありますか?」
・「それよりもしてみたいと思われることはありますか?」
あるいは
・「それは,あなたが変えてみたいと思っておられることでしょうか?」
・「これは,今,あなたが取り組みたいと思っておられることですか? これを目標になさりたいですか?」(いくつかの目標を挙げた場合には,「この目標は非常に重要ですか,あるいは少し重要なだけですか?」と尋ねて,最も重要な目標の同定を試みる)

なかには,現在置かれている状況で,波風を立てずにやっていくことだけを目標とする患者もいるだろう。すなわち,彼らの目標は,手に入れたいものではなく,避けたいものであるかもしれない。例えば,家族,同居人,およびケア提供者との対立を避けることや,誰にも邪魔されずに一人でいることなどが,その人の主な目標として同定されるかもしれない。当然ながら,刑務所に戻るのを避けるという目標は,刑事事件の容疑者などの患者に,しばしば認められる。このような目標の多く（特に,機能に関わる目標や,対立を避ける目標）は,疾病の存在の承認を必要としない。適切な枠組みがあれば,疾病に関連した目標でさえも,病気であるという承認は不要である。例えば,妄想を持つ人は,妄想を認めようとはしないかもしれないが,恐れを感じていることや,

安全でいたいことは認めるかもしれない。同様に，薬物療法が気分を良くして，目標達成の役に立つという事実の受容に，特定の診断の承認は必要ではないし，病気であることさえ認める必要はない。薬物療法アドヒアランスの議論における，MIの重要な貢献のひとつは，診断などのレッテル貼りに関わる口論を避けることが，どれほど重要であるかという理解である。

場面2：重症な認知の歪みを持つ患者の目標を同定する

　ダーリーンは，長期型ケア施設に入居している30歳の女性である。彼女は，特定不能の統合失調症と，マリファナ依存症の診断を受けていた。彼女の陽性症状（幻覚と滅裂言語）は，薬物療法によって緩和されていたが，彼女にはたくさんの陰性症状や重篤な認知の歪みがあり，それはマリファナによって増悪していた。この問題について前回の面接で，ダーリーンは，マリファナを吸うと，いつもより混乱することはすぐに認めたものの，「普通にして混乱しないより，混乱してマリファナでハイになっているほうがいいわ」と述べた。今回の面接の目標は，後に薬物療法アドヒアランスの対話に用いることができるような，クライアントの目標を同定することであった。

　臨床家：ダーリーン，今日はあなたが将来に対して持っているかもしれない目標についてあなたとお話ししたいと思います。よろしいでしょうか？
　クライアント：いいわ。時間は，長くかかるかしら？
　臨床家：あなたが私と話しても良いとお考えの時間だけで結構ですよ。[個人のコントロールを強調する] 20分間では，いかがでしょう？
　クライアント：いいわよ。
　臨床家：今後5年間のあなたの目標は何でしょうか？
　クライアント：（長い間をおいて）わからないわ。

臨床家：では，今後数年間に，なさってみたいことは，特に何もないのですね。

クライアント：（長い間をおいて）ええ。ないと思うわ。

臨床家：どこに住んでいらっしゃるか教えていただけますか？

クライアント：私がレイクビューテラスに住んでいるのは，知っているでしょう。

臨床家：そこに住んでいらっしゃって，どのような点が好きですか？

クライアント：あまりないわ。食事はまあまあね。外出は自由よ。

臨床家：では，そこに住んでおられて，気に入っていることはあまりないのですね。

クライアント：ええ。

臨床家：そこにお住まいになって，何か困ったことはありますか？

クライアント：ルームメイトを選べないことね。それに，退屈だわ。部屋ではタバコを吸えないし。いつも人がいて，一人になれないのも嫌なの。

臨床家：そこにお住まいになって，困ったことは沢山あるけれど，気に入っていることはあまりない。

クライアント：ええ。

臨床家：住むところを変えたいと思われますか？

クライアント：そうね。

臨床家：では，あなたはもっと自由なお住まいで，ルームメイトを選んだり，自分のすることを決めたり，人に邪魔されないところが良いとお考えなのですね。

クライアント：そうね。

臨床家：あなたにとって，どこか他のところに転居することは，少しだけ重要なことですか，それともとても重要なことでしょうか？

クライアント：とても重要なことだと思うわ。

（彼女がどのように時間を過ごしているかなど，別の領域の機能につい

て質問を続ける)

　この患者が，話し好きなクライアントではないことに注目したい。人があまり話したがらないことには多くの理由がある。面接を受けていることが退屈，または不愉快，あるいは怒っているのかもしれない。何と言えばよいのか，どう答えたらよいのかわからないのかもしれない。そうではなくて，SSD患者は，無言・受動性・エネルギーの枯渇および思考障害などの陰性症状や認知の歪みのために，あまり話をしないのかもしれない。さらに，前述のようにSSD患者は，相当の援助がなければ将来の目標を同定することができないこともあるだろう。この面接は，場面1に比べて，はるかに構造化されており，指示的である。いくつかの領域（彼女がどのように時間を過ごしているか，交際しているのはどのような人か，どのくらい金銭を使うか，など）を概観して，その領域における目標をいくつか設定した後，臨床家は，どれが彼女にとって最も重要であるかを究明しようとするであろう。これは現在，彼女が最も不満足な領域を同定することを意味するかもしれない。明らかに不満足であっても，彼女が自分の状況を変えるために一歩踏み出そうとするとは限らない。臨床家は，ダーリーンが居住している施設を出て，現在自立して暮らしている人と話す機会を創ったり，援護寮を見学する計画を立てたりするなどにより，変化の可能性を顕著に強化する必要があるかもしれない。自己効力感を育成し，他の目標に対する動機を強化するために，料理などの自立生活技術を教えることも役に立つであろう。この面接で，彼女が同定する目標は，以下のように，後の薬物療法アドヒアランスの対話のなかで用いられる。例えば，「服薬は，あなたが，もっと自由でいられる施設に移るために，どのように役に立つと思われますか？」。

　将来の薬物療法についての対話は，患者の目標と願望について話しあう状況において行われる。服薬は，その人の目標達成を促進するのか，

あるいは妨げるのであろうか？　利益と代償の比較検討，または意思決定バランスの対話として知られる討論によって，患者は，再燃の可能性や重症度の低減および症状の軽減など，想定される利益が，現在と潜在的な副作用や服薬の烙印などの代償に，勝る価値があるかどうかと考える。利害得失対照表の対話に関する情報は，MI形式で提供される必要がある。すなわち，患者に情報を押しつけるのではなく，情報提供の許可を求めるべきである。例えば，臨床家は，「性機能障害を生じる可能性の低い薬剤について知りたいと思われますか？」と尋ねる。もしその人が，服薬は自分の目標達成に有用であると気がついたなら，利益損失対照表の結果を用いて，最も不快な副作用を減少させる薬剤を同定する。

場面３：服薬は目標達成を促進するか妨害するか；利益と損失を比較対照する議論の展開

　ダレルは28歳の男性で，最近アパートに引っ越して来た。21歳で最初の精神病エピソードを経験する前に，彼は地方の単科大学で約2年半のビジネスと会計の履修課程を終了していた。彼は，雇用支援プログラムに参加しており，専任の職業指導員によって，激しい競争のなかで職を探したり，職場に適応したりするための，援助を受けていた。彼は，最近郵便仕分け室の仕事から簿記係へと昇進した。その仕事では，殆ど座ってばかりいるので，眠気に悩まされていた。そこで彼は，服薬を止めようと考えていた。彼は，統合失調症（妄想型）と診断されていた。

　臨床家：ダレル，あなたは，リスペリドンの服薬を中止しようと考えているそうですね。そのことについてお話しいただけますか？
　クライアント：はい。郵便仕分け室にいるときは，もっと動き回っていたので，それほど眠くありませんでした。目を覚ましていられたのです。

臨床家：……今は一カ所に座ったままで，眠気の問題に悩まされている。

クライアント：ええ，先日の火曜日に上司がきて，居眠りしているところを見られてしまって。とても恥ずかしかったんですよ。たぶん彼は，私がハイになっているかどうかしたと思ったでしょう。私は，ここ数カ月ずっと調子が良かったので，リスペリドンを止める時期だと思います。2～3週間前に一日飲み忘れましたが，大丈夫でした。

臨床家：そのことについて，私に話していただけますか？［許可を求めている］

クライアント：話してもかまいませんが，気持ちは変わりませんよ。

臨床家：それはあなたの自由ですよ。［抵抗に逆らわずに，コントロールの主導権がクライアントにあることを強調している］私たちは，今まで長いこと，一緒に取り組んできたのですから，私があなたのしたくないことを無理やりさせたりしないことは，あなたもご存知ですよね（笑）。それでは効果がありませんし，あなたは出て行って，もう戻って来ないでしょうから。

クライアント：そのとおりです。

臨床家：そうですね。ダレル，あなたは薬のせいで，仕事中に眠くなってしまうと話してくださいました。その薬は他の点でも，立派な職業の維持というあなたの目標を妨げていますか？

クライアント：そうですね。主に眠気です。でも，この種の薬物と糖尿病の危険性について耳にしたことがあって，それも少し心配です。最初に薬を飲み始めた時，私は少し神経質になってしまって，頭痛がしましたけれど，そのうちになくなったので，郵便仕分け室の仕事を妨げることは，殆どありませんでした。もし頭痛が再燃したら，今の仕事の妨げになるでしょう。それに，私は少し体重が増えましたが，たいしたことではありません。仕事には差し支えありません。

臨床家：では，主な問題は，職場で眠くなることと，体重はそれほど増えていないけれど糖尿病が心配ということですね。

第10章　統合失調症患者の薬物療法アドヒアランスと動機づけ面接法　　323

クライアント：そうです。特に昼食後はとても眠くなります。先生は，今度はおそらく私に服薬の利益を考えて，と言うのでしょう。そうですね，最初に薬を飲み始めた時は，考えをまとめるのに役に立ちましたよ。あんなふうに考えが混乱した状態では，現在の経理の仕事はとてもできなかったでしょうし，見張られていると思いながら仕事をするのも無理だったでしょう。でも今は，薬が役に立っているのかどうかわかりません。

臨床家：そうですか。一方では，特に昼食後など，起きているのがやっとなくらい眠い。その一方で，考える時には薬がとても役に立ったことが確かにあった。あなたは殆ど混乱していませんし，人に見張られているような感じもしない。あなたは，以前より精神や知力を使って仕事をしているので，今では全てのことが特別に重要なのですね。[要約している] 服薬の利益，あるいは損失は他に何かありますか？

クライアント：いいえ，それだけです。

臨床家：では，薬を止めることが，どのように仕事の維持というあなたの目標に役に立つのか，あるいは妨げるのか検討しましょう。[矛盾を展開している]

クライアント：主な利益は，注意深く機敏に仕事ができることだと思います。損失は，また具合が悪くなるかもしれないことでしょうね。でも今は，とても調子が良くて，この間薬を飲まなかった時も，何も変わったことはありませんでしたよ。

臨床家：では，服薬を止める利益は，職場で注意深く機敏でいられること。損失は，再燃するかもしれないことですが，それは確かでない。

クライアント：はい，そうです。

臨床家：以前のご様子について，どのようだったか，話していただけますか？　薬を飲むのを止めた時，すぐに具合が悪くなりましたか，それとも少し時間がかかりましたか？

クライアント：すぐに悪くなったのではありません。期間はいろいろで

したよ。1カ月だったり，数カ月だったり。でも，その頃は仕事をしていませんでしたからね。

臨床家：今，あなたのおっしゃったことが，よくわからなかったのですが。確認させてください。あなたにとって仕事は，再燃を防いだり，または遅らせたりするとお考えなのですか，それとも仕事によって再燃が早くなるとお考えですか？

クライアント：わかりません。大抵私は，仕事がとても好きです。一緒に働いている人たちも好きですし，給料をもらうのも好きです。自分の役割を果たしていると感じるのも気に入っています。上司によくやっていると言われるのも嬉しいですね。昇格は，本当に良い気分でした。ときどき神経質になって緊張したりはしますけれど。

臨床家：居眠り以外にも，ということですか？

クライアント：ええ。締め切りがある時や，出勤簿をまとめなければならない月末などですね。間違えたりしたら，誰かが給料をもらえなくなったり，休暇の日数が間違って載ってしまったりしますから。

臨床家：ということは，一方では，仕事について好きなところが沢山あるけれど，一方では片づけるのに相当苦労する，緊張なさる仕事もある。服薬をやめたら，そのような緊張する仕事は，どのように再燃に影響すると思われますか？

クライアント：わかりません。少し怖いですね。

臨床家：他に何かありますか？　つまり……これまでお話ししてきた内容について，私が何か見落としたことはあるでしょうか？

クライアント：いいえ，別に。

臨床家：もし，あなたとグラス先生（ダレルの精神科医）と，私と3人で，眠気に対処する方法を見つけられたら，この薬をもう少し長く服用することに関心がありますか？［提案の許可を求めている］

クライアント：ええ，まあ。私は本当にこの仕事を失いたくありません。これまでのなかで最高の仕事です。学校に戻って，学位を取るこ

とも考えていますし，CPA（certified public accountant：米国公認会計士）になることも考えています。

臨床家：それでは，ちょっと問題を解決するために，他にどのような選択肢があるか，考えてみましょう。夜はどのような具合か，――どのくらいの時間寝ているか，どれほど良く眠れているかについて分析するところから始めましょう。それから，一緒に考えを出しあって，その後グラス先生と話しあうことができます。何時に薬を飲むかとか，糖尿病のリスクとか……などです。よろしいですか？

クライアント：はい。

臨床家は，ダレルの抵抗に逆らうことなく，薬物中断の結末について彼に警告したり，脅したりせず，その他の方法によっても服薬するようにと，彼を説得しようとしなかったことに注意したい。この対話は明らかに，長期にわたる極めて望ましい治療関係に基づいている。多くのクライアントは，服薬を中断しようと考えていることなど認めようとはしないし，もちろん事前に話したりしない。この対話は，治療初期に行われたものと同様に，服薬とダレルの目標との関係について行われた。それによって，対話は抽象的ではなく，具体的なものになる。それはまた，当分の間，服薬を続けると決定することによって，容易に問題解決が導かれる。そこには精神科医との上下関係ではなく，協働的関係による影響があることにも気がつくであろう。上記の場面3で記述された精神科医は，ダレル，医師以外の臨床家および精神科医から成る，意思決定協働体の一部である。このような種類の関係は，服薬アドヒアランスの促進を目的として，MIを行う場合に極めて重要であり，医療チームの全員が，MIを学んで用いるべき理由のひとつである。権力的な関係（私が何をすべきか命令し，あなたが実行する）は，対決，抵抗，および拒絶へと悪化してゆく可能性がある。ダレルに何をすべきか言うのではなく，臨床家は，彼の目標——仕事を続け，学校に戻る——と服薬を

やめることの矛盾を展開した（または浮き彫りにした）のである。

問題と解決策の提案

　これまで，認知の歪みや陰性症状に関連した多くの問題と解決策について論じてきた。この項では，SSD 患者の前熟考期における 4 つの R〔reluctant（躊躇している），rebellious（反抗的な），resigned（諦めている），rationalizing（合理化している）〕を紹介し，可能性のある解決策について考察する。

　躊躇している患者は，知識の欠如や不活発のために，変わることなど考えられない人たちである（DiClemente & Velasquez, 2002）。SSD 患者の躊躇の裏に隠された最も一般的な理由のひとつは，エネルギーや意欲の欠如，および無気力などの陰性症状の存在である。不活発も，薬物療法の副作用としての薬物性パーキンソン病や，抗精神病薬，特に定型抗精神病薬による過鎮静のためであるかもしれない。陰性症状や薬の副作用によって躊躇っている人には，継続的援助，コーチング，および強化が効果的であるだろう。私たちは，動機づけ面接を，かなり頻繁に行う必要があること，人によっては毎日実施すべきであることを見い出した。ケースマネージャー，家族，職業指導員は，毎朝，目標を素早く見直して患者の決意を再確認する必要があるだろう。患者の長期的目標に明らかにつながる，明確な一連の極短期的（すなわち，毎日の）目標を同定することも重要である。これには，服薬がその日の目標達成に，どのように適合するかという考察が含まれる。最後に，躊躇している多くの SSD 患者は，自信喪失に陥りやすいので，彼らが挫けてしまわないように，届きやすいところに援助の手を置いておく必要がある。

　他人から何をすべきか言われないために精力を注いでいる，反抗的な SSD 患者は，通常 2 つの集団に分類される。(1) 自分がもはや病気ではないと確信している人と，(2) 薬を飲みなさい，リハビリテーション

に行きなさい，などと言われることにうんざりしている人である。時には，反抗の出現は実際に好ましい徴候であり，自立性の発達を示唆するかもしれない。最初の集団の人々は，しばしば良く機能しており，精神病エピソード（病気の活動期）を繰り返してはいても，エピソード間には無症状か，または症状が殆どないという特徴を持った過程をたどることがある。そのような人は，この疾患が完全に治癒しており，服薬を継続する理由はないと信じているであろう。なかには，活動期，症状の緩和と高機能期，服薬中断，次いで再発という循環的状態を繰り返す人もいる。しばしば烙印は，このパターンの一因である。反抗が，自分はもはや病気でないという信念によるものであっても，何をすべきかと言われるのにうんざりしているからであっても，薬物療法の利益と損失を検討したり，利用可能な選択肢を概観したりすることが，かなり効果的に働くことを，私たちは見い出した。最終的な決断は，患者自身に委ねられることを認めつつ，それまでの服薬中断や再燃のパターンを振り返ることは，しばしば役に立つ。服薬行動を最優先の決断として焦点を合わせたり，今日のために選択された決断と見なしたりすることも，また有益である。最後に，「今後一生，薬を飲む」という議論は避けるよう配慮すべきである。

　SSD 患者のなかには，諦めている人もいる。そのような人は変わる可能性を諦めており，問題に圧倒されている（DiClemente & Velasquez, 2002）。これは，薬物療法やその他の介入へのアドヒアランスが良好であったにもかかわらず，症状が再燃する人に特徴的な反応である。そのような人には，長期的な疾病管理についての，もっと現実的な期待を"慎重に"提供することが重要である。残念ながら，なかには，おそらく治療提供者の影響であろうが，服薬は再燃を防ぐという期待を持つ患者もいる。薬物療法や疾病管理のための他の方法が成功すれば，再燃と再燃の間隔が延長し，再燃時の重篤度が低下し，再燃期間が短くなるというあたりが，現実的な期待である。期待の注入のうちに

は，ある薬物が無効であったからといって，別の薬物も無効であるとは限らないと伝えることも必要である（Diamond, 2002）。このような介入に加えて，MI の臨床家は，目標への強い決意を見直して刷新し，再燃を失敗と見なすのではなく，むしろ視点を転換し，後退として再構成するほうが役に立つことを見い出すであろう。

　最後に，合理化している患者は，全ての答えを知っているかのようであり，彼らとの面接は議論のように感じられる（DiClemente & Velasquez, 2002）。一般的に，合理化している SSD 患者は，自分の経験は SSD の症状ではなく，環境汚染物質や食物への過敏性，ビタミン不足，あるいは精神的苦痛などによる，何か他のものであると信じている。食品や環境汚染物質に対する過敏性は，精神病ほどの烙印にはつながらないので，精神病に関わる烙印は，しばしばこのような信念を発展させる要因となる。このような信念は，家族的または文化的な信念，恥，罪悪感の結果として発展することもあるだろう。共感や反映的傾聴の適用に加えて，MI の臨床家は，その人との関係を維持するための特別な対策を講じるべきである。MI は，一度かそれ以上の再燃に対して実施しなければならない可能性がある。例えば，コンピューターの扱いに長けた患者と面接している場合，MI の臨床家は，問題の代替的解決策に関する情報について，文献探索の援助を申し出ることもある。無料検索機能はますます増えている（例：Google Scholar. scholar.google.com）。そのような検索で臨床家が収集する情報は，他のデータと同じように，MI によって提示され，用いられる。すなわち，情報は許可を得て提供され，結論は引き出されるが，押しつけられることはない。

研　究

　SSD 患者における薬物療法のアドヒアランス率を増加するために，数多くの介入法が提案され，研究されてきた（考察については，Dolder et al., 2003; Fenton et al., 1997; Gray et al., 2002; Zygmunt et al., 2002 を参照）。Dodler ら（2003）は，そのアプローチが主に教育的，行動的，ないし感情的戦略のどれに依拠しているかに基づいて，介入法を3つの実用的範疇に分類した。教育的戦略は，主として言語または文書によって，知識に重点をおいた情報を提供するために考案されており，その内容は，個人または集団教育と，視聴覚的資料または文章による資料である。行動的戦略は，服薬の自己管理技術（服薬の覚書を使う，服薬自己管理，医師と薬の問題について話しあう，など）の訓練，モデル化，契約，薬の包装，投薬量の変更などの，具体的な行動を同定し，形成し，強化するために考案された技法を用いて，アドヒアランスに直接の焦点を絞ったものである。最後に，感情的戦略による介入は，感情や人間関係に訴えたり，家族援助・カウンセリング・家庭訪問などの社会的援助を通したりして，アドヒアランスに影響を及ぼそうとするものである。

　完全に教育的な介入は，抗精神病薬アドヒアランスを改善するにあたって，最も成功が困難であり，一方，教育的・行動的および感情的なアプローチを組み合わせた介入は，最も成功率が高いことがわかった。加えて，比較的長期にわたる介入や，治療者との良好な同盟関係も，成功するためには重要であることが知られている（Dolder et al., 2003）。著者は，再燃の減少，入院の減少，精神病症状の軽減，社会的機能の改善，薬剤についての知識の増加，および治療必要性の洞察の深化などが，治療を成功させるために追加されると有用であることを発見し，その結果 SSD 患者の抗精神病薬アドヒアランスを維持する重要性を，さらに強調していることを指摘した。Zygmunt ら（2002）は，西洋だけでなく中国とマレーシアで行われた研究も含めて文献を概観し，同様の結果を発見した。心理教育のみの介入は，殆どの場合無効であった。成功した介入は，一般的に具体的な問題解決，または動機づけ技法を用いていた。Zygmunt らは，アドヒアランスを標的とした具体的な技法が，広範な介入よりも良い結果をもたらすことも見い出した。興味深い

ことに，アドヒアランスの改善に効果があった広範な介入のうち，半数は自己主張的地域治療や集中的なケースマネジメントなどの，支持的でリハビリテーション中心の地域社会に根差した援助を提供していた（Zygmunt et al., 2002）。最後に著者らは，アドヒアランス問題が再燃しやすいことを指摘し，初期における集中的な面接の適用を提案している。

　SSD 患者に対して，MI を用いる取り組みの殆どは，SSD と物質使用障害を合併している患者の，薬物使用の低減に焦点を合わせている（例，Barrowclough et al., 2001; Bellack & DiClemente, 1999; Graeber et al., 2003; Ziedonis & Trudeau, 1997）。MI は，それのみで，および技術訓練など他の方法を含むアプローチの構成要素のひとつとして，重複障害の患者に対して，物質使用問題に取り組む動機の強化を援助するのに，有効であることが知られている。

　抗精神病薬アドヒアランスの改善に対する MI の有効性を，特別に検証した無作為化対照研究は殆どない。Kemp らは，コンプライアンス療法と呼ばれる彼らの介入の基盤を，動機づけ介入の原理に置いた（Kemp et al., 1996, 1998）。彼らの介入は，4〜6回にわたる週2回の20〜60分の面接で構成されていた。対照群は，同数の支持的面接（同程度の長さの）を受けた。最初の2回の面接で，コンプライアンス療法を受けた参加者は，自分の病歴を見直して，問題を理解するように指示された。続く2回の面接では，症状と治療の副作用に具体的に焦点が絞られた。治療の利益と損失を検討し；両価性を探究し；患者の行動と信念の矛盾が拡大された。最後の2回の面接では，薬物療法に対する烙印とされるものと，薬物療法は生活の質を拡大するために，自由に選択された戦略であるという見解に取り組んだ。最後に，自己効力感が奨励され，質の良い生活を維持する価値と予防的な治療の必要性を，結びつけて考えたのである（Kemp et al., 1996）。

　著者らは，コンプライアンス療法を受けた患者のコンプライアンス率

が，対照群に比べて有意に高いことを発見した。この違いは，介入の完了時，3カ月，6カ月，および18カ月の追跡調査時において観察された（Kemp et al., 1996, 1998）。Kemp研究には，精神病性障害の患者のみならず，重篤な感情障害を持つ人も含まれていたことを指摘しておきたい。O'Donnellら（2003）は，5回にわたる30～60分のコンプライアンス療法（Kempのマニュアルに基づく）と，薬物療法アドヒアランスの問題を扱わない非特定の（支持的）カウンセリングとの比較を，同様に実施した。彼らは，1年後の時点でのコンプライアンス療法と非特定面接の違いを発見できなかった。1年以前のアドヒアランス率は報告されていない。これらの著者は，治療前のアドヒアランス，治療に対する態度，女性であること，および援助者たちの教育プログラムへ関与が，アドヒアランス率を最も良く予測することを見い出した（O'Donnell et al., 2003）。O'Donnellの症例は，統合失調症の患者のみであった。これらのコンプライアンス療法についての研究はどちらも，治療早期に実施される極短期のMI形式を評価したものであった。Zygmuntら（2002）の推奨を勘案すれば，アドヒアランスに有意な変化をもたらすためには，治療初期に5～6回以上の面接を実施する必要があると考えられる。SSD患者との取り組みにおける，私たちの経験に一致する彼らの推奨によれば，アドヒアランスに対する決意は，ある時点で決断されるというよりも，治療過程を通して繰り返し更新されなければならない。本章で私たちが提案している，薬物療法アドヒアランスに対するアプローチは実証されていない。プログラムの全要素にMIを統合し，治療全体を通して繰り返し用いることで，薬物療法やその他の治療構成要素へのアドヒアランスが促進されるかどうかについての調査研究が，明らかに求められている。

結 論

　序章で述べたように，SSD 患者の治療の失敗に共通した理由は，薬物療法へのノンアドヒアランスであり，最も一般的な形のノンアドヒアランスは服薬の不足または中断である（Nose et al., 2003）。SSD の薬物療法が改良されるに従って，薬物療法アドヒアランスの重要性が増大しつつある。数多くのアドヒアランスを促進する介入が提案され，テストされてきており，服薬アドヒアランスの改善において様々な程度の有効性が例証されてきた。調査研究も臨床経験からも，SSD 患者に対して抗精神病薬による薬物療法アドヒアランスを促進する介入では，強固な治療同盟を基礎とすべきであること，ノンアドヒアランスを特別に標的とした長期的な視野を持つべきこと，具体的な問題解決技法と動機づけ技法を用いるべきであることを示唆している（Dolder et al., 2003; Zygmunt et al., 2002）。

　SSD 患者のアドヒアランスを促進するのに役に立つことを示唆する，数多くの MI の特徴がある。なかでも最も重要なのは，協働性，喚起性，および自律性に重点を置くことである（Miller & Rollnick, 2002）。このクライアント中心形式は，患者を力づけて回復するための状況を提供する。それは，SSD 患者に提供されるプログラムにありがちな，強制的形式とは全く異なる。本章で提案しているモデルは，抗精神病薬アドヒアランスを特別に標的とした長期的モデルであり，他の精神科リハビリテーションの介入と統合するよう推奨されている。私たちは，アドヒアランスを標的とする MI 介入が，援助的雇用，地域に根差した患者マネジメント，家族援助，および重複障害の治療など，多くの状況において行われるべきであると提案してきた。なぜなら，薬物療法に関する議論は，頻繁に生じ，幅広い治療提供者との間で行われるからである。私たちのアプローチの基本では，SSD 患者にしばしば生じる

問題に取り組むことを目的とした，数多くの修正を提案しているが，従来の MI と殆ど変わらない。最も重要な修正は，陰性症状，認知の歪み，および薬物の副作用など，疾病関連要因に対する応答の仕方にある。MI は，SSD 患者のアドヒアランスを拡張し，症状を緩和して生活の質を改善するための治療として有望である。私たちは，この重要な集団における今後の調査研究によって，このような治療技法が実証的に評価されることを期待している。

第11章

重複診断を受けている（重複障害の）患者と動機づけ面接法

Steve Martino
Theresa B. Moyers

　動機づけ面接法（MI; Miller & Rollnick, 2002）は，統合失調症または統合失調性感情障害とアルコールまたは物質使用障害などを併発している，重篤な精神疾患に苦しむ患者のための，包括的な治療アプローチの構成要素として大いに推奨されている（Carey, 1996; Drake et al., 2001; Minkoff, 2001）。とはいうものの，精神疾患を患いながら物質を乱用している患者に対して，地域の開業医は，どのように MI を適用するのであろうか？　改作していない MI を，直接に用いることは適切であろうか？　それとも重複障害の患者が提示する，臨床的な課題に対応するためには，MI を実践的に改作すべきであろうか？

　他の臨床家たちと同様に（Bellack & DiClemente, 1999; Carey, Purnine, Maisto, & Carey, 2001; Handmaker, Packard, & Conforti, 2002; Martino, Carroll, Kostas, Perkins, & Rounsaville, 2002），私たちも，重複障害の患者の複雑な必要性に対応するためには，MI の実践にあたって，いくらかの改作が必要であるという立場をとる。本章は，精神機能が損なわれている患者との取り組みにおいて，MI を適用する際に推奨される改作について解説する。はじめに私たちは，精神疾患によって機能が損なわれた患者の，独特の臨床的な問題を詳しく検討する。次に，推奨されている MI の改作を，症例の描写によって提示し，技術を提供する環境や支持的態度および危機介入が，MI よりも比較相対的に適切な状況

について考察する。私たちは，MI が重複障害の治療と調査研究において，どのように用いられてきたか，またこれらの方法や他の MI の適用によって，重複障害の治療のさらなる前進のために必要とされる将来の方向性について要約し，本章の結論とする。

臨床集団と一般的な治療

　精神機能が損なわれている重複障害の患者は，通常，行動を変えるための動機に影響を及ぼす，いくつかの特別な臨床的課題を抱えて治療の場に現れる。これらの課題は，(1) 精神疾患と物質使用障害の治療を統合する必要性，(2) 認知の歪み，(3) 精神病の陽性症状，(4) 精神病の陰性症状，および (5) 介入を要する急性症状などである。

統合的治療の必要性

　精神病に罹患している重複障害の患者は，アルコールや違法薬物の使用と相互に作用しあう重篤な精神疾患を患っている。これらの相互作用には，(1) 陰性精神病症状を軽減し，(2) 精神病の陽性症状によって引き起こされる不安や不快感を軽減し，(3) 社会関係を促進し，(4) 急激に増悪する精神病症状を，単なる物質誘発性の症状であるかのように覆い隠すなどの，物質乱用の症状があると考えられる。患者を援助することによって，その人の機能を改善するためには，彼らの重複した問題領域が，どのように相互に影響を及ぼしあっているか，また同時に，それらの問題をどのように治療しているかについて，理解することが求められる（Drake, McLaughlin, Pepper, & Minkoff, 1991）。統合的かつ包括的治療は，重複障害の回復に本質的とされている領域にも，行動変化の標的を拡張する。特に，抗精神病薬による薬物療法のアドヒアランスは，精神病によって損なわれた脳機能や神経系に対する，決定的な治療の標的である（Harrison, 1999）。さらに，重複障害の患者は，膨大な数

の治療的必要性（医学的・歯科学的，職業的，経済的，および住宅供給など）を持っているので，しばしば彼らは，様々な部門のサービス制度による援助を受けている。統合的な治療に対する，患者の取り組みと維持を涵養するための戦略を，採用することが重要である。

認知の歪み

　重複障害の患者は，相当な認知の歪みを持つと考えられる。認知の履行を測定すると，平均的な統合失調症の患者は，健常対照群の平均と比較して，1 SD（標準偏差）程度低いと報告されている（Heinrichs, 2004）。様々な研究を概観すると，統合失調症の患者は，言語生成，抽象的思考と精神的柔軟性，注意力と集中力，言語学習，および作業記憶における機能低下を示している。慢性的なアルコールや物質の乱用は，それらの問題領域で，それぞれ独立して認知機能をさらに損なう（問題解決，抽象化，視覚空間認識，知覚運動機能，精神的柔軟性，情報処理速度，学習および記憶などの能力を損なう）原因となっているため，問題領域の機能をさらに悪化させているように思われる（Bolla, Brown, Eldreth, Tate, & Cadet, 2002; Lawton-Craddock, Nixon, & Tivis, 2003; Nixon & Phillips, 1999; Parsons, 1998）。重複障害の患者に対して，その人の認知の歪みに合わせて治療を改作することは，重要な臨床的課題である。

精神病の陽性症状

　精神病患者に最も特異的な症状は陽性症状である。通常の陽性症状には，妄想，幻覚，滅裂思考，および普通でない，もしくは奇異な行動（状況依存的な，または逸脱した，まとまりのない話しかたなど）がある。もし，これらの症状が十分に重篤になれば，入院治療，危機介入，および／または薬物療法が必要となる。しかしながら，多くの統合失調症の患者は，劇的な症状には至らないまでも，エピソード的な，または

慢性的な陽性症状によって，その機能が損なわれているので，臨床家が，患者の動機を正確に理解して強化することは難しい課題である。

精神病の陰性症状

同様に，統合失調症は陰性症状によって特徴づけられる。陰性症状は，思考，感情，および行動の制限，または欠如であり，殆どの患者が経験する。一般的な陰性症状には，感情の平板化，思考と言語生成の遅延，動機・エネルギー・喜びの喪失，および社会的孤立などがある。このような障害は，患者が面接に参加したり，十分な自発性と流暢さをもって反応したりすることを困難にしてしまう。臨床家は，陰性症状のある患者にとって，自分の経験を正確に認識して表現することが，どれほど困難であるかを理解できずに，彼らが変化に対して動機づけられていないと，誤って推測する可能性がある。陰性症状は，統合失調症の患者においては，全く普遍的であり，しばしば最も長く苦しめられる症状である。陰性症状を治療することは，臨床家にとって，もうひとつの中心的課題である。

介入を要する急性症状

時に，重複障害の患者は，現実にとどまって面接の内容に注意を集中するには，精神的安定が不十分な場合もある。彼らは，精神病症状を伴わない物質乱用の患者に比べて，自殺率や他殺率が高い（Drake, Osher, & Wallach, 1989; Lyons & McGovern, 1989; Turner & Tsuang, 1990）。このような患者の治療にあたる臨床家は，重複障害の患者を護り，最適な治療（危機介入や入院など）を提供するために，精神状態と危険性を正確に評価する能力を，身につけなければならない。

重複障害の患者に MI を用いる論拠

　重複診断を受けている患者の臨床的問題については，広範に考慮されているが（Drake et al., 2001; Managed Care Initiative Panel on Co-Occurring Disorders, 1998 を参照），このような患者を行動の変化に動機づける戦略の展開には，あまり注意が払われてこなかった。一般的に MI は，重複障害の患者に用いることを，研究によって実証され，推薦されている臨床実践として注目されている（Bellack & DiClemente, 1999; Carey, 1996; Drake et al., 2001; Osher & Kofoed, 1989）。変わる動機を引き出す MI 形式と，害の削減（ハームリダクション）を強調する組み合わせは，アルコールと物質使用問題に対して，さほど有効でなく，精神病症状を悪化させることさえある，断酒・断薬指向的な対決的依存症治療に代わる，魅力的な方法と見なされている（Carey, 1996）。

　しかし，重複診断を受けている患者のために MI を改作し，評価する試みは，これまでのところ殆どない。最近，何人かの臨床研究家が，特別に重複障害の患者を対象として，MI を適用する初期の試行について検討し，記述し始めたところである（Carey et al., 2001; Graeber, Moyer, Griffith, Guajardo, & Tonigan, 2003; Handmaker et al., 2002; Martino et al., 2002; Van Horn & Bux, 2001）。これらの適用は，異なるレベルの臨床的ケア（外来，救急など）と，様々な形式（個人療法，集団療法）によって，さらに他の治療サービスとの関係における異なった独立性（統合的な治療への追加，または独立的介入）をもって実行されているが，全ての研究者は，重複障害の重要な臨床的問題に取り組むために，どのように MI を適用するかという点に光を当てている。本章では，研究者たちによる MI の改作について解説して統合し，臨床例を用いてその適用を例証する。

重複障害の患者に対する MI の臨床的適用

　私たちは，MI の実践を困難にする重複障害の患者たちの臨床的問題に対して，どのように MI を適用するかについて，課題別に考察する。すなわち，私たちは（1）複数の相互に作用しあう行動標的への対応，（2）認知の歪みへの対処，（3）陽性精神病症状に対する取り組み，（4）陰性精神病症状の管理，（5）MI を適用する機会の判断について考察する。表 11-1 は，上記のそれぞれの域において推奨される，MI の改作について要約したものである。私たちは，援助なしで深いプールに投げ込まれるよりも，浅いプールで能力のある指導員に泳ぎかたを習うほうが，最善の学習法であると考える。すなわち，重複診断を受けている患者の治療に MI を適用したいと考える人々は，すでに MI の技術を学んで，比較的易しい課題に適用することができるとしても，訓練を受け，経験を積んで，この患者集団に取り組む資格を得るよう強く推奨する。

複数の相互に作用しあう行動の標的に対応する

　従来のアルコールと違法薬物の使用に加えて，精神病に係わる問題をも MI の治療目標にするのであれば，重複障害の患者の変わる動機を強化しようとする臨床家の努力は，複雑なものになる。臨床家は，物質乱用や精神病による問題に対応して生じる患者の動機に注意を払いつつ，それらの相互作用をも理解しなければならない。例えば，心内膜炎を発症した患者は，健康上の理由からヘロインの使用をやめるべきであろう。しかし，患者は自分を軽蔑する幻聴に対抗するために，ヘロインを使い続けるかもしれない。別の患者は，コカインを買うと後で経済的に困窮するにもかかわらず，一時的であっても平板な感情とは違う多幸感を求めて，コカインを使用するかもしれない。精神病という烙印を押さ

れていると感じる患者たちは，同年齢集団に溶け込むために薬物を使用し，自分たちを精神を病む患者であると考えたくないために，重複障害の治療プログラムに出席しないこともあり得る。臨床家は，重複障害の

表 11-1 臨床的問題，MI の課題，および推奨される変更

臨床的問題	MI の課題	推奨される変更
1. 精神病と物質乱用および関連した重要な行動を含む領域全体を統合的に扱う治療が必要である。	ある領域において，行動を変えようとする患者の動機を形成するためには，その動機に相互的な影響を及ぼし得る全ての標的行動の領域に，MI は幅広く対応すべきである。臨床家は，他の標的行動に関連したチェインジ・トークを引き出して理解し，強化しなければならない。	a. 物質使用の動機と，精神病の治療に取り組む動機，およびその動機がどのように相互に作用しあうかという点に注意を集中する。 b. 精神病に関わる懸念やそれらが物質使用と相互に作用しあう点についての議論を引き出すために喚起的な開かれた質問を用いる。 c. 物質使用に加えて，薬物療法と治療プログラムに対するアドヒアランスをも MI の標的とする。 d. 利益損失対照表の作成や個人向けフィードバックによって，薬物療法や治療アドヒアランスの領域にまで戦略を拡張する。
2. 注意の集中，作業記憶，符号化習得，言語生成，言語流暢性，および抽象的理論や精神的柔軟性などの高次脳機能障害を含む，多数の認知機能障害が存在する。	患者は，内省，臨床家の質問や発言を理解する認知的能力，問題行動の結末の評価と理解，および競合的な変化への動機の間でバランスをとるのが，時に困難であるかもしれない。	a. 明確・簡潔な言葉で質問し，反映し，要約する。 b. 連続的な反映と要約を数多く用いる。 c. チェインジ・トークを引き出すために，具体的で取り組みやすい題材や方法を用いる。

(次ページにつづく)

表 11-1　臨床的問題，MI の課題，および推奨される変更（つづき）

臨床的問題	MI の課題	推奨される変更
3. 妄想，幻覚，関連した奇妙な行動，および解体した話しかたなどの陽性症状が観察され得る。	患者が混乱し，脱線し，または奇妙な話しかたをする時，精神病症状による表現や行動を振り返る面接中の反映的傾聴の過程は複雑になる。臨床家が感情的負荷の高い題材や，固着した熟考期の患者の両価的思考を反映する（話題にする）ならば，患者の症状は悪化する可能性がある。	a. 現実に基づいた，確かな構成の，患者と臨床家の対話を維持するために，しばしば言い換える。 b. 患者の，一見したところ奇妙な発言やジェスチャーの意味を明らかにするために，隠喩，ないし直喩を用いる。 c. 患者の絶望的な発言や人生の不幸な出来事，および表現された感情を探求するにあたっては、慎重さが必要である。 d. 両価性を簡潔にまとめ，チェインジ・トークを引き出す戦略を速やかに採用して，変化にとって好ましい方向へと両価性を解決する。
4. 思考途絶，社会的孤立，感情表現の減少，思考内容の貧困化，処理速度の低下，および話しかたと意志や欲動の減弱化などの陰性症状が観察され得る。	患者は，面接に興味を持たず取り組む気持ちがないように見えたり，参加するのも困難なことがある。物質を使用しないという彼らの動機は，断薬によって生じる基準的現象（離脱症状など）によって減弱しているかもしれない。彼らは，治療プログラム，社会的，または職業的リハビリテーションの試み，あるいは相互援助グループへの参加を望ましいものと考えないことがある。	a. 患者の話を喚起するために，時々言い換える。 b. 質問や反映に対して反応するために，十分な時間を患者に与える。 c. 面接に対する患者の積極的なかかわりを称揚する。 d. 評価法や他の刺激的資料など，個人向けに構造化されたフィードバックを用いて，関与を促す。

（次ページにつづく）

第11章　重複診断を受けている（重複障害の）患者と動機づけ面接法　343

表11-1　臨床的問題，MIの課題，および推奨される変更（つづき）

臨床的問題	MIの課題	推奨される変更
5. 重複障害に伴う多くの問題によって他種の介入が必要となることもある。精神病症状がさらに重篤化することもある。差し迫った自殺や他殺の危険は，物質乱用が主要な疾病である患者よりも，重複障害の診断を受けた患者のほうが生じやすい。	症状の重症度や全般的機能障害の程度によっては，患者にはMIではない介入，あるいは選択の自由や自律性を排除するような介入が必要となることもある。	a. 技術構築や支持的介入へと柔軟に移行して，重複障害の複雑な複数の問題に対処する。 b. 危機状況に対処するために，クライアントの能力を発達させ，専門家による援助体制を構築する。 c. 患者があまりにも精神病的で，MIによる利益が得られない場合を決定する。

　患者を効果的に治療するためには，これらの相互に作用しあう動機を理解する必要がある。

　多くのMI技法は，これらの相互作用に取り組むために容易に改作できる。次のような開かれた質問「飲酒は，聞こえてくる声にどのような影響を与えるでしょうか？」「コカインを吸うと，あなたは精神的にどのような状態になるか，話してください」を用いると，物質使用と精神病症状の関係に係わる話を引き出すことができる。同様に「マリファナ使用は，どのような精神的問題を生じるでしょうか？」「被害妄想を減らすために試したことのうち，飲酒や薬物使用の代わりに，今までに役に立ったことは何でしょうか？」などの喚起的な質問は，両方の問題領域の共通部分についてのチェインジ・トークを引き出すであろう。加えて，決断の利益と代償を検討する技法や個人向けのフィードバックを用いれば，物質使用に関連した行動だけでなく，精神病関連の行動にも取り組むことができる。Handmakerら（2002）も，Martinoら（2002）も，重複障害の治療プログラムに対する患者のアドヒアランスとノンアドヒアランスの，利益と代償を検討するよう提案している。Martinoら

は，専用の器械によって評価される機能領域において，最近（過去30日）のAddiction Severity Index（ASI; McLellan et al., 1992）の測定値と主観的な患者の測定値とを，色分けした棒グラフを用いて比較した。面接のフィードバックにおいて，臨床家と患者は，測定値の類似性と相違，および特に精神領域において，物質使用がどのように患者の機能に影響するかを探求した。同様の方法で，この研究者たちは陽性および陰性症状尺度（Positive and Negative Syndrome Scale: PANSS）（Kay, Fizbein, & Opler, 1987）を用いて，患者の精神病症状について具体的な情報を彼らに提供し，この情報を用いて物質使用と陽性および陰性症状が，どのように相互に影響しあっているかについて説明した。

　動機づけを改善するために標的とされる行動は，精神障害からの回復に必要とされる行動へと拡張される必要があり，臨床家は，これらの領域における患者のチェインジ・トークを認識し，強化し，引き出さなければならないことが示唆されている。処方薬による薬物療法と重複障害者向けサービスの，治療アドヒアランスに対する動機づけは，特に決定的に重要である（Handmaker et al., 2002; Martino et al., 2002）。これらの領域におけるノンアドヒアランスは，物質使用障害と精神病を合併している患者の芳しくない治療結果に関連しており（Drake et al., 1991; Owens, Fischer, Booth, & Cuffel 1996），治療アドヒアランスの欠如は，より良い回復の達成に役立つと推定される有効な治療を，患者から切り離してしまう（Zweben & Zuckoff, 2002）。統合失調症の神経生物学的な症状を治療する薬物療法は，極めて重要である。特に副作用が比較的少なく，陰性精神病症状の治療に効果的な非定型抗精神病薬が登場したので，違法薬物使用に対する渇望は軽減される可能性がある（Brady & Malcolm, 2004; Owens et al., 1996）。重複障害の患者の治療に，MIを用いて取り組むにあたっては，臨床家は，患者がどのように服薬を理解しているか，またアドヒアランスを妨げる障害物（不快な副作用，限定的効果，複雑な服薬計画，費用など）に，どのように対処しているかと

尋ねる。薬物療法の選択範囲と利用可能性が拡張され，重複障害患者の神経を鎮静化するためのケアを改善する指針の数が増加し，抗精神病薬の有効性に対する期待と楽観性が増大していることは，アドヒアランスを強化するような，実行可能な薬物療法戦略を，臨床家と患者が協働して展開する，新しい機会を保証し創造するであろう（Mellman et al., 2001）。

また，統合的な重複障害に対する援助サービスに，患者が取り組み継続することも，重篤で慢性的な精神病と物質使用障害からの，長期的な回復の達成にとって必要である（Drake, Mercer-McFadden, Mueser, McHugo, & Bond, 1998）。これらの援助プログラムは，住居の取得，雇用や医療サービスの入手，物質を使用しない社会的ネットワークや，より強固な家族の絆の構築，および社会的対処技術の改善に必要な援助を患者に提供する。患者の安定性を発展させ機能を改善するための，総合的かつ統合的種類の治療モデルに対する患者の取り組みを，絶え間なく促進する臨床家の力量が重要である（Drake et al., 2001）。この点については，重複障害の治療に用いるMIは，通常実施される1～4回の面接による短期介入以上のものが求められる。どちらかといえば，それは，複数の行動領域にわたる患者の動機のレベルが変動したり，治療時期の移行が進歩を妨げたりする場合に，臨床家が用いる臨床技術として解釈されるほうが適切であろう（Martino et al., 2002）。患者が治療目標に向けて積極的に取り組み始めると，MIの使用が不必要になる可能性もあるが，それでも臨床家は，この方法の協働的な精神に重点を置くことが望まれるであろう。

Handmakerら（2002）は，患者の動機レベルに適した治療に，彼らが取り組み続けられるように，この種の長期的な観点を取り入れて，通院患者のための段階に合わせた統合的な重複障害の治療モデルについて，解説している。患者は，様々な集団療法に参加し，長期にわたって，異なる問題領域における，様々な準備の段階に対応した治療に取り

組む。例えばある患者は，違法薬物の使用を止めて，再燃防止技術を実践するために考案された，集団療法に参加するかもしれないが，折々の過剰飲酒は継続しており，援護寮に入居することには両価的であるかもしれない。そのような患者は，後者の問題領域における変化のために，複雑な動機に対応する集団療法『変化について語りあう』に参加するであろう。患者が，以前に抵抗していた行動の変化を実行するにあたっては，その患者は，新しい標的行動のための行動計画や練習（住居取得のための面接技術の獲得など）を目的とした集団療法に移動する。患者の動機が変動すれば，その患者は，動機のレベルに適した水準の集団療法へと戻ることもある。このような治療モデルによれば，患者は行動を変える領域全体にわたって展開される，動機のレベルに応じて焦点を合わせた治療に，参加し続けることができる。

認知の歪みに対応する

　認知の歪みは，患者が自己を洞察すること，臨床家の質問や発言を認知的に理解すること，問題行動の結果を見積もること，および融合し競合する変化への動機の間で平衡を保つことを難しくして，MIの過程を複雑にするであろう。もし，そのような処理過程の問題が明らかであれば，この歪みに対応してMIを一部改作することは，重複診断の患者集団に使用する場合に適した，高度に反映的なアプローチのために必要である。いくつかの推奨事項について，記述された文献が出始めている。
　最も重要なことは，面接全体を通して求められる簡潔性と明晰さである。開かれた質問は，同じ質問に関しての詳述を何度も求めて病状を悪化させたり，過剰に複雑にしたりするよりも，明確に簡潔に述べられるべきである。例えば，「前回は，どうして入院なさったのですか？　それには，物質使用や薬物療法，またはその他のことがどのように関連しているでしょうか？」という質問は，複数の質問に分解し，それぞれの記憶を保持し，順番に返答するという負荷を，患者に負わせることに

なってしまう。それは，精神病による障害を持つ人にとっては，明らかに難題である。その代わりに臨床家は，そのような質問を避けて，少量に分割した情報について単刀直入に，簡潔に質問すべきである。例えば：

「あなたが入院させられた主な理由について，あなたのお考えを聞かせてください」

さらに，面接において明確に述べられる一連の豊富な反映と要約の使用は，患者が面接に集中し，記憶し，論理的に考えるために役に立つ。以下の臨床例の描写は，統合失調症性感情障害とコカイン依存を合併している男性が，5日間の入院後に外来部門で受けた面接で用いられた，一連の反映と要約の有用性について例証している。

クライアント：精神的に落ち込んじゃって。やっていけないよ。声が止まらないんだ。

臨床家：声が止まらなくて，あなたはますます落ち込んでいらっしゃる。投げ出してしまいたい気持ちになっている。

クライアント：路上生活は厳しくてね。シェルターには泊まっていないんだよ。あそこは安全ではないからね。（間をおいて）クスリがあってさ。

臨床家：声が聞こえるのに加えて，あなたはシェルターでも安全を感じられない。周囲にクスリを使っている人たちがいる。あなたは，路上生活で生きのびるために，できる限りのことをなさっているのですね。

クライアント：（涙を浮かべて）ガールフレンドが刑務所にいるんだけどね。彼女は僕にクスリを買って来させようとするんだ。彼女は僕がうんと言うまで怒鳴ったり，わめいたりしてさ。その声はとてもひどいんだ。彼女が刑務所に入った時，僕には泊まるところがなくなって

しまって。シェルターに戻るつもりはないよ。

臨床家：では，ここしばらくの間，あなたには安全な住居がない。彼女のところに泊まっていた時，彼女はあなたを使って無理矢理クスリを買ってこさせようとした。彼女が刑務所に入ってしまって，あなたは住むところがなくなった。あなたはシェルターに泊まろうとしましたが，周囲の人々はクスリを使っていて，あなたは安全ではないと感じられた。安全な住居がなく，声がどんどん激しくなって，あなたはますます落ち込んでいるのですね。

クライアント：うん。僕がコカインをやったのは，もう限界だったからだよ。自殺しちゃおうかなって思ったんだ。（涙ぐんで）もうお金がなくってさ。

臨床家：あなたは完全に疲れきってしまったのですね。

クライアント：何をやってもうまくいかないし。絶望的だね。おまけに，処方薬をなくしちゃってさ。それで救急センターに行ったんだ。

臨床家：あなたは気分が良くなる方法を探しておられた。コカインは役には立ちませんでした。路上生活もダメでした。クスリを止めたのも無駄でした。あなたのガールフレンドやシェルターの人たちのように，クスリを使う人たちと一緒にいることも良くありませんでした。聞こえてくる声と抑うつ気分は耐え難くなってきました。最初，あなたは自殺しようと考えました。でもそうする代わりに，あなたは救急センターに行きました。あなたがそうなさったことを嬉しく思います。

クライアント：死にたくはないよ。息子がいるからね。

　臨床家が，このような面接を続けたところ，患者の母親は彼の息子を育てており，患者は息子の生活にもっと関わったり，職を得て母親を経済的に支えたりしたいと思っていることが判明した。臨床家は，コカインの吸引が，最終的には彼の幻聴や抑うつ気分を悪化させ，薬物療法に失敗することになり，雇用と親業の目標を達成するには役に立たないこ

とを思い出すように喚起した。

　チェインジ・トークを引き出す直接的方法に対する改作のいくつかは，しばしば認知の歪みに対応するために役に立つ。決断の利益と代償を検討する技法，目標や価値観の明確化および客観的なフィードバックの提供などの戦略は，単純化したわかりやすい構造にして，取り組みやすい形で伝えなくてはならない。決断の利益と代償を比較検討する技法において，統合失調症の患者は，薬物使用とその後の不利益な結果との関係を，理解するのが難しいこともある。彼らはまた，行動を変えることと変えないことによる，長期的な利益と代償について熟考することも難しい可能性がある。BellackとDiClemente（1999）は，患者に強い影響を与える1つか2つだけの，具体的に不利益な結果を同定し，その後，それらの非常に不利な点に焦点を合わせることによって，患者を物質使用の低減または中止に動機づけるよう提案している。Martinoら（2002）は，多くの精神病患者が，2×2の表（物質使用と中止の代償と利益，など）に書き込む作業で混乱すると報告している。彼らは，行動を変えた場合の，肯定的および否定的な結果にのみ焦点を合わせることによって，その課題を単純にすることを推奨している。あるいはまた，Careyら（2001）は，変わらないことと変わることの，2つの領域での利益と代償について，具体的な相違を明らかにするよりも，変わらない理由と変わる理由について患者に話すように求めることを推奨している。Handmakerら（2002）は，両方の理由を集めてまとめ，どちらの理由が多いかについて患者と話しあうことによって，その方法をさらに具体化している。彼らはまた，患者が持ち歩くことができる彩色カード（赤は中止を意味する）に，物質使用を止める理由を記入しておき，物質使用の渇望を感じる時にはいつでも，それを見直すことができるような方法を実施している。

　矛盾を展開する戦略を改作することは，役に立つ可能性がある。Careyら（2001）は，単純な概念による分類によって，高度に構造化さ

れた『私の努力目標』のリストを用いて，患者が将来達成したいと思うことを明瞭にするために，援助することを提案している。臨床家と患者は協働して，患者が達成したいと考える目標を3つまで挙げるように作られたワークシートに書き込む。ワークシートは目標のそれぞれに対して，物質使用の低減や中止が，目標の達成にどのように影響するか，という質問などに取り組むように構成されている。患者にとって，自分の努力目標を思いつくのが難しいのであれば，臨床家は，重複障害の回復に関連している目標（症状の緩和，雇用プログラムへの参加など）について考えるよう患者に勧める。さらに臨床家は，治療（薬物療法，本格的プログラム，ケアマネージメント援助）に対するアドヒアランスが，目標の達成にどのように影響するかについて考えるよう，患者に求める。Graeber ら（2003）は，Personal Values Card Sort を利用して（Miller, C'de Baca, Matthews, & Wilbourne, 2001），統合失調症の患者に適した，より具体的な達成目標を反映するように改作し（例：「自律性」を「金銭の自己管理ができる」と言い換えた），これらの単純化され同定された価値観を，矛盾を展開するための基礎として用いた。最新の改作された分類用カード（Moyers & Martino, 2006）は，University of New Mexico Center on Alcoholism, Substance Abuse, and Addiction website（casaa.unm.edu）を通じて入手できる。

　個人に合わせたフィードバックを提供するのは，MI に限ったことではないが，MI の介入には殆どの場合この戦略が含まれており（Burke, Arkowitz, & Menchola, 2003），多くの臨床家が，これを重複障害患者の認知の歪みに対応するために実施した方法として，記述している。一般的に，フィードバックは，患者が自分自身では会話の題材を思いつくことができない時に，物質使用と精神病の病状について，自己洞察への取り組みを勧めるために，有益な戦略である（Carey et al., 2001）。視覚的資料（グラフや図）の補助的な使用，小単位に分割し単純化した情報の提示，および表形式の援用は，提示内容に患者が焦点を合わせ続け

られるようにするために，一般的に推奨されている。例えば，物質使用の低減や中止に対する決意の程度について話しあうために，温度計のような尺度を用いると，患者が自分の動機の程度や，責任を持って変わる決意を引き出し強化する方法について，話をするのに役立つであろう（Carey et al., 2001）。色分けされた円または棒グラフを用いて，患者の使用パターンを一般的集団の標準値と比較するほうが，単に百分率によって説明するよりも，患者の理解の役に立つと思われる（Carey et al., 2001）。フィードバックを系統的に解説した小冊子を用意すると，患者が，重複障害からの回復に関する重要な問題を考えるのに，有益であるかもしれない（Martino et al, 2002）。最後に，専門用語をやさしく親しみのある言葉に言い換えることは，患者の経験の把握と理解を促進し，フィードバックの過程を強化する。Martinoら（2002）は，フィードバックを提供するにあたってPANSSスコアを用いると，多くの患者が，精神病に利益があるかのように聞こえる，「陽性」症状という言葉に混乱することを見い出した。ある患者は，賢くも陽性症状を「熱い症状」（患者が内的に沸騰していると感じる症状），陰性症状を「冷たい症状」（患者が内面的に凍りついていると感じる症状）と表現すべきであると提案した。それ以後，私たちは，「熱い」症状の赤と，「冷たい」症状の青で彩色された棒グラフを用いて情報を提示したところ，患者は，この視覚情報により良く反応することが判明した。この改作したフィードバック技法によれば，患者は元の形式よりも，さらに詳しい話をより多く話したのである。

陽性の精神病症状に取り組む

　幻聴，妄想，および滅裂思考など陽性の精神病症状は，患者の発言を正確に理解して反映する臨床家の能力に困難な課題を突きつける。これらの症状は，時に患者の発言の理解を極めて難しくするものの，一方では，陽性精神病症状が発言の意味を異なるものに変えている時でさえ，

患者は役に立つ意味を意図的に伝え続けている可能性があることがわかった。

　MIによって陽性症状に取り組むために，私たちが推薦する事項の中心は，反映的傾聴の使用をめぐって展開される。特に，反映のなかでも大部分の時間を言い換え（または複雑な反映）を用いる臨床家の能力は，重要な熟練技能の基礎をなす技術として，注目されている（Miller & Mount, 2001; Moyers, Martin, Catley, Harris, & Ahluwalia, 2003）。この技術は，まずは非論理的に聞こえ，最大限ひいき目に見ても「普通でない」ことを言う，重複障害の患者との面接においては，さらに重要である。面接の会話に，秩序と根拠を持ち込もうとする臨床家の積極的な努力がなければ，両者ともに混乱し，患者の症状は悪化してしまう。

　したがって，重複障害の患者にMIを適用する際に用いられる反映的傾聴は，患者がかろうじて筋の通った話をする時に，臨床家の共感を表現する。また患者と臨床家の対話を現実に根差した，論理的に構成された会話にするための，追加的機能を果たしている。私たちは，精神病による機能障害がない患者にMIを適用する場合よりも，さらに多くの豊富な言い換えの使用が重要であることを発見した。最初の例では，アルコールとマリファナ乱用の病歴を持つ，慢性の妄想型統合失調症の男性患者が，集中的外来プログラムの初回評価面接を受けている。臨床家は，初回面接の進行過程について説明した後で，患者がプログラムによる援助を求めた理由を引き出すために，患者中心の面接を，開かれた質問によって開始する。患者の猜疑心は顕著である。

　臨床家：なぜ，私たちの治療プログラムに参加しようと思われたのか，話してください。
　クライアント：私が治療を求めているのではありません。治療が私を求めているのです。
　臨床家：あなたは，治療を受けたくてここに来たのではない。あなたは，

第11章 重複診断を受けている（重複障害の）患者と動機づけ面接法

治療を強制されているように感じておられるのですね。

クライアント：住宅取得相談員と精神科医に監視されているんです。彼らは共犯者なんですよ。

臨床家：彼らは，あなたがここに来ることを勧めましたが，あなたにとっては不当なことであるように思われるのですね。あなたはここにいたくはない。

クライアント：私が酒を飲んでいるからといって，どんな権利があって彼らは，私がここに来なければならないと言うのでしょうか？

臨床家：あなたは問題飲酒という濡れ衣を着せられていると感じておられて，たとえあなたが飲酒しても，彼らには無関係だとお考えなのですね。

クライアント：酒は飲みますが，たいした量ではありません。彼らは大げさに騒ぎすぎです。主治医は許可なく私の部屋に入って，家の周囲で私を監視しています。彼は，私の部屋でビールの空瓶を見つけたので，ここに来て評価面接を受けなければならないと私に言いました。私は飲酒について援助など要りません。ここは自由の国です。私は，欲しいものは買えるはずです。

臨床家：あなたは飲酒の治療を強制されたくない。おそらく，あなたの心配事は，他にある。次に何を治療するかは，自由に選択したいとお考えです。すなわち，もし治療に取り組もうと決意なさるのであれば，ご自分自身で決定なさりたいのですね。

クライアント：はい，腹が立っています。他人は信用できません——それにはちゃんとした理由があるんです。面接を受けるのはかまいませんが，ビールを1本飲んだだけですよ。それくらいのことで，彼も主治医も大げさに騒ぎたてる必要はないじゃないですか。本当にイライラしますよ。

臨床家：あなたは，ご自分の飲酒に問題があるとは思っておられない。あなたは時々，このような状況に対して，正当な理由があって怒りを感

じる。あなたのご立派なところは，実際には人々があなたに危害を加えていなくても，ご自分が彼らに対して腹を立てることがあるようだと気がついておられるところです。どうやら，そちらに取り組むほうが，あなたのご希望にかなうようですね。彼らは，飲酒問題に焦点を当てていますが，それは，あなたがご自分の主な心配事に取り組む役には立ってはいないのですね。

この例で患者は，自分の猜疑心が不確かであることに，いくらかは気がついている。被害妄想のある患者に反映を用いるにあたっては，患者の妄想が固着していない時に反映することが適切である。患者が妄想的信念を頑なに確信しており，臨床家が，その信念を反映するとますます被害妄想が嵩じる場合には，その妄想的信念を反映し続けるのは不適切である。そのような介入は，妄想をさらに確信させるであろう。そのような状況下では，臨床家は患者の信念を簡潔に認めて，動機を強化する機会が存在するかもしれない他の領域に，焦点を移行させるほうが良い。

隠喩や直喩を組み込んだ言い換えなど，より深い反映を用いることも，共感的な傾聴を促進しながら，患者の発言を現実にとどめるために有益である。次の例では，大学から長期の病気休暇をとっている19歳の学生が，外来の面接室で臨床家と話している。彼は，大学在学中に何回もLSD（幻覚剤）やMDMA（通称エクスタシー：LSDもMDMAも違法薬物）を使用していた。彼は，第一学期はなんとか履修課程に合格したものの，彼の本来の学力から考えると，取り立てて素晴らしいものではなかった。彼は，大学生活の最初なので，適応に困難を感じているが，次の学期では成績を向上させるつもりだと両親に話した。とはいえ，彼は冬休みの間，引きこもって過ごし，高校時代の友人と連絡をとることも殆どなかった。第二学期のはじめには，彼は授業に出席しなくなり，次第に奇妙な行動を示し始めた。短期入院と薬物療法の開始後，

彼は病気休業を申請し，家に戻って両親と同居して個人療法を受け始めた。彼は過度に抽象的な話しかたをしており，時々異常な行動をとっていた。面接で彼は，LSDとエクスタシーの使用や，それが彼の機能に及ぼした影響について，臨床家と話しあっている。

臨床家：このようなクスリを使用した場合の悪影響は何でしょうか？
クライアント：もうぶっ飛んじゃって，めちゃくちゃだよ。
臨床家：クスリがあなたの心を混乱させていると感じていらっしゃる。
クライアント：今現在，僕の地平線には大学が見えないよね。
臨床家：あなたの精神は，かつてのようには働かず，それは部分的にはクスリのせいであり，今は大学に戻ることについて考えるのも難しい。
クライアント：あまり集中できないし，いろいろなことを覚えられないんだ。他の人はそうでないのに，僕だけ有罪になることもあるのかな？
臨床家：あなたは，なぜ自分がこうなっているかと不思議に思っておられる。他の人たちは薬物を使って，止めて，その後も大丈夫で，また使い続けている。あなたは，これからどうなってしまうのかわからない。
クライアント：（椅子から立ち上がり，面接室のドアに向かって歩いていき，ドアを開けて，バタンと閉めてから，部屋の真ん中で混乱した様子で立っている）
臨床家：あなたは，大学に戻るためのドアが閉まっているかどうか疑問に思っておられる。そのドアを開けるためには，できるだけのことをしたいと思っておられるけれど，ご自分で何ができるかわからないのですね。
クライアント：（臨床家を見て）どうしたら良いのかな？（腰を下ろす）

この時点で，臨床家は，抗精神病薬による薬物療法，違法薬物の使用中止，精神療法，および彼の現在の対処能力を超えそうなストレス状況を最小化することについて，フィードバックを提供する。

反映を深化させるための，もうひとつの一般的な MI 技法は，患者が表現する情動の状態や感情を言い換える方法である。しかし，精神病の患者は，抑うつや不安の感情に対処するのは難しいことが多い。強いネガティブな情緒は，認知の解体，妄想思考，幻覚の増悪，および妄想を持つ易怒的な患者では，敵意にさえもつながる可能性がある。そこで臨床家は，否定的な情緒を惹起しやすい絶望的な患者の発言や不幸な経験に，焦点を合わせ過ぎないよう，最小限に抑える。また臨床家は，そのように深い反映的傾聴が患者を混乱させる場合にも，苦痛な感情の探求を避ける。感情を反映する時には，通常臨床家は，患者が表現したことを直接的に繰り返すか，または言い換える。最後の例で臨床家は，大学に戻る能力があるかどうかという患者の懸念を反映し，その後，精神医学的に完全に回復しないかもしれない，または人生の重要な目標を達成できないかもしれないという不安を探求するのではなく，その不安に対処するために，誘導形式のフィードバックを提供している。

　同様に，重複障害の患者は，競合的で矛盾した動機を比較検討するのは難しいことが多いため，不適応的な行動を変えるにあたって，正常な両価性を考慮する時にも，過剰な不快感や焦燥感を経験するかもしれない。面接において，このような経験が続くと，彼らの精神病症状（滅裂思考，被害妄想など）を刺激し悪化させて，MI から利益を得る彼らの能力を損なってしまうこともある。重複障害の患者に MI を適用する場合，患者の両価性を反映するには，臨床家が患者の不快感に慎重に注意を向けて，両価性の一方の側に，反対側よりも集中して取り組むための指標として，不快感のより低い閾値を採用することを勧めたい。この際，一般的な MI で行われるように，両価性を解決するために，繰り返し反映したり拡大したりするよりも，重複障害の患者に対して臨床家は，両価性を簡潔に要約した後，両価性を解決して行動を変えるためのチェインジ・トークを引き出す戦略に向けて，迅速に移行するよう薦めたい。次の例で患者は，新しい薬物療法を試すことに関する両価性につ

いて述べている。臨床家は，患者の強い両価性を反映することは選択せずに，指示的な方法で解決に向けて移行している。

> クライアント：そうすべきだとはわかっているけど，本当にたくさんの薬を試してきたのよ。実験動物みたいに感じるのは嫌なの。この薬は，月に一度血液検査をしなくてはならないのよね。もうここには，十分長いこと通っているのよ。でも，友達が6カ月間試してみたら，調子が良いと言っているわ。彼は自分のアパートを借りたんですって。私もアパートが借りられたらいいなと思うの。
> 臨床家：あなたは，この薬に希望を持っていらっしゃる。
> クライアント：ええ，でも採血は嫌いなの。
> 臨床家：あなたは，自分一人で住むところを借りられるかもしれない。それは大変貴重なことです。血液検査を受ける価値も，あるかもしれませんね。
> クライアント：自分のアパートが借りられるなら，その価値はあるわ。
> 臨床家：この薬があなたの友人に効いたように，あなたにも効果があれば，大きな利益が得られますね。
> クライアント：私にも同じように効いてくれると良いのだけど。
> 臨床家：そうです，そこに私の申し上げた希望があるのです。

陰性精神病症状を管理する

陰性精神病症状は，MIに対していくつかの難題を提出する。支持的援助を強化しなければ，患者は，自分の抱える複数の精神病症状を管理したり，動機を維持したりするための内的欲求を殆ど持っていないであろう（Bllack & DiClemente, 1999）。彼らは，面接でも殆ど話さず，臨床家に返答するにも，時間がかかることが多い。したがって，陰性症状によって相当程度機能が損なわれている患者と面接をする場合には，面接中に患者が臨床家よりも長時間話すという点を，臨床家のMI熟練度

とクライアントの協働的態度の指標とする概念 (Moyers et al., 2003) を放棄すべきである。陽性精神病症状が優位である患者の場合は, MI が会話に構造を与え, 時には秩序を与える機能を持つ。陰性症状によって機能が損なわれている場合は, 患者が話し始めるように刺激して, 動機の強化を促す可能性のある話題を導き出すことが課題となる (Carey et al., 2001)。

この課題を達成するために, MI の臨床家は, 患者が限られたコミュニケーションにおいて伝えようとしたことを, 頻繁に言い換えながら, 患者と同じくらい, またはそれ以上に話す必要があるだろう。患者には, それぞれの面接において構造化された課題が提示され, 十分に考える時間と, 反映されたことに反応するために必要な時間が提供される。さらに患者は, ややもすると見過ごされがちな, 彼らの関与を認められ肯定される。以下の対話は, 臨床家と, 分類不能の慢性統合失調症とコカイン乱用の診断を受けている患者との面接である。患者は, 退院後4～6週間で, 繰り返し抗精神病薬を中断してきたという, 病歴を持っている。最近彼は, 耐えがたい陰性症状に対するより良い治療を求めており, それまで服薬ノンアドヒアランスの原因として報告された副作用を減少させるために, オランザピンを処方されていた。彼は, それまでになく8週間もの期間, 服薬を続けていた。しかし, 先週, 訪問看護師が服薬アドヒアランスの調査に訪問した時, 彼は二度も留守にしていた。看護師が電話をしたので, 臨床家は, 何が起きているのか患者と話しあうために診察の予約を入れた。

臨床家：今日はお越しいただいて, ありがとうございます。ここにいらっしゃったということは, オランザピンを試してみたことについて話しあう意志があるということですね。

クライアント：(床を凝視して) はい。

臨床家：オランザピンは, いかがですか？

第 11 章　重複診断を受けている（重複障害の）患者と動機づけ面接法　　359

クライアント：（数秒間沈黙し，その後身動きせずに話す）いいですよ。
臨床家：（間をおいて――患者の平板さが純粋に症状によるものか，あるいはオランザピンについて話すことに対する両価性を意味するのかを考える）オランザピンは，ある面においては良いけれど，ある面においてはそうではない。
クライアント：ましです。（沈黙する）
臨床家：オランザピンは，あなたにとって，他の薬よりもどのようにましなのでしょうか？
クライアント：ましだと思うんです。身体が動きやすいから。（沈黙する）
臨床家：他の薬よりも良い。
クライアント：前より長い間，静かに座ってテレビを見ていられるし，グループ（補完的な集団療法）でも，前より話ができるようになりました。
臨床家：オランザピンを服用することは，あなたの心と身体がより良く動くのに役に立っているのですね。あなたは，ご自分の注意力と集中力が改善し，以前よりも他の人たちと話ができるのに気づいておられます。オランザピンは，身体が以前より快適に感じるのを助けています。このような理由から，他の理由もあるのでしょうが，あなたは，他の薬よりも長期間，オランザピンを続けて服用しておられる。あなたの努力と，どの薬が効果的かを判別するあなたの能力は，大変素晴らしいですね。
クライアント：（長い沈黙をおいて）自分に何が一番効くかはわかっています。
臨床家：そして，8 週間オランザピンを服用することによって，あなたは，私と精神科医，看護師に，オランザピンが効いていることを伝えています。ですが，看護師が訪問した時，あなたは二度もお留守でした。彼女は，あなたが薬を飲んだのかどうかわからなくて心配だったと言っています。

クライアント：（間）家にいました。（間）出て行かなかっただけです。

臨床家：あなたは家にいらっしゃった。ただ彼女に会いたくなかったのですね。

クライアント：薬を服用しているかどうか，彼女にいつも監視される必要はありません。

臨床家：あなたはオランザピンを服用すると決意された。この時点で，あなたは彼女に毎日チェックしてもらう必要がないと思っておられる。彼女がお訪ねすると，他のことでもお役に立つかもしれませんが，あなたとしては，服薬をいつも監視されているのが嫌なのですね。

クライアント：はい。（間）私は，彼女が来ない日もオランザピンを飲んでいました。

面接において患者は，過去どのように「注射器に侵されて」（入院治療中の強制的投薬のこと）きたかについて話し続け，権威的な投薬管理戦略に対するあからさまな反感を表明した。この決定的な時点で，抗精神病薬に対する持続的アドヒアランスを促進するためには，患者がもっと自律的に服薬計画を立てることが重要であると，臨床家は巧みに明らかにした。面接においては，好ましい服薬アドヒアランスの選択肢と，訪問看護師の援助を有用にする方法（訪問の間隔を空ける，訪問中の監視を減らすなど）について，臨床家と患者の話しあいが続けられた。

時に，慎重で積極的な傾聴と喚起的な質問の使用は，陰性症状による機能損傷を持つ患者から，話しあいを引き出すには不十分なことがある。患者は，話題を持ち出すことが困難であり，従来の MI を通常の症例に実施するよりも，さらに積極的な働きかけが必要であるかもしれない。患者が認知の歪みを持つ場合は，単刀直入で視覚的な構造化されたフィードバックを提供して，その患者の物質使用や精神病症状についての議論を引き出すことが，陰性症状による機能損傷を持つ患者を刺激して，動機づけ強化の話しあいを始めるのに役に立つであろう。Carey

ら（2001）は，決断の利益と代償を検討する技法等の評価尺度（King & DiClemente, 1993）や Alcohol and Drug Consequence Questionnaire（Cunningham, Sobell, Gavin, Sobell, & Breslin, 1997）のような質問紙を用いて，患者が物質を使用する理由，またはしない理由を同定するよう，援助することも推奨している。同様に彼らは，患者が個人的な努力目標を決定し，それについて話しあうよう勧めるために，目標のリストを提示する。次いで，物質使用や治療ノンアドヒアランスは，どのように努力目標の達成を妨げるかと，患者に尋ねる。

MI の使用が適切な時を判断する

　重複障害の患者が臨床家に提示する，多数の複雑なカウンセリング課題は，MI だけでは対処しきれないほど難しい。他の重複障害の治療介入（ケースマネジメント，社会的技術訓練や再燃防止，職業リハビリテーション，家族相談など）によって，患者に回復の技術を教えたり，行動の変化を起こし，その変化を長期にわたって維持するための，支持的援助を提供したりする必要がある（Bellack & DiClemente, 1999）。臨床家は，治療全体を通して，共感的で協働的な MI のカウンセリング形式を基礎として採用し，再々の，または新しい動機づけの矛盾を系統的に解決する必要に応じて，本格的な MI を用いるであろうが，一方で，熟練した臨床家は，目標に向けた動機づけ技法，技術の獲得，支持的介入および危機介入を柔軟に入れ替えながら用いて，重複障害の患者が必要とする治療に取り組む。例えば，物質使用の低減に対して，動機づけられつつある重複障害の患者は，長時間の動機の探求を，非生産的かつ不要であると感じるかもしれない。それよりも，回復の援助に焦点を合わせて，再燃防止技術を磨くほうが適切である（Ziedonis & Trudeau, 1997）。患者の精神症状が急激に増悪し，情報を収集して判断する能力，自律的に機能する能力や，患者自身と他者の安全を維持する能力が著しく損なわれている時には，臨床家は MI を用いるべきではな

い。このような状況における臨床家の医学的・法的責任は，患者の選択の自由を上回るので，患者が同意しない時でさえ，臨床家は強制力（警察に通報する，救急評価の要請書を書く）を行使して，患者の最善の利益にかなうと思われること（措置入院など）を，患者に強制する。そのような状況下では，MI は不適切である（Miller & Rollnick, 2002）。深刻な症状による病状の悪化や危機的状況は，合併症のない物質乱用の患者に比較して，重複障害の患者では，より一般的であるため（Drake et al., 1989; Lyons & McGovern, 1989; Turner & Tsuand, 1990）。重複障害の患者との面接で MI を実施する臨床家は，精神状態評価とリスク評価の熟練した技術を身につけなくてはならないし，患者の機能障害が重篤化した時，どのように患者に対応すべきかについて，承知しておかなくてはならない。

しかしながら，患者にとって MI の有効性が失われる精神病的機能の閾値については，殆ど明らかにされていない。言い換えれば，まだ重篤な障害レベルに到達していない時，どの時点で患者は MI による利益を得られないほど，あまりに精神病的であると言えるのだろうか？　私たちは，この問いに対する答えが，患者の反応のなかにあると考える。患者と話しあって，臨床家は，患者の陽性および陰性精神病症状の程度と，全般的な認知機能を判定する。重篤な症状が消失した場合や，重篤な増悪を来たした症例，および MI の適用が適切または不適切であることが明らかな場合を除いて，臨床家は，陽性および陰性症状と認知の歪みが混在した状態の患者と面接することが多い。臨床家が MI 戦略を採用するにあたっては，患者がどのように反応するかについて慎重に注意を集中し，それに応じて MI の使用を適正に調整する（Miller & Moyers, 2007）。例えば，もし患者が，反映に対して，徐々にまとまりのない反応を呈するようになるのであれば，臨床家は反映ではなく，もっと高度に構造化された介入の実施を考えるであろう。ケースマネジメント，問題解決，社会的リハビリテーション，および薬物療法による

介入などによって，患者を援助するほうが望ましいこともあるだろう。患者が，より堅固な精神的安定と明晰な認知に到達したなら，MI は再び治療法として視野に入ってくるかもしれない。一方，臨床家の介入に対して，患者の症状が一貫して緩和され，まとまった論理的な話しかたになり，対話について想起したり考えたりする能力を例証する場合には，重複障害の患者に MI を実施することは適切であると主張しよう。すなわち，適切な状況において MI が有効に機能すると，現実に根差した現実に係わる患者の認識が喚起され，その認識は，動機づけを強化する過程に組み込むことができる。そのため，重複障害の治療における MI では，臨床家は傾聴によって患者のチェインジ・トークと抵抗のバランスを推測し，患者の精神状態を観察して，どのように面接を進めるかを判断する。臨床家が患者の誘導に従うのは，そうすることが文字通り理にかなっている場合のみである。

研　究

　文献を概観すると，重複障害の患者に対する，MI の3つの異なる適用法が研究され，記述されている。(1) 参考になる研究，(2) 標準的治療の補完，(3) 単独型の介入である。これらの適用法について簡単に解説し，今後の研究の方向性について考察する。

参考になる研究

　MI は，入院環境から外来設定へと患者の移動を援助するために用いられてきた。Swanson, Pantalon, および Cohen (1999) は，77％が物質関連障害を持つ精神疾患の患者を動機づけるために，2回の面接によって，外来通院の初回面接に続く援助を実施した。彼らは，MI と標準的な退院計画に，患者を無作為に振り分けた。重複障害の患者における治療への取り組み率は，2回の MI 面接を受けた患者群では2倍以上（42

vs. 16%) であった。直近では，統合失調症または統合失調症性感情障害とタバコ依存症を合併している，外来患者78人を対象とした無作為化対照試験において，Steinberg, Zeidonis, Krejci, および Brandon（2004）は，1カ月後の追跡調査までのあいだに，タバコ依存症の治療提供者に会って，第1回目のカウンセリングを受けた患者の割合を比較したところ，標準の心理教育カウンセリングや助言のみを受けた患者に比べて，MIを1回受けた患者のほうが有意に高率であったことを報告している。

標準的治療の補完

　MIは，重複障害の患者に対する標準の統合的治療を，補完するためにも用いられてきた（例えば，集中的なケースマネジメントとリハビリテーション援助による，物質使用障害と精神疾患に対する治療の組み合わせ）。Martino, Carroll, O'Malley, および Rounsaville（2000）は，気分障害または精神病と物質使用障害を合併している患者23人に，重複障害の部分入院プログラムの初期治療として，1回のMI面接による治療前介入か，または標準的な精神科の初回面接を無作為に割り当てた。この短期介入によって，プログラムの出席率と取り組み率が改善された。しかしながら，物質使用の再燃と服薬ノンコンプライアンスにおける違いでは，有意差は観察されなかった。同様に，Careyら（2001）は，外来通院で実施されている精神科治療を補完するために，重複障害の患者に対して4回のMI面接を実施した。このモデルのMIは，直近の物質使用によって示唆されるように，変わる準備が整っていない患者，および／または物質乱用の治療に対する取り組みの不足している患者に対して提供された。今日までのところ，この面接法の有効性を詳述した研究結果は，発表されていない。

単独型の介入

　MIは，物質使用パターンを変えるように，患者を動機づけるための

単独型の心理社会的治療として用いられてきた。ある試験的な無作為化対照研究において，Graeber ら（2003）は，統合失調症とアルコール依存症を合併しているものの，治療を求めていない退役軍人36人では，重複障害の治療として MI 面接を3回受けた患者は，同数の心理教育的介入を受けた患者よりも，飲酒日数と毎日のアルコール消費量が，有意に減少したことを明らかにした。

今後の研究の方向性

　MI を，重複診断を受けている患者の治療に組み込もうとする，予備的試みは有望である。今後の研究による方法論の改善（大規模研究，臨床家の MI に対する正確さの点検，1～2人以上の臨床家，および長期の追跡期間など）が必要ではあるが，重複障害の患者に対する MI の適用について，私たちの理解を深める，数多くの追加的で有望な機会が存在している。例えば，もっと長期間にわたる重複障害の治療プログラムに，潜在的な有効性があるのであれば，長期間の MI 介入を，いくつかの段階に分けて実施する方法（Bellack & DiClemente, 1999; Carey et al., 2001; Handmaker et al., 2002）は，検証されるべきである。さらに集団療法は，精神保健事業や追加的治療援助のカウンセリング介入を提供するには，最も一般的な方法であるが，集団療法形式で実施される MI の有効性は，臨床研究として重要でありながらも，未踏の分野である（Handmaker et al., 2002）。将来の研究には，特定の組み合わせの精神病と物質使用障害を合併している重複障害の患者たちの，もっと均質な集団を対象として，実施される研究も含まれるであろう。MI の治療結果に関する研究における最近の文献によれば，MI は，主にアルコール乱用・依存症が先行し，その後精神病を併発した患者に対して，最も効果的であると考えられる。現在のところ，重複障害の患者の物質使用障害に対する治療結果として，有意な効果を示した唯一の MI 研究は，患者の飲酒を介入の標的とした，統合失調症とアルコール依存症を合併

している外来患者が対象であった（Graeber et al., 2003）。精神病症状を有する物質乱用・依存症患者の治療において，MIがどのように有効であるかは解明されておらず，患者の主要な薬物問題の種類によって，作用機序は異なると思われる。MIの有効性は，患者の精神病症状や社会障害の特性によっても異なるであろう。最後に，複雑な反映の頻繁な使用など，重複障害の治療における臨床家のMI技術は，治療の結果に影響する特別に重要な要素であるように思われる。私たちが記述してきた多くの改作は，極めて熟練したMIの実践と，上級者向けのMI学習を具体的に表現したものである（Miller & Moyers, 2007）。MIが，重複障害の治療に強力な影響を及ぼすためには，精神疾患によって生じた顕著な特徴的症状と社会的障害に取り組むために，臨床家の最高レベルの技術をもって，MIが実践される時のみであるのかもしれない。臨床家のMIアドヒアランスと重複障害に対する効果的な治療を実施する能力との関係については，今後の検証が求められる。

結　論

　MIは，包括的統合的な重複障害のサービス制度における，主要な治療構成要素である。考案された時には対象ではなかった集団に対して，MIの適用を拡大することは，重複診断を受けた患者が治療に持ち込む独自の認知的，症状的，および臨床的課題に対応するために，そのアプローチの調整を必要とした。私たちは，明瞭な開かれた質問や反映，一連のまとまった要約，頻繁な言い換え，一見したところ奇妙な発言または身振りにおける意味を解明するための隠喩，および取り組む課題と方法を単純で具体的な形で提案することが，重複障害の患者にMIを適用する場合の有効性を最大にするものであり，同時に全般的なMIの実践原理にかなうものであると考える。臨床家は，決定的に必要な薬物療法，危機管理，およびその他の心理社会的介入など，このような患者の

複雑な治療的必要性を考慮し，治療的アプローチを計画し，臨床的状況に応じてそれを柔軟に切り替えることができなければならない。重複障害の患者に対して効果的な導入面接を実施するには，臨床家は，最も高度に熟達したこれらの技術を用いて，MIを実践しなければならないであろう。それでもなお，精神病と物質使用障害を合併する患者に動機づけという基盤を形成しようという冒険は，時に混乱に陥るかもしれない。臨床家も患者も何と言えばよいかわからなくなったり，望ましい行動の変化をもたらすために，どうしたらよいのかわからなくなったりするかもしれないのである。最近のコカイン使用によって再燃した後で，治療を再開したある患者は，臨床家に次のような質問をして，その矛盾を適確に捉えていることを明らかにした。その患者はこう尋ねたのである。「音のない環境に生まれて，後に騒々しい環境に入って行くとしたら，その人は他の人が聞いていることが聞こえるのでしょうか？」。重複障害の患者とMIを用いて治療に取り組む場合には，臨床家と患者はともに，細心の注意を払って，注意深く耳を澄ましていなければならないのであろう。

第12章

矯正施設における動機づけ面接法
――刑事司法領域において動機づけ面接法を行う試み――

Carl Åke Farbring
Wendy R. Johnson

収監された受刑者集団と一般的な治療

　終身刑は明らかに例外であるが，法律に違反した人々の再犯を防止するには，刑務所は重大な欠陥を持つことが実証されている（Lipsey, 1992; Wooldredge, 1988）。刑務所に収監された犯罪者は，在宅で監視されている犯罪者に比べて，常習的犯行率が7％ほど高いことがわかっている（Smith, Goggin, & Gendreau, 2002）。種々のリハビリテーションプログラムによる結果は，はかばかしくない（Lipsey & Wilson, 1998）。なかには累犯率が上がる者さえいる（Petrosino, Turpin-Petrosino, & Buehler, 2002）。『恐怖直面』プログラムでは，再犯リスクを持つ青年を拘置所や刑務所に収容し，通常は長期刑や終身刑を受けている常習的犯罪者に会わせる。この収容者たちは，刑務所生活の現実と犯罪の負の部分に生々しく直面させられる。このようなショック収容は，通常「ブートキャンプ」と呼ばれ，刑務所の混雑に対応して創られており，非暴力犯罪の初犯青年を対象として考案されたものである。ブートキャンプの共通要素は，厳格な軍隊的雰囲気，重点的な身体活動，および再犯防止という目標などがあり，その他の構成要素は幅広く様々である（MacKenzie & Hebert, 1996）。ブートキャンプ研究のメタ

解析（Kider, MacKenzie, & Wilson, 2003）によれば，政治的に評判の良いこの方法が，実際には常習的犯行を低減させるどころか，増加させることが示唆されている。多くの他のプログラムは，常習的犯罪に対する再犯防止という目標に対して，有効な影響を全くもたらしていない。

『有効に働くこと』の実行

近年，多くの国の政府が，有罪判決を受けた人々の，薬物使用に関連した常習的犯罪を減らすための戦略に，資金を拠出している。これらの戦略プログラムは，しばしば『有効に働くこと』という旗印の下にまとめられており，そのプログラムが研究によって効果的であると実証されていることを意味する。『有効に働くこと』という言葉は，実際には『有効なことは何もない』というフレーズに対する反動である。このフレーズはリハビリテーションプログラムの惨憺たる結果を報告した1974年の論文によって流布されたものであった（Martinson, 1974）。興味深いことにMartinson自身は，自分のもともとの主張を5年後に否定した（Martinson, 1979）が，その論文はしばしば見落とされている。

CullenとGendreau（1988）は，どのようなプログラムにおいても，矯正治療の効果を増大させる，5つの指針を見い出した。それは，権限，反犯罪モデリング，問題解決，地域社会資源の利用，および質の良い人間関係である。まず第一の権限とは，規則と期待の明晰さ，および予測可能性を意味する。反犯罪モデリングは，受刑者に関わる全ての職員によって実行されるべきであり，受刑者の犯罪的でない行為と表現が強化される。問題解決としては，社会適応的な生活様式の習得を妨げる問題の解決に，受刑者を積極的に惹きつける努力が求められる。地域社会資源とは，社会適応的な生活様式を促進するであろう，収容施設外の地域における資源である。これには，家族の絆，雇用の機会，精神的拠りどころ（宗教団体など），およびレクリエーションなどが含まれる。最後に，温かさ，誠実，共感性，および積極的傾聴などの人間主義的カ

ウンセリングの価値観は，受刑者との相互関係全てのなかに存在していなければならない。これら5つの指針は，有効な矯正治療を実践するにあたっての礎石である。

　矯正治療システムの，最も一般的なリハビリテーションプログラムは，認知行動療法（CBT）と治療共同体である。認知行動的アプローチは，長い間，標準的な矯正的治療法であった。思考の変化が行動を変えるという前提に基づいて，殆どの刑事犯向け矯正プログラムは，何らかの形で受刑者の思考や認知の再構成を取り扱っている。CBT，および社会学習療法は，非行動的アプローチに比較して，常習的犯罪の減少に相当大きな効果をもたらしている（Dowden & Andrews, 2000; Lipton, Pearson, Cleland, & Yee, 2002）。

　治療共同体（TC）は，高度に構造化された環境による，居住プログラムである。TCの居住者は，専門職員の指導下で，相互に協力して共同体を運営する（Lipton, 2001）。TCの重要な要素には，社会的モデリング，認知の再構成，問題解決技法，および自分の行動に対する説明責任などがある。TCにおける治療には，集団療法および個人療法，12ステッププログラムの実践，教訓的教育，および施設のなかの役割責任などが含まれる（Anglin & Hser, 1990）。TCは，有罪判決を受けた人々の常習的犯行や薬物使用を減少させるために有効であることが，一貫して明らかになっている（Anglin & Hser, 1990; Butzin, Martin, & Inciardi, 2002; Pearson & Lipton, 1999; Wexler, DeLeon, Thomas, Kressel, & Peters, 1999）。スウェーデンの刑務所で開発されたTCのひとつは，これまでのうち最も成功している長期介入であり，2～5年の追跡期間における研究参加者の再犯率は，対照群に比べて14～21％低かった（p<.005）（Farbring, 2000）。

　『有効に働くこと』プログラムは，一般的に認知の歪みを標的としているが，具体的には，犯罪行為，怒り，薬物依存症，家庭内暴力，および性暴力を標的としている。『有効に働くこと』プログラム実施の結果

は，全体的には複雑である。英国の Home Office は，2001 年と 2002 年の未成年の常習的犯行において，それぞれ 4.5％および 3.6％の減少を報告した（Home Office, 2004）。これらの数字は小さいとはいえ，決して取るに足らないものではない。成人に関する同様の報告によると，2001 年の第一四半期に刑務所から釈放された受刑者と，在宅監視を解かれた受刑者では，2000 年の同時期と比較して，2 年間の再犯率が 1.8％減少している。2002 年の研究参加群に関する最近の報告は，2000 年の結果に対して，有意ではないが，小さな改善を認めている（Home Office Statistical Bulletin, 2005）。

スウェーデン，他のスカンジナビア諸国，およびヨーロッパの他の国々では，英国の『有効に働くこと』プログラムを，細部については変更しながら模倣しているものの，資金の裏付けは乏しい。スウェーデンの研究によって，効果が実証されているプログラムを終了した受刑者の数は，2003 年から 2004 年にかけて 3 倍に増加し，合計 1569 人に達している。本章で解説している動機づけプログラムの参加者は，その増加分の 73％を占めている。

刑務所における MI 使用の論拠

基本的に，矯正を目的とする治療は，しばしば指示的で，対決的で，制約的である。受刑者は通常，矯正治療に取り組むよう命じられており，そうしなければ罰せられ，持っていた権利を剥奪される。治療に入ると，変化を納得させる目的で，受刑者は，自分の思考の間違いや人生の選択における失敗の歴史に直面させられる。残念ながら，変化に対する外的要求を経験すると，抵抗は増大する。動機づけ面接法（MI: Miller & Rollnick, 2002）は対決を避けるので，抵抗が減少して，内的動機を育む機会が生じるであろう。MI は，変化に対する外的な動機づけを内的な動機づけへと移行させるために，非常に期待が持てる方法で

ある（Mann, Ginsburg, & Weekes, 2002）。

　MI が，治療に取り組む方向へ，受刑者を促すために役に立つと考えられる，もうひとつのもっともな理由は，レッテル貼りや審判を避ける点にある。アルコール依存症者と同様，受刑者は，長い間否定的なレッテルや審判，および偏見に晒されてきた。MI は，服役していたことや有罪判決を受けたことに関わる偏見がもたらす経験を，軽減させる可能性がある。さらに MI は，易怒的な人々に特に効果的なので（Allen et al., 1997），矯正治療を要する人々に対しても効果的であることが示唆される。

　MI は，変化の前熟考期と熟考期にある人々に適している（Prochaska & DiClemente, 1982）ので，受刑者が他のプログラムを活用するためにも，役に立つ可能性がある。殆どの矯正リハビリプログラムは，受刑者に変わる準備ができているという，暗黙の想定をもって始められる。そこで，様々な社会に適応するための生活技術を教えることに，多大な努力が注がれる。しかし，これらの試みは，その人が変わりたくない，あるいは変化についての両価性を解決していない場合には無益であろう。物資依存症者と同様に，犯罪者は，自分の人生を変えることについて両価性を感じている。極めて危険であるが，犯罪行為は少なくとも短期的には刺激的であり得るし，経済的に報われることもある。特に，因習的な地域社会から閉め出されている場合は，犯罪者ネットワークが，受刑者に連帯感や所属感を供給するであろう。MI を用いて，受刑者たちは，変わることの利益と損失を深く探求し，犯罪行為についての両価性を解決する作業に取り組むことができる。

　物質乱用と刑事司法制度への抵触は，密接な関係にある。刑務所と拘置所の収容者の約 60 〜 80％は，逮捕時に物質（アルコールを含む）の影響を受けており，物質使用の罪を犯していたか，またはアルコール・物質使用に関わる犯罪に従事していたかのどちらかである（Belenko & Peugh, 1998）。矯正施設に収容される受刑者に，物質乱用歴が高率であ

るのは，単に違法薬物所持が犯罪とされた結果ではない。そのような物質の影響下にある人々は，罪を犯す可能性がかなり高い。暴力犯罪の50％以上，児童虐待と養育放棄の60〜80％，窃盗犯の50〜70％，および薬物製造と売買の75％が，受刑者の薬物使用に関連した犯行であった（Belenko & Peugh, 1998; National Institute of Justice, 1999）。MIは，人々が物質乱用行動を成功裡に変えるのに有用であるから，物質嗜癖に関連した犯罪行為をも，変える可能性があると期待される。

　概して，矯正施設におけるMI研究は殆どなく，結果として受刑者の薬物使用や常習的犯行を低減するという点で，刑務所におけるMIの有効性を支持する証拠はない。しかしながら，アルコール依存症者や物質使用者に有効であるのと同じ作用機序が，物質使用犯罪者にも作用するのであれば，MIは罪を犯した人々を，社会に適応するよう変えるための援助として，特に適切であろうと考えられる。

矯正施設におけるMIの臨床的適用

プログラムの解説

　2003年，MIによる介入が，スウェーデンの刑務所制度に導入された。介入プログラムへの参加を誘導するために，受刑者とカウンセラーが個別に面接して，受刑者自身について話しあい，MIの案内書が配布された。その案内書によれば，介入プログラムでは，返答の正否は問われず，何かを強制されることもなく，受刑者が自分たちの将来についてどのように考えているかを，カウンセラーが理解するために考案されたものであると保証していた。今日では，他の受刑者による口伝えが，介入プログラムへの紹介の殆どを占めており，順番を待つ受刑者さえいるほどである。プログラムを終了したクライアントの数は，2003年には175人であったが，2006年には1011人までに膨れ上がり，MIは，スウェーデンの矯正組織において最も幅広く用いられる介入法となった。

Beteende-Samtal-Förändring（behavior-interviewing-change: BSF; Farbring & Berge, 2003）と題されたマニュアルは，薬物使用と犯罪行為に焦点を合わせて半構造化された，5回の面接によるMI介入について記述している。5回の面接は，ProcheskaとDiClemente（1982）の，変化の5段階モデルの順に従って実施される。またAmrhein（2000）のコード化されたマニュアルに基づいて，チェインジ・トークの標準的分類を採用している。実際の介入前に，カウンセラーはクライアントに会って（導入面接），変化の概念と変化の5段階モデルを紹介し，動機づけ尺度におけるクライアントの測定値を報告するよう求める。動機づけ尺度は，Stages of Change Readiness and Treatment Eagerness Scale（SOCRATES; Miller & Tonigan, 1996），およびUniversity of Rhode Island Change Assessment（URICA; McConnaughy, Prochaska & Velicer, 1983）である。クライアントは，秘密の厳守を確約され，自分で選択した問題について，変化の5段階のどこに居るかを示す位置を，図のなかに特定する（図12-1；Prochaska & DiClemente, 1982）。その位置は，0から始まる尺度上で選択され，MIプログラムの5回目の面接後に測定される位置と比較される。クライアントには，介入の全演習を含むワークブックが配布される。

　第1回面接では，導入面接に基づいてクライアントにフィードバックを提供する。取り扱う話題は，クライアントにとって変化はどのように思われるか，クライアントや友人がどのように変化を起こしたか，などである。クライアントは，様々な問題領域における，異なる変化の段階について，それぞれに検討するよう勧められる。

　第2回面接では，カウンセラーとクライアントが具体的なひとつの行動を維持する場合の，肯定的および否定的側面（利益と代償）を探求する。ここでの明白な目標は，変化の肯定的側面を考えるようクライアントを励まして，チェインジ・トークを引き出すことである。この面接における必修の演習では，クライアントに，現状維持を支持する意見と反

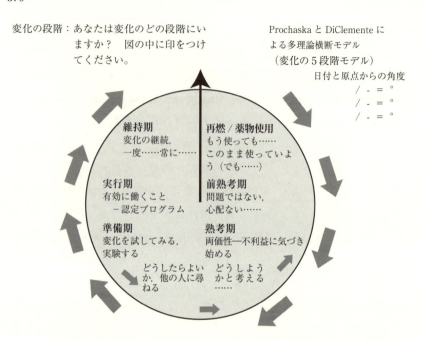

図 12-1　変化の段階モデル。クライアントはプログラムの前と後で自分の位置を決定するよう勧められる。長い縦矢印の箇所を原点（0度）と定める。

対意見に対する感情面での重要性を，比較するよう勧める。カウンセラーは，現状維持の意見を反映しないように，また変化の過程を進まずに途中でとどまろうとする意見を数多く引き出さないように，慎重に面接を行う必要がある。その他には，変化の重要性，自信，優先順位，および内的・外的動機の評価尺度などの演習がある。演習のひとつとして，クライアントは，10個の1kgの錘を，変化の内的または外的動機（家族からの圧力など）のいずれかの側に置いて，それぞれの程度を描写する。このような演習は，介入後検定として再度実施される。

第3回目の面接では，課題として価値観を取り上げ，価値カードの分類演習（Miller, C'de Baca, Matthews, & Wilbourne, 2001）を行う。クライアントは，チェインジ・トークを引き出すために，ワークブックに

自分の最も重要な価値をいくつか書き出し，その価値と最近の行動との矛盾を，検討するよう勧められる。「変化の原動力」と呼ばれる，この演習によって，現状維持と行動を変える代替策を比較して，感情面での相違に焦点を合わせる。この演習は，それなしでは変化の原動力が働かないであろう感情を，喚起して活用する。「ジョン，ヘロインを買うために，ご両親からお金を盗んだ時，愛するご家族とあなたの関係は，どのように影響されましたか？　ご両親は何とおっしゃいましたか？　また，あなたはどのように感じましたか？」。昔からよく言われるように，もし行動を変えるのに合理的な理解だけで十分であるならば，この世界に喫煙者は一人もいないであろう。

　第4回面接は，内的または外的動機について，第2回面接で行われた利益と代償の比較演習を振り返って，クライアントが，外的動機づけに役立つと述べたものを取り上げる。そのためにクライアントは，2つの演習に取り組む。社会的ネットワーク地図と，自分の生活習慣についての家族の否定的意見に対する認知の再構成である。クライアントの人間関係は，再燃の主要な原因である (Andrews & Bonta, 2003)。矯正施設に収容される殆どのクライアントは，反社会的な人間関係を終わらせるか，あるいは低減するために，人間関係を変える必要がある。

　第5回面接では，クライアントの長所と資源を明らかにする。クライアントは，以前の失敗によって自己効力感を損なわれている可能性があるので，失敗と考えていることを別の視点から見直すことを学ぶ。演習では，クライアント自身の長所や持っている全ての資源を書き出す。第5回面接は，チェインジ・トークに関して，肯定的方向性をもって終了しなくてはならない (Amrhein, MIller, Yahne, Palmer, & Fulcher, 2003)。そこで，短期的な変化の計画を立案することや，クライアントが未来を想像する水晶球演習などが選択される。クライアントが具体的な計画の立案に躊躇している場合には，仮説的な計画とするほうが受容されやすいであろう。「今すぐに計画を立てるつもりがないことはわか

りますが，もし変化に向けて対策を講じるとしたら，あなたにとってどうするのが最適だと思いますか？」(Farbring, 2003)。「もし～ならば」という計画の立案は，新しい認知の構成に道を拓くであろう。面接の終了時に，介入後検定が行われ，評価表に記入される。最後にクライアントは，数カ月後の追跡調査面接を受けるかどうかと尋ねられる。

訓練と治療の厳守および信頼性

　治療手続きを厳守する目的で，標準化されたマニュアルを用いることについては，支持する意見と反対意見の間で議論が分かれる（Hettema, Steele, & Miller, 2005; Project MATCH Research Group, 1997）。PorporinoとFabiano (2002) は，変化の戦略を疎んじる危険を避けるために，動機づけの取り組みを行動的・認知的プログラムに統合すべきであると指摘する。Brottsförebyggande Rådet (Swedish National Council for Crime Prevention, 2005) による，スウェーデンの矯正施設内での薬物治療プログラムの試験的評価によれば，刑事司法組織における膨大なMI教育という新しい試みによっても，肯定的な結果の徴候が直ちに認められるわけではないという結論に達した。実際，特別に動機づけを目的とする居住型施設に収容されたクライアントで，自分が動機づけ療法に参加していると認識した人はいなかった。マニュアルに従って実施するBSFプログラムを立ち上げたのは，カウンセラー用訓練の結果が，上記のように不十分であっただけでなく，実際の臨床に応用できる拡張された技術が必要とされたためである。マニュアルは，クライアントの自律性と協働性を尊重しながらも，プログラムの実行と治療アドヒアランスを監視するためには，必要不可欠であると考えられる。

治療者の訓練と指導

　スウェーデンでは，MI訓練のトレーナーを養成し，実質的に刑務所と保護観察所の全職員を訓練するために，2001年から2003年にかけ

て，MIプログラムに資金が拠出された。2003年の3月には，全ての刑務所プログラムのカウンセラーが，MIの3日間の訓練と，BSFマニュアルによる追加の訓練を終了した。以前の調査研究の経験を考慮すると（Miller, Yahne, Moyers, Martinez, & Pirritano, 2004），訓練を終えたばかりの治療者を，継続的に監視し指導する計画を展開することも必要であった。

BSFマニュアルの最後の部分に追加されたのは，Resnicow（2002）によって開発された，内容関連統合技術：1 PASSであり，矯正的治療の要求を満たすために，著者の許可を得て，わずかに改作したものであった。チェインジ・トークを引き出す能力を監視するモジュールと，羅針盤の方向性と呼ばれる重要なモジュールが追加され，もっと多くの技術が含まれるように，その他いくつかのモジュールが改作されて追加された。1 PASSを用いる目的は，プログラム面接で順番に用いられる技術を監視し，評価することによって，治療者の技術を向上させるためである。技術を監督し，採点するための統合的技術は，マニュアルに追加されたものの，このマニュアルが熟知されるまで，初年度の監視と指導は自発的なものとならざるを得なかった。監視に対する抵抗を生じさせないためには，最初から脅威を感じさせないことが重要であると考えられた。MIに一致したこの方法は，受け入れられやすく，不安を軽減させるのに役に立った。

2005年，MIとBSFプログラムによって訓練された刑務所の指導者（スーパーヴァイザー）団体が組織され，カウンセラーを監視して，フィードバックを提供し，資格を認定することになった。カウンセラーは，5週間おきに地域別の担当指導者に会う。指導者は，「同僚による相互観察グループ」のメンバーが持参するテープを聴き，1 PASS表（Resnicow, 2002）に記入して監督し，建設的なフィードバックを伝える。資格認定のために，カウンセラーは指導者の個人面接を受ける。これは矯正施設用ウェブサイトで公開されている公式認定である。認定後

にも，カウンセラーは，同僚による観察グループに参加し続け，他者を援助することによって，技術の学習を拡張していく。この認定は毎年の更新制であり，認定を保持するには，新しい面接記録を，指導者に承認してもらわなければならない。これらの手続きは，適切な実行と監視，およびフィードバックが，MI の正しい実践を確かなものにするために，非常に重要であることを明らかにしている。

組織における MI

　刑務所職員の，ストレスや不安の軽減を，主要な目的とした研究プロジェクトが，受刑者に関する研究と並行して行われている。このプロジェクトは MI に基づいたものであり，人々が日常会話で様々に混合して用いる，3つの平易なコミュニケーション様式によって構成されている。それは，話すこと（教えること），聴くこと，そして案内（誘導）することである。Rollnick は，スウェーデンの刑事司法組織に協力して，これら3つの様式に基づいた短期介入を開発した（Farbring, 2000）。これには，刑務官のために考案されたウェブサイト上の相互交流プログラムも含まれており，その他の施設で働く職員にも容易に応用できる。すなわち刑務所，精神病院，青少年の施設，および収容者の欲求不満レベルが相当に高いために，困難な状況に陥りやすい，同様な施設で働く職員にも適用できる。Härenstam（1989）は，刑務所職員のストレスレベルが，スウェーデンの同様の専門職におけるストレスに比べて2～3倍も高く，職員の健康の危険性を表していると結論した。現在の研究で検定している仮説は，職員側のより良いコミュニケーション技術が，彼らのストレスを軽減するというものである。そうすれば，収容されている受刑者のストレスが減少し，変化を指導しやすい雰囲気が醸成されるはずである。その研究では，7つの刑務所の職員が，コミュニケーション技術の拡張訓練を受けるか，または対照条件に無作為に割り当てられている。全ての被訓練者は，CD とマニュアルを配布される。

CDには，適用される傾聴，指導，および案内という3種類のコミュニケーションを，様々な割合で用いる面接について，部分的な相互交流を含めて，俳優が演じている様子を収録してある。ストレスホルモン（コルチゾール）などの医学的データを，事前および事後の検定時に測定し，精神医学的および内科学的影響を評価することになっている。試験的研究の結果（2007年5月）によれば，この介入の終了後には，ストレス反応の減少が見い出されている。

臨床例

　以下は，マニュアルに従って実施された，刑務所の収容者との面接からの抜粋である。
　Aはおよそ30歳の男性である。彼はゆっくりと話し，面接中には，何度も反映的な熟慮の時間が取られる。彼は，将来も罪を犯す可能性が60％であると示唆している。

> 面接者：では，あなたが犯罪を繰り返す可能性は60％くらいなのですね。なぜそれ以上，つまり70％や80％ではないのですか？
> A：家族のことを考えるとね。
> 面接者：あなたはご家族をとても愛しておられるのですね。
> A：そうだね，すごく愛しているよ。
> 面接者：ご家族が何をなさると，あなたのお役に立てるでしょうか？
> A：そばにいてくれるだけでいいんだ。姉さんや兄さんに会うと———，全然違うんだよ。僕は，それだけで十分やめられる。もっと度々家族と一緒に居られたらなあ。
> 面接者：私には，あなたが「自分は止める」と，心に決めておられるように聞こえます。あなたはそういう人なのですね。
> A：そう，僕はそういう人間だよ。それが僕なのさ。

面接者：あなたは，薬物や犯罪を止められない，この刑務所にいる他の人たちからの圧力に，負けない人のように思われます。

A：ここの人たちは弱いのさ。でも，僕は強いんだ。

面接者：あなたは，自分自身で対処できる人のようですね。決意なさったら，何もあなたを止めることはできないのでしょう。［反映的傾聴と称賛；患者と長所を結びつける］

A：そう，僕を止めるのは難しいだろうね。

Bは，ヘロイン，覚醒剤，大麻など，10代の頃からいろいろな薬物を使用してきた，ストックホルム出身の50歳の男性である。子どもや親業の話題は，その人に関係がある時には感情に基づいた矛盾を拡大するので，役に立つ話題である。面接者は，まずSOCRATESの結果を上手にフィードバックし（Miller & Tonigan, 1996），その後，家族の問題を取り上げる。

面接者：両価性について，あなたは明らかに，大変高い点を出しました。これはとても良いことです。つまり，あなたは変わることについてじっくり考える人であり，また，その意味を理解していることを意味しますから。［称賛と前向きなフィードバック］

B：はい，私は，いつもは罪を犯したりしません。クスリを使っている時だけです。クスリの問題には以前にも取り組んだことがあるので，両価性がどんなものか，だいたいわかっています。

面接が少し進む。Bは，殆どの薬物使用者より年上なので，薬物を使い続けた場合に，この先10年生きられるかどうかわからないことについて話しあっている。

面接者：では，人生でなすべきことのうち残されているものは何でしょ

う？　お子さんたちとの関係はいかがですか？
B：私に対する子どもたちの信頼を，作り直さなければなりません。私は，こんな父親になるつもりではありませんでした。
面接者：お子さんたちは，そのことを悲しいと思われているのですね。
B：ええ，私も悲しくて。子どもたちと別れる時に，さよならを言うと泣けてきます。電車の中で何時間も泣いたことがあります。子どもたちと別れてから，わざとゆっくり車を走らせたこともあります。乗り継ぎの飛行機に，乗り遅れようとしたんです。
面接者：それは，ずいぶん強いお気持ちですね。
B：私は，子どもたちを失望させてきました。クスリを使っているのに，子どもたちは，私を愛していると言ってくれるんです。

　Cは，BSFプログラムによる進歩が，変化の5段階モデルにおいて，ほんのわずか（262から280〜285へ）であったと述べる。彼は，有罪判決を受けて刑務所に収容されたことが，自分にとって良かったと考えている。政策立案者は，刑務所内で時間を過ごし，その期間に適切な代替治療を受けることが，クライアントの変わる動機を強化するために，良い投資であることを銘記すべきである。

面接者：生活を変えることついて考え始めた時のご様子を聞かせていただけますか？　あなたのお考えは，どのようにして，これほど劇的に変わったのでしょう？
C：こんなところに入る羽目になったからだよ。それで「二度とこんなところに来たくない」って思うようになったんだ。［内的動機の発展に役に立った外的動機］
面接者：では，もしここに来ていなかったら……。
C：犯罪行為を続ける人生を送っていただろうな。

Cにとって，自分自身の長所を認識するのは難しい。それは，彼が常日頃，彼の問題や性格上の欠点について叱責されるのに慣れているからである。第5回目の面接で，彼は自分の長所を述べるのに難渋している（「何が悪いかって言うほうが簡単だよ……」）。面接者は，良い考えを思いつく。

面接者：あなたが，犯罪行為に成功した理由は何ですか？　あなたは，薬をずいぶんたくさん，売ってきましたよね。

C：僕は，なかなか商売上手なんだ。計画を立てるのは得意だし，金を無駄にはしないし。

面接者：それは，素晴らしい能力ですよね。あなたが，どのような目標を立てたとしても，それを実現するのに使える能力だと思いますよ。

C：そうだね。それに僕は，柔軟性もあるよ。いろいろな人にあわせて，値段を決める方法も知っているんだ。

面接者：あなたは，世間を渡っていく知恵を，お持ちのようですね。

C：うん。僕は，人を裁かないようにしているよ。それに，とても働き者なんだ。

面接者：それは素晴らしい長所です。その長所は，今までと違う目標のために，どのような方法で使えるでしょうか？

C：一番良いのは，僕がアムステルダムでコーヒーショップを経営する[注]ことじゃないかと思うんだけど……。[まだ両価的であるが，その後]治療施設に行こうかな。そこから，全てが始まるのさ。

注）薬を公然と売買できる場所に居たいという希望を述べている。

矯正施設における MI の適用について考慮すべきこと

真の共感性

　刑事司法領域において，法律に基づいた裁定に従って戦略を立て，クライアントが変わるのを「援助する」にあたっては，操作的であるか，真実の共感か，という点が，常に問題となるように思われる。理想的な世界では，臨床家は常に，無条件な真実の共感に基づいて，クライアントを援助するであろうが，しかし，この認識は刑務所や保護観察組織の要請によって，しばしば覆される。臨床家が，クライアントに対する誠実な希望を持たないことや，クライアントを共感に値しないと考えることは，珍しいとは言えない。もし，真実の共感がないとしたら，臨床家は，そのクライアントを諦めて他のクライアントに取り組むべきか，それとも，それぞれのクライアントに対して，最善を尽くすよう努力すべきだろうか？　症例の紹介は，この問題を描出するのに，役に立つであろう。

　私（Carl Farbring）は，刑務所内の治療共同体を訪問した。18歳のクライアントとの面接で，私は，トラブルが起こりそうな時には，真実をあからさまに話さないほうが良い，というようなことを言った。その後，このクライアントが私のことを脅そうとしている，と他のクライアントから警告を受けた。彼は私が，どのような状況でも真実を話すようにという，彼の父親の価値観に疑問を呈したというのであった。そのクライアントには，暴力的な犯罪歴があったので，私は少し心配になり，暴力で脅してはいけないという契約を破ったとして，治療共同体から退去させることも考えた。しかし私は，彼を退去させないことに決め，彼の父親を刑務所に呼んで，その問題について話しあい，父親との相互理解に至った。その後私は，彼の服役中に何度も面接して長時間話しあい，彼を導く努力を続けた。私は，面接による手応えを感じたことがな

く，正直なところ彼に対して多くの希望は持っていなかった。

10年以上の後，ある会議での発表の折に，一人のソーシャルワーカーが私を訪ねてきた。彼は，私が件のクライアントを覚えているかと尋ねた。私が覚えていると答えると，彼は，そのクライアントが，ここ10年間なんとかうまくやっていて，仕事も続けていると話してくれた。クライアントは，私が，この会議に出席するだろうと聞いて，ソーシャルワーカーに伝言を頼んだのであった。「彼の援助と僕に対する信頼がなければ，決して頑張れなかったと彼に伝えてください」。

共感や希望を見い出すのが難しい時でさえ，臨床家は，クライアントが自分を頼りにしていることを認識し，自分自身を深く省みなければならない。

反映的傾聴

反映的傾聴の技術は，単なる技術以上のものを含む。刑事司法領域のクライアントは，彼らを罰した社会や人々に恨みを抱いていることが多い。臨床家は，抵抗や敵意に直面しても，自我を一旦脇に置いて，チェインジトークを認識しなくてはならない。クライアントは，面接において，しばしば2つの異なる話題を提示する。制度に対する怒りや欲求不満のなかには，彼らにとって重要な価値観や目標を示唆するものが隠されている。臨床家にとって，否定的感情の価値を忘れずに感知して反映することは，実際には困難な課題であり得る。しかしながら，欲求不満や怒りの発言ばかりを反映するならば，欲求不満と怒りを増大させてしまうかもしれない。臨床家は，クライアントの抵抗を理解して反映しなければならないが，その後は問題認識やチェインジ・トークの手掛かりに焦点を合わせなくてはならない。

反映的傾聴には，その他にも危険性がある。クライアントの言葉を反映する時，純粋に専門的または心理学的な言語で言い換えると，クライアントには障害物として経験される危険性がある。言語能力に優れたク

ライアントにとっては，素晴らしい肯定であるかもしれないことが，別の人にとっては，疎外感を覚えることであるかもしれない。時には，言い換えをしようとするよりも，感情や経験についてのクライアント自身の言葉を受け入れるほうがよいこともある。単純な反映は，刑事司法領域のクライアントに対しては，最も有効であるように思われる。また，文節を続ける反映的傾聴は，日常的な言語で言い換える時に，素晴らしい技術となる。

動機づけの取り組みに含まれる反撥の危険性

　変化に対する希望と欲求を拡大させる MI プログラムは，その希望がかなえられる可能性を，矯正制度によって損なわれた時には，欲求不満を生じる危険性を孕む。その結果，クライアントは変化に対する希望を捨ててしまうかもしれない。矯正治療中のクライアントは，監禁が終了すると，深刻な問題に直面する。住居，雇用，非機能的な家族や仲間のネットワーク，および精神保健上の問題など，どれも解決の難しい問題である。変化に対して強化された動機は，変化を実行に移す現実の機会を得る必要がある。そうでなければ，治療プログラムに対する強烈な反発が生じるかもしれない。

研　究

　ストックホルムの Karolinska Institute は，BSF による介入の有効性に関する研究を行っている。クライアントは，無作為に3つのグループに分けられる。グループ1は，5回の BSF マニュアルによる半構造化面接を受け，ワークブックを配布される。グループ2は，グループ1と同じ介入を受けるが，臨床家も，1 PASS によって MI 技法について監視され，フィードバックを受ける。グループ3は，「計画的な通常の面接」を受けて，治療計画を提案される。全ての職員が MI 訓練を受けて

いるので，この会話には MI の方法を含むこともあるが，BSF マニュアルは用いられない。これらの面接の実施手順が開発されている。介入の結果は，常習的犯行，薬物使用，他の治療プログラムへの取り組み，および治療の継続によって測定される。

　無作為化研究の結果は，まだ公表されていないが，2004 年と 2005 年の BSF プログラムによる事前評価と終了後評価の相違が分析されている（表 12-1）。Socrates 8D（薬物使用に対する態度の測定用に考案された尺度）では，問題認識（2004：$p<.02$, n=155; 合計で 2004 〜 2005: $p<.07$, n=271）にも，変化の開始（2004：$p<.005$; 合計で 2004 〜 2005: $p<.0001$, n=271）のどちらにおいても，期待された方向への変化が認められたものの，両価性について有意な変化は認められない。Socrates 8A（飲酒に対する態度の測定用に考案された尺度）では，両価性（2004 〜 2005；$p<.005$, n=81）と変化の開始（$p<.05$, n=81）について，有意な変化が認められる。URICA でも，同様のパターンが観察された。前熟考期における相違は，期待された方向ではあるものの，有意差はなく（$p<.08$），熟考期においては前向きな変化が認められ（2004：$p<.005$, n=83；合計で 2004 〜 2005：$p<.06$, n=175），行動面での変化は有意である（$p<.001$, n=175）。願望，自己効力感，クライアントの生活における他の重要事項と比較した，実際の変化に関する優先順位の認識，内的動機に対する外的動機を測定する尺度において，介入前評価と介入後評価での全ての違いが有意であり，期待された方向であった（2004：$p<.0001$, n=190; 合計で 2004 〜 2005：$p<.0001$, n=332）。

　変化の 5 段階モデルでクライアントの推定した位置は，介入前評価に比べると第 5 回目の面接後も（$p<.0001$, n=286），第 5 回目とは異なる間隔で行われる第 6 回目の面接（任意）後も（$p<.0001$, n=44），明らかにもっと促進されている。

　第 5 回面接の後，臨床家は，変化を推定し，表 12-2 の質問に答えるよう求められる。同様に，クライアントも変化についての自分の思考を

表12-1 Socrates 8DとAにおける介入前評価と介入後評価の相違

測定法	問題認識	着手する	両価性	n
Socrates 8D	0.58（p<.07）	1.53（p<.0001）	−0.27（n.s.）	271
Socrates 8A	0.28（n.s.）	1.22（p<.05）	−0.40（p<.005）	81

表12-2 クライアントの進歩に対する臨床家の評価：2004〜2005年

質問	%はい	%いいえ	%無回答	n
クライアントはさらに治療を続ける意志があるか？	55.76	32.73	11.51	443
クライアントはBSFの追跡調査面接を受けるつもりがあるか？	45.8	32.2	22.2	441
協働性という点で進歩したと思うか？	54.2	38.55	7.26	441
変化の願望について改善したと思うか？	78.68	16.33	4.99	441

表12-3 プログラムが変化に関わる思考に与えた影響に対するクライアントの評価：2004〜2005年

発言	全くそうではない	多分	いくらかそうである	非常にそうである	%無回答	n
プログラム前に比較して今では変化についてさらに考えている	0	9.28%	32.99%	43.30%	14.43%	97
すでに変化を起こし始めた	0	4.17%	35.42%	46.88%	13.54%	97

評価する。表12-3に，その内容が報告されている。

結　論

　犯罪者集団の再犯率は極めて高く，低減される必要がある。通常，刑務所や保護観察施設では，規則や安全に焦点が絞られており，そのような期待を念頭において職員を採用することが多い。これらの目標は，リハビリテーションにおける実証的な試みとは，時々相反する。刑務所内の治療共同体や『有効に働くこと』の集中的教育が，矯正治療に影響を与えはじめているが，再犯の実質的減少を達成するために改善すべきことは，未だに多い。現実に世界中で，あまりに多くの刑務所が，犯罪と物質使用を再燃させる直接的誘因となっている。

　物質使用の低減を通して犯罪を減少させることに，焦点が絞られつつあるスウェーデンの刑事司法組織では，MIの実践に注目が集まっている。フィードバックと面接の録音を聴いたところから判断すると，クライアントは自分の経験に基づいた視点に立って，自ら進んで熱心に，自分について話している。これは，刑事司法領域における重要な人間的進歩を表している。面接記録の録音の質からは，臨床家がMIの実践を楽しむと同時に，相当の技術的進歩をも遂げたことがわかる。

　スウェーデンの矯正組織において，MIは，クライアントと面接するための実証された効果的な方法として，好評を博している。それは，受刑者の治療に直接携わっている臨床家ネットワーク以外の人々にも，よく認識されている。BSFプログラムによるMIの適用は，まだ3年にも満たないが，スウェーデンの刑事司法領域において，最も広範に用いられている。そのプログラムは，保護観察施設や刑務所における，短期の収容者に対する単独介入としてのみならず，長期的治療の初期介入としても用いられる。無作為化研究によるデータは，2007〜2008年の間に分析される予定である。

　MIは，スウェーデンの刑務所と保護観察のプログラムにおいて，ク

ライアントが，代替策としての変化を考えるよう援助するために，重要な貢献をしている。また，特に刑務所では，所内の雰囲気を改善する可能性があり，その結果として，変化のために最適な環境を創り出すこともできるであろう。MI は，職員が収容者とともに変化に取り組むための有効な方法を提供するだけでなく，欲求不満とストレスの相対的に少ない，健全な職場環境を創造するという点でも有望である。刑務所における治療文化を，すでに変えているという事実は，それだけでも，ちょっとした文化的革命である。

第13章

心理的問題と精神疾患の治療における動機づけ面接法

Hal Arkowitz
William R. Miller
Henny A. Westra
Stephen Rollnick

　動機づけ面接法（MI）は，物質使用障害（Hettema, Steele, & Miller, 2005）と健康関連問題（Rollnick, Miller, & Butler, 近刊）に対して，確実な効果が実証された治療法である。MIには，その有効性を裏づける確かな研究実績がある。多くの異なる治療環境や国々において幅広く用いられており，物質使用障害以外の臨床的問題に対して，MI適用の拡張を検討する機が熟しているように思われる。本書は，これまでMIを用いて治療したことのない精神保健問題や臨床集団に，MIおよびMI関連技法を適用するという，意義深い時代の始まりを告げている。私たちは，精神保健の専門家や研究者が，全ての心理的問題と精神疾患に対してMIの適用を探求し拡張するために，本章が触媒として働くことを願っている。本書の各章では，治療への取り組みと治療結果の改善を促進するために，様々な精神保健問題や臨床集団に対する，MIおよびMI関連技法の適用について記述している。

・WestraとDozoisは，不安症のための認知行動療法（CBT）の前に，MIを用いた4回の面接による初期治療を実施して，CBTの治療効果を増強した。

- Murphy は，心的外傷後ストレス症（PTSD）を持つ退役軍人の問題を同定し，変化に対する動機と治療への取り組みを促進するために，MI 関連プログラムを採用した。
- Tolin と Maltby は，曝露療法への取り組みを拒否している，強迫症のクライアントの，治療への取り組み促進を援助するために，MI を含む様々な技法による 4 回の介入を実施した。
- Zuckoff, Swartz と Grote は，治療が必要でありながら躊躇しているうつ病の女性に，MI 関連技法による面接を実施して，治療への取り組みを促進した。
- Arkowitz と Burke は，CBT などの治療を組み込むことのできる，うつ病治療の統合的枠組みとして MI を採用した。
- Zeler は，自殺リスクを評価し，その後の治療への取り組みを促進するために，自殺傾向のあるクライアントに対して，MI 関連技法を実施した。
- Treasure と Schmidt は，摂食障害のクライアントのために，MI の一部分と認知－対人関係療法を，組み合わせて実施した。
- Hodgins と Diskin は，問題を抱えているギャンブラーが，治療を開始する可能性と，治療効果を拡張するために，MI 関連技法を用いた 1 回面接の介入を開発した。
- McCracken と Corrigan は，統合失調症スペクトラム障害のクライアントの，薬物療法アドヒアランスを改善するために MI を適用した。
- Martino と Moyers は，精神病クライアントの，処方薬物に対する薬物療法アドヒアランスを，強化する動機の拡張を目的として，MI 関連技法を用いた介入を開発した。
- Farbring と Johnson は，スウェーデンの矯正施設における，MI の全国的な適用について記述した。それは，全ての刑務所と保護観察組織の職員に対する MI 訓練プログラムや，薬物使用と再犯を減少

させるための，MI 治療による 5 回の個人面接が含まれている。

著者らは，以上の記述において MI を様々な形で用いている。何人かの臨床家は，Miller と Rollnick（1991）が解説したように，MI を初期治療として，または治療過程全体に適用する方法として用いている（Westra & Dozois; Arkowitz & Burke; Zerler; Hodgins & Diskin; McCracken & Corrigan; および Farbring & Johnson）。他の臨床家は，MI の要素を選択して用いたり，あるいは他の要素を加えたりした。しかし，MI の要素を（反映的傾聴など）いくつか用いても，MI の全ての要素が含まれていない場合，あるいは MI と他の方法が混合された場合，私たちはその介入を，MI 関連技法ではあっても，「純粋な」MI とは見なさない。純粋な MI には，MI の精神（協働，喚起，自立性）と，MI の原理（共感を表現する，矛盾を展開する，抵抗に逆らわない，自己効力感を育成する），および方法論が含まれている。そのうち最も重要なことは，チェインジ・トークとコミットメント・トークを引き出し，区別して強化することによって，両価性の解決と変化に対する動機の強化を援助し，行動の変化を促進することである。私たちは，MI とは何か，MI 関連介入とはどのようなものか，ということについて明確でありたいと願う一方，クライアントを援助する全ての方法の適用を，奨励したいと考える。

著者らによって提示された研究結果は，MI や MI 関連技法が，治療の実施に前向きな影響を与えて，治療への取り組みと治療結果を拡張することを示唆している。これらの治療法の臨床的適用は，研究資金や援助の程度によって大きく異なる。本書には，調査研究に途を拓くと思われる臨床的提案について，解説している章がいくつかある。実験的な研究結果や，著者自身の治療法についての初期研究の評価が，記述されている章もある。全体として，調査研究すべきことや学習すべきことが，明らかに数多く残されてはいるが，将来の見通しは極めて有望であると

言えよう。

なぜ MI はそれほど急速に広まったのか？

　MI について理解すべき多くの事柄のうちのひとつは，なぜ MI がそのように急速に広まったのかということである。MI に関する初版の書籍（Miller & Rollnick, 1991）以来，この領域における出版物の数は，3 年ごとに倍増しており，公表された無作為化臨床研究は，現在 160 件以上にも上っている。その適用は，MI が最初に用いられた依存症領域を通して急速に広まり，その後ヘルスケアや健康促進領域へ，さらに最近では矯正施設や組織の領域にまで及んでいる。本書の編集者は，広範な臨床的課題や臨床集団に対する，MI と MI 関連技法の適用を検討する，数多くの研究資金申請，近刊の論文，および進行中の研究について認識している。本書は，精神保健サービスにおける治療法のひとつとして，新しい MI の適用について記述している。

　MI の魅力の源となっている理由のひとつは，援助職を長い間悩ませていながら，精神療法の研究では，十分な注目を集めてこなかった動機づけの問題に，MI が直接取り組んでいるからである。しばしばクライアントは，治療提供者の対処法に対して「動機づけられていない」「アドヒアランスが不足している」「抵抗している」「最後までやり遂げない」と非難されていた。依存症の治療においては，十分に「準備ができる」までは，致命的状態の人々でさえ，治療を拒否されるほどの行き過ぎがあった。援助職の専門家は，心の底では，この状況がどこか間違っていると認識してきた。MI は人々の思考を転換し，変化への動機を強化することが，臨床家の重要な仕事であるという，真の理解をもたらすという点で貢献したのである。クライアントが治療に「すぐに取り組もうとする」ほど，疾病が重症化するまで待つ，あるいは「治療に抵抗している」からといって排除する，などの方法をとらずに，変化に対する

動機を喚起することが可能になった。その結果，様々な病状の人々を幅広く，そうでない場合よりも早期に，治療できるようになった。これは，精神保健領域において，極めて必要とされていた視点の転換であった。それはまた，治療が必要でありながら受診しない人，特定の治療を拒否する人，すでに治療を受けている人などの，治療への取り組み強化をも可能にしたのである。

　MIアプローチは，ソフトウェアをハードウェアにインストールするように，治療者が他者に動機を入れ込むのではなく，むしろ治療者は動機を喚起するものであるとして，治療者の認識をも転換させる。MIは，変化に対する動機はすでにそこにあり，生みだすというよりも呼び覚ますという考えに依拠している。人々が疾病に苦しんでいる時，問題は通常，変化に対する動機の欠如ではなく，むしろ変化についての両価性である。彼らは，それを望むと同時に望まない。MIとは，その人の両価性を，変化に向けて解決するものである。

　多くの臨床家は，クライアントが治療の場を訪れたからには，動機づけられており，治療に取り組む意欲を持ち，治療や変化について両価的ではないと想定するように思われる。この想定は，地域の精神保健センターや開業医と同様に，精神療法の結果に対する調査研究においても遭遇する抵抗，治療アドヒアランスの不足，および脱落率の高さによって，しばしば覆される。MIでは，そのような想定をしない。MIにおいては，クライアントの動機，取り組み，および両価性が，初期段階のみならず，治療の全体的な過程を通して中心的な，専念すべきものとして取り扱われる。

　MIの実践は，変化についてクライアントと「格闘」する代わりに，解放的な喜びを臨床家に与える。クライアントを変えることについて，治療者としての自分に責任があると感じるのは，臨床家にとって相当の重荷であり，専門家としての大きな欲求不満の源である。この筋書きでは，援助職が変化の勝利者として，患者の現状維持を目論む怪物に打ち

勝たなければならない。これは勝利を手にすることが，極めて難しい戦いである。MI は，援助者の仕事を格闘からダンスへと変換する。クライアントの動機に取り組むことは，もはや権力闘争や意志の強さの競争ではなく，クライアントと治療者双方の協働的な試みとなる。

　MI が急速かつ継続的に普及しており，他の領域へと絶え間なく拡張しつつあるもうひとつの理由は，MI が比較的少ない面接回数で，まずまずの成功に達することが多いからである（Burke, Arkowitz, & Menchola, 2003; Hettema et al., 2005）。Burke ら（2003）は，文献を概観した研究において，クライアントが受けた MI 面接の回数が平均 2 回であり，最高でも 4 回であったことを見い出した。このような短期療法が，大きな治療効果をもたらしているのである。Project Match（Project Match Group, 1997, 1998）では，4 回面接による MI 関連技法〔動機づけ強化療法：motivational enhancement therapy（MET）〕が，12 回面接による，評価が確立している他の治療法（CBT や 12 ステップアプローチ）と同等に効果的であった。しかしながら，MI が現実に，より早く効果を表すかどうかを判断するためには，MI と他の治療法を，それぞれ 4 回の面接によって直接に比較する必要がある。本書で考察される MI 介入の殆どは，1 ～ 4 回の面接による短期療法である。もっと長期の治療が，さらに大きな効果をもたらすという，MI の「用量効果」が存在するのかどうか，という設問は興味深い。少なくとも，1 回の MI 面接が，2 回以上の面接に比べて効果が少ないという証拠は存在する（Rubak, Sandbaek, Lauritzen, & Christensen, 2005）。

　複雑な治療法の急速な拡がりは，問題を引き起こすという側面もある。治療法の拡散は，薄められた方法を産出する可能性がある。臨床家たちは，常に新しい治療法を，自分自身の形式，診療法，および人間性にあわせて適応的に改作する。改作は，拡散過程の自然な部分である（Rogers, 2003）。そこで，その中核的な方法の本質や有効性を失わずに，実現可能な改作とはどのようなものか，という疑問が提起される。

さらに臨床家は，新たな診療法を，しばしば公式の方法によってではなく，書籍や文献を読んだり，同僚から習ったりして学ぶ。そのように自己流で学ぶ過程では，誤解も生じるであろうと思われる。私たちは，私たちが理解しているMI精神や，方法論とはかけ離れた「動機づけ面接法」を，臨床家が実践したり，指導者が教えたりするのを，目の当たりにしてきた。彼らの実践が，疾病に苦しむ人々を尊重しており，治療として有効であるならば，ある意味において，それがMIかどうかは問題ではない。しかしながら，MIでないものをMIと呼ぶことは，MIを学びたいと思っている人にとって，またMIを用いた治療に関する研究の解釈において，混乱が生じるであろう。

　前述の点に関連した知見として，臨床家や治療設定によって，有効性に大きなばらつきがあるという臨床研究の結果がある。極めて厳密な臨床対照研究においてさえ，クライアントの治療結果は，MIを実施する臨床家次第で，非常に様々である（Project Match Research Group, 1998）。特定の問題に取り組むにあたって，MIが有効であるように思われる研究もあれば，そうでないものもあり，その有効性は多施設共同研究においてさえも，施設によって様々に異なる（Carroll et al., 2006）。これは，現在までのMI研究によれば，MIに特有とは言えないが，確かにMIの特徴的性質ではある。この特徴は，臨床家や施設によって効果に違いがもたらされる理由は何か，という疑問を提起する。この問いに対する答えは，MIの効果的な要素の性質を理解するための役に立つであろう。

　最近の研究では，MIに対してさらに魅力的な論点が出現している。短期介入は，それほど重篤でない問題を持つクライアントに，効果的であると期待されるであろう。しかし，今日までに公表された研究では，そのような証拠は殆どなく，逆に，MIに対する反応性が問題の重篤度と並行して増強するという，正反対の事実を示唆する研究もある（Handmaker, Miller, & Manicke, 1999; McCambridge & Strang,

2004)。MI の，もっと大きな集団間の比較によれば，それほど重篤でないアルコール依存症者集団よりも（Miller, Benefield, & Tonigan, 1993），相対的に重篤な集団において（Bien, Miller, & Boroughs, 1993; Brown & Miller, 1993）より大きな効果が観察されている。

MI の有効性にとって本質的なことは何であろうか？

　全ての精神療法は，迷信的な要素を含む。すなわち，重要であると信じられているが，実際には，状況によりけりであり，効果に乏しく，時には障害物でさえあり得る要素を含むのである。創始者や信奉者たちのそのような信念を，現実的な臨床的結果から区別するのは，困難な課題である。これは，肘掛け椅子に座って議論するとか，個人的症例の経験を通して知るというよりも，人間的誤差を統制しつつ，具体的に仮説を検定するために考案された，科学的な方法論によって克服されるのが最善である。変化を促進するにあたって，精神療法のどの要素，またはどの過程が，真に「効果的な要素」なのであろうか？

　臨床科学は，精神療法がどのようにして，なぜ効果を顕すのかについて理解するという点に関して，比較的初期の段階にある。特定の問題に対する具体的な方法の有効性を支持する研究の域を超えて，仮定された「共通の要因」，または「共通の過程」，すなわちどのような治療法においても変化を促進すると考えられる，特定可能な原理に注目が集まっている（Arkowitz, 1997, 2002）。提案されてきた数多くの共通要因のなかで，治療関係（Lambert & Barley, 2002）と共感性（Bohart, Elliott, Greenberg, & Watson, 2002）が最も注目を集めており，採用される治療の種類にかかわらず，治療結果に重要な影響を及ぼすことが明らかにされている。

　その他の精神療法と同様に，MI はなぜ，どのように，臨床研究で観察されるような影響を及ぼすのかについて，研究によって解明され始め

第13章 心理的問題と精神疾患の治療における動機づけ面接法　401

たばかりである。すなわち本章は，実行指示書というよりも，経過報告書である。

それはMIと言えるであろうか？

　数年前，親が鍋をかきまわしている時に，そばで見ている子どもが「もうスープはできた？」と，しきりに聞いているテレビコマーシャルがあった。私たちも，臨床家にMIの臨床法を段階的な接近法で訓練するにあたって，同様の困難な課題に直面している。臨床研究において用いられるMI介入が，どの程度忠実に実施されているかについて検討する時にも，同様の問題が浮上してくる。臨床家は，私たちが解説する方法を実践しようと最善を尽くしながら，「これはもう，MIと言えるであろうか？」という疑問を抱く。

　おそらく，何がMIでないのかを認識するほうが容易であろう。初期の苦い経験から，臨床家がMIの具体的な技法を適用したとしても，私たちの観点から見るならば，完全にMIの本質から外れている場合があることを，私たちは学んできた。それは言葉のみで，音楽を伴わない歌のようなものである。すなわち，MIと同じような反響を呼んでいたが，それでもなおMIではなかった。MI訓練の研究において，MillerとMount（2001）は，ワークショップの後に臨床家たちが，いくつかのMIで用いる技術（反映的傾聴など）を，ごちゃまぜの習慣的な診療行為に取り入れたものの，その変化は，彼らのクライアントに現実的な変化をもたらすには，小さ過ぎることを見い出した。

MIの精神

　これまでの経験は，私たちがMIの中心と考えるもの，すなわちこの方法の真髄，つまり「精神」の「音楽」と考えるものを明確にするための役に立った（Rollnick & Miller, 1995）。MIの具体的な治療技法は，根底にある精神から発し，技法の実践は，その精神によって支えられて

いる。MillerとRollnick（2002）は，実践の指針となる，MI精神の3つの特徴的な要素について記述している。

　まず，MI精神は，協働的なクライアント中心療法を含むものである。それは，もう一人の人間と協働する方法であり，その人を処理したりその人に対処したりする方法ではない。臨床家（面接者）とクライアント（被面接者）の関係では，専門家－対象者（私－それ）の対話ではなく，Buberが私－あなたと呼ぶところの，パートナーとしての対話が重んじられる（Buber, 1971; Buber, Rogers, Anderson, & Cissna, 1997）。私たちは，それをソファで隣同士に座り，一緒にクライアントのアルバムを見る様子になぞらえている。クライアントはページをめくりながら人生の物語を語り，聞き手は，相手の人生における経験を理解するために，いくつかの控えめな質問をする。Carl Rogersのクライアント中心カウンセリング形式は，MIと非常に類似しており，MI実践の強固な基盤を形成している。

　第二に，MI精神は喚起的性質を持つ。それは，臨床家が提供できる重要なもの，洞察，知恵，知識，技術などがクライアントに欠けているという，欠陥モデルから始まるものではない。MIは，「私はあなたの必要なものを持っている」と伝えるのではなく，むしろ「あなたは，ご自分に必要なものを備えている」と伝える。動機はインストールされるのではなく，むしろクライアント自身の観点や価値観から喚起される。確かに臨床家は，クライアントに求められれば専門知識を提供するであろうが，MIはクライアント自身の価値観や観点に対する敬意と関心から出発する。結局のところ，最も説得力があると考えられるのは，変化に対するクライアント自身の動機であり，臨床家の動機ではない。

　第三にMI精神は，クライアントの自律性を理解して尊重する。自己決定，すなわち，自己の在り方と考え方を選択する能力は，窮乏の極地においてさえ，決して人間から奪い去ることはできないもののひとつである（Frankl, 1963）。その意味では，人は他者を決して「動機づけ

る」ことはできない。どれほど「クライアントに決めさせることはできない」と主張しても，あるいは彼らに「しなければならない」，もしくは「すべきでない」と説明しても，選択はクライアントの手中にある。この事実を認めて受け入れることが，MI精神の一部であり，逆説的には，変化が起こることをも可能にする。

　MI精神の3つの特徴は，翻って言うならば，MIでないものについて明らかにしている。MIは，専門家が人々に対してすべきことや，しなければならないことを言ってきかせるものではない。クライアント自身の現実とは異なる現実を「彼らに理解させる」ために，クライアントを「直面させる」ことでもない。MIは，その人に欠けているものを入れ込むことでもなければ，人々にしたくないことをさせるために彼らを言いくるめることでもない。MIは，起こり得る困難や苦痛な現実を探求し，彼ら自身の選択に従って，きちんと向き合うように援助するのであって，通常「対決的（強制的直面化）」という言葉が意味することは行わない。

　このMI「精神」は，曖昧な不定形結晶のようなものではない。面接記録のテープを聞く観察者は，その存在を確実に段階的に評価することができ（Moyers, Martin, Catley, Harris, & Ahluwalia, 2003），全体的評価法を用いれば，MIに特徴的な行動の実践ができているか，または下回っているかについて判断でき，より良い治療結果が予測可能である（Moyers, Miller, & Hendrickson, 2005）。

　臨床家の態度は，MIの臨床実践を導くにあたって，決定的に重要である。しかしながら，それをクライアント中心療法と区別するのは，MIの指示的要素である。MIは，クライアントが変化に対する個人的動機を強化し，変化についての両価性を解決して，チェインジ・トークを増加させるように，特別に意図してクライアントを援助するという点で，指示的である。指示的要素を除いたMI精神の適用は，MIではなく，Rogersのクライアント中心療法と，ほぼ同様なものとなる。MIで

は，特定の開かれた質問などの様々な方法によって，意識的にチェインジ・トークを喚起する。その質問に対する答えは，クライアント自身の変化に対する願望，能力，理由および必要性を含む。この過程は，クライアント自身の見解や経験を，関心を持ちながら尊重するという，共感的で支持的な形式で行われる。変化に対するクライアントの個人的な動機は，熟慮され肯定されて，要約としてまとめられる。それは，変化する理由について考え，その次に変化しない理由を考え，次いで考えるのを止めてしまうという，通常の両価性の内的経験との決別である。MIは，治療的変化に向けて両価性を解決するという目標に向かって，その過程を進み続ける。MIにおいて記述される具体的な技法は，この指導原理に従って実践されるのである。

なぜ MI は効果的なのであろうか？：3 つの仮説

MI のどの要素が，その有効性にとって決定的に重要であるのかについての研究は，結局のところ，このアプローチがなぜ効果的に働くのかという，もっと基本的な設問に辿り着く。MI が発展するにつれて，その強い影響力を説明する，種々の仮説が出現している。興味深いことに，それらは MI がどのように実践されるべきかについて，いくらか異なる行動を処方している。MI 精神の存在は，どの仮説においても前提とされている。

これらのうち最初の仮説では，人々が自分自身を変化に向けて，文字通り説得することを，事実として仮定している。人々が，チェインジ・トークを語り続ける限り，彼らは実際に行動の変化に向けて進み続ける傾向がある。逆にクライアントが，変化に反対して言い争っている間は，現状維持が続くであろう。面接でのチェインジ・トークが，その後の行動の変化（断薬など）を予測させ（Amrhein, Miller, Yahne, Palmer, & Fulcher, 2003），変化は，MI 面接のなかで表明された抵抗の

量に反比例する（Miller et al., 1993）という証拠がある。そうであるならば，臨床家は，異なる形で様々にチェインジ・トークを喚起して強化すべきであり，クライアントの変化に対する反論や抵抗の発言は最小限に抑えるように面接すべきである。これは，MIのそもそもの大前提であり（Miller, 1983），この主題はMillerとRollnickの書籍において，繰り返し記述されている。この仮説は，異なる方法で様々にチェインジ・トークを引き出すことの重要性を強調しており，MIの指示的仮説と名づけられるであろう。

　MIが，どのように働くのかということに関する第二の仮説は，人間関係仮説（relational hypothesis）と呼ぶことができる。この観点からは，チェインジ・トークを選択的に引き出して強化するという考えは，MIの本質的な側面ではない。MIが効果的であるのは，主として，Rogersの提唱するような，受容的で肯定的なクライアント中心主義的雰囲気を提供する，治療者の基礎的な人間主義的精神による（Rogers, 1980; Truax & Carkhuff, 1967）。この，カウンセリング関係の質こそが治療的なのであり，臨床家が，このような促進的雰囲気を提供すると，クライアントは自然に前向きな変化の方向へ進む。これは，実質的には非指示的な，クライアント中心カウンセリングの基礎的理論である（Rogers, 1959）。クライアント中心療法の有効性に関する研究は，この仮説の観点と一致している（Elliott, Greengerg, & Lietaer, 2004）。

　MIに関する第三の解釈は，葛藤解決（conflict resolution）仮説と言えるであろう。この観点によれば，臨床家にとっては，変わる理由と変わらない理由という，クライアントの両価性の両面を徹底的に探求することが重要である。これは，クライアントが変化に反対する動機（現状維持の利点と変化の代償）を探究し，意見として述べることが本質的に重要であると主張する点で，最初の（指示的な）理論とは異なる。この観点から見れば，クライアントの変化を支持する議論だけでなく，変化に反対する意見をも喚起できなければ，カウンセリングは不完全である

（または効果的ではない）とされるであろう。クライアントは，共感的で受容的な雰囲気のなかで，自分の矛盾の両面を探求するならば，自然に両価性を解決する傾向を持つと想定されている。この意味では，葛藤解決仮説は，人間関係仮説と重複するものの，意図的かつ戦略的に両価性の両面を喚起する点において，純粋なクライアント中心療法の観点とは，区別される。

両価性の両面の探求が，変化を引き起こし得るのは，なぜであろうか？　ここでは，クライアントが競合する動機の活発な対立によって身動きが取れなくなっており，この葛藤を悩み抜くことそのものが，重要であるとされている。この視点は，Engle と Arkowitz (2006) によって精巧に練り上げられてきたものであるが，Greenberg たち (Greenbergd, Rice, & Elliott, 1993) の研究や，接近－回避葛藤に関する Dollard と Miller (1950) の初期の研究に，非常に深く依拠している。葛藤は，対立する両面が，それほど敵対的でなくなり，相互に融和するところで解決される (Clarke & Greenberg, 1986)。

これらの因果関係についての仮説は，MI の過程と治療結果の関係について，対立的で検証可能な予測を導き出す。おそらく，最も明らかな相違点は，変化の不利益と現状維持に対する動機をクライアントに述べてもらうことの重要性にあるだろう。変化に対する反論の意図的な喚起は，MI の指示的仮説においては通常は禁忌であり，葛藤解決仮説においては基礎をなす部分であり，人間関係仮説においては無関係である。

共感のような人間関係的要素が，行動の変化を促進することは，研究によって実証されている (Bohart et al., 2002; Burns & Nolen-Hoeksma, 1992; Miller & Baca, 1983; Miller, Taylor, & West, 1980; Valle, 1981)。MI の指示的要素は，人間関係的要素に，さらなる有効性を付加することを示唆するいくつかの証拠もある (Lincourt, Kuettel, & Bombardier, 2002)。MI に関する限り，葛藤解決仮説は，未だその機能を試行されている途中であり，検証されてはいない。

本書の各章は，MIがどのように働くのかという点において，これらの様々な観点を反映している。いくつかの章では，人間関係的なMI精神に重きを置いている。意思決定にあたっての葛藤を強調し，変化を支持する議論と反論の両方を，戦略的に喚起するよう提唱した章もある。MIの指示的，および戦略的な考え方を反映した章もある。これらの仮定された作用機序のそれぞれが，どのように貢献するかによって，さまざまな特徴を持つクライアントがMIを受ける場合に，それぞれの治療結果が総体的にばらばらであり，異なる変化を表す原因であろうと推定される。

MIと認知行動療法（CBT）を組み合わせる

　広範囲の臨床的課題に対するCBTの傑出した有効性に鑑みて，MIが，どのようにCBTと統合されるか，または混合され得るかという点について，考慮してみる価値があるだろう。そのような組み合わせや統合は，大いに推奨されている。殆どのCBTの治療や研究では，クライアントは変化に対して動機づけられており，実行期において治療作業が開始されると想定している。殆ど例外なく（Leahy, 2002）CBTは，動機，抵抗，または両価性の問題に対して，特別に対応することはない。これらの問題に対応するために，MIをCBTに付け加えるならば，おそらく，もっと多くのクライアントがCBTに取り組み続け，治療課題に協働して，より良い結果を手に入れるであろう。

　MIとCBTを組み合わせ得る最も明確な形式のひとつは，MIをCBTの初期治療として用いることである。WestraとDozoisの研究［本書第2章］は，不安症のクライアントの，CBTへの取り組みを強化し，治療結果を増強するために，MIを初期治療として用いる可能性について指摘している。同様にConnors, Walizer, およびDermen（2002）は，様々なCBTの側面を含む多角的な治療に先立って，アルコール

依存症のために，MIによる初期治療を実施すると，良好な効果が得られることを見い出した。彼らは，MIを用いた初期治療が，以前の研究によって効果が証明されている他の初期治療（役割誘導面接：role induction interview）より，効果的であることも見い出した。MIによる初期治療の量は，患者のCBTに取り組む準備状態の程度に合わせて調整できる。例えば，Amrheinら（2003）は，クライアントの3分の2は，1回のMI面接で良い反応を示したが，残りの3分の1は，1回の面接で，動機づけの過程を終了するように強制されると，効果が逆転することを発見した。

MIは，CBTの初期治療としてだけでなく，CBTの過程全体を通しても，必要に応じて適用できる。動機の乏しさや抵抗に関わる問題は，治療のどの時点でも生じる可能性がある。CBTの過程でそのような問題が生じた時には，臨床家は，必要に応じて治療形式を切り換えて，MIを面接の一部に取り入れたり，1回またはそれ以上のMI面接を行ったりして，抵抗を解決し，変化に対する動機を強化することもできる。

そのような統合的な精神療法が，アルコール依存症のための多施設共同研究：COMBINEとして開発された。CBI（Combined Behavioral Intervention）は，動機づけ強化療法（MET）で始まり，その後，全て動機づけ面接法の臨床形式に従って行われる，いろいろなCBTモジュールへと進む（Miller, 2004）。試験的な研究の結果は，この精神療法または薬物療法（ナルトレキソン），および両方の治療を受けた患者が，この精神療法を受けずに偽薬を処方された患者に比べて，有意により良い結果を示したことを明らかにした（Anton et al., 2006）。

CBTについて書かれた文献の殆どは，具体的な技法について述べている。しかしながら，CBTの実施様式について書かれたものは殆どなく，学習できることも少ない。すなわち，殆どのCBTの文献では，どのように実施するかではなく，何を行うかということに焦点が絞られている。CBTの文献においては，治療全体を通して，前向きで協働的な

治療関係を育み，維持する方法の記述は驚くほど少ない。それはすなわち，MI 精神が，治療の結果を増強するように，CBT の背景をなす治療関係を形成できるということを意味するであろう。しかしながら，MI 精神は MI に特有のものではなく，それだけでは MI ではないことを，強調しておかなければならない。すなわち，CBT の実施に際して MI 精神を用いても，実際には 2 つの面接法の統合ではない。MI 精神だけでなく，その原理と方法とが採用された時にのみ，統合と言えるであろう。MI による初期治療を用いるだけでなく，CBT 全体の過程において，必要であれば一時的に MI を使用し，MI 精神に従って CBT を行うことは，CBT に対する取り組みを強化して，より良い治療結果を得るために有望な方法であり，CBT 以外の治療法でさえも有望であるだろう。

そのような治療形式は，ためらいがちで両価的なクライアントの場合には，特に重要であると考えられる。自律性を保証しつつ，何が効果的であると考え，援助者はどのように役に立つと思うのかについて，クライアントの思考を喚起して，フィードバックを返すことは，そのようなクライアントを，治療に取り組むように仕向けるために，特に重要であることが明らかにされるであろう。ひとつの例を挙げるなら，クライアントは，しばしば曝露療法を受けることについて極めて両価的である。ここでは，多くの共感と承認，矛盾の展開，および抵抗の受容が，この行き詰まり状態から抜け出すよう誘導するために，決定的に重要であるだろう（Tolin & Maltby，本書の第 4 章を参照）。

CBT をどのように実施するかということが，どれほど望ましい（または残念な）治療結果に寄与するかを明らかにするためには，未だ多くの課題が残されている。CBT への取り組みを促進する，人間関係の原理を詳細に解析するためには，CBT 過程の調査研究が特に重要である。臨床家の共感性の質が，アルコール問題を取り扱う CBT による問題飲酒の治療結果を，強力に予測させることを明らかにした研究があ

る（Miller, et al., 1980）。Marcus, Westra, Angus, & Stala（2007）は，全般性不安症（GAD）の治療を受けたクライアントの，CBT経験を調査した。彼らは，良好な治療結果を得たクライアントが，一貫して臨床家を目標達成における「案内役」と表現し，治療前に予想していたような，権威的で指示的な方法とは，明確に対比させたことを発見した。あるクライアントは，「彼女（臨床家）は，先生ではありましたが，監督ではありませんでした」と述べた。別のクライアントは，「治療では，もっと先生（臨床家）の意見が中心になるものと思っていましたが，彼女よりも私が中心でした」と述べた。Rollnickら（近刊）は，MIの，このような誘導（案内）形式を，指示的-権威的形式と，追従-受動的形式の中間にあたるものとして表現している。このような方向性が，良好な結果の原因であると決定するには，今後の研究が必要とされているものの，上記の結果によれば，CBTの実施にあたってMI精神を採用することが，さらなる前向きな取り組みと，より良い治療結果を得るために，有望であると示唆される。

MIにおける測定と作用機序

今日までのMI研究における重要な問題は，治療が実施され検証されるための明確な指定条件が，しばしば欠けていることである（Burke et al., 2003）。マニュアルに従い，計画的介入について記述するだけでは十分ではない。慎重な訓練や臨床家のスーパーヴィジョンを行ってさえ，MIの実践には非常に大きなばらつきがあり得る。したがって，実際に行われたことについての記録が，極めて重要である。そのための標準的な記録は，MI面接の定期的な記録と系統的なコード化である。いくつかのコード化システムが，そのために開発されている（Lane et al., 2005; Madson & Campbell, 2006; Madson, Campbell, Barrett, Brondino, & Melchert, 2005; Miller & Mount, 2001; Moyers et al., 2003; Moyers,

Martin, Manuel, Hendrickson, & Miller, 2005)。そのコード化は，治療過程と結果の関係の，有益な分析のためにも用いられる（Moyers, Miller, & Hendrickson, 2005）。

MI面接のための優れたコード化システムは存在するが，両価性や動機の具体的な構成要素を測定するには，さらなる研究が求められる。これらの構成要素の測定は，臨床的にも，調査研究の目的のためにも，両方にとって重要である。臨床的レベルにおいては，動機と両価性の確実で妥当な測定が，私たちの研究をさらに推し進めるであろう。動機が乏しく両価性が強固であるならば，この測定におけるクライアントの状態を変えるために，より多くのMI作業を実施すべきであると考えられる。もし動機が強固で，両価性が少ないのであれば，治療の実行段階に進む時期である。MillerとRollnick（2001）は，これらの構成要素の簡単な指標として用いられる，クライアントの様々な行動を提案している。しかしながら，確実で妥当な測定は，臨床家を誘導するにあたって，はるかに効果的であるかもしれない。さらに，そのような測定が可能となれば，研究者たちは，なぜMIが有効に働くのかについて，もっと詳しく研究できるであろうし，MI理論に新たな光を当てることもできるであろう。MIは本当に動機を強化し，両価性を低減するのか，また，そのような効果は変化を媒介するのか？　現在のところ，MIが有意な行動の変化をもたらすことは，研究によって証明されているが，なぜ，どのようにMIが働くのかについて，具体的には，あまり知られていない。

動機の測定に関する有望な手がかりのひとつは，チェインジ・トークであり，特に，変化に対する決意表明に関わる言葉は期待が持てる（Amrhein et al., 2003）。そのような発言が，治療面接中に観察され，指標として取り上げられると，行動の変化を有意に予測できることが見い出されている。別の有望な手がかりとなるのは，自己報告による動機の測定であり，Pelletier, Tuson, およびHaddad（1997）によって開発

され、DeciとRyan（1985）の自己決定理論に基礎を置く、内的動機を含む。

現在のところ、両価性についての十分な測定法はない。EngleとArkowitz（2006）は、文献を徹底的に調査し、抵抗に関するいくつもの測定法を見つけたが、どれもが特に強力な測定法ではなかった。また両価性の測定法を見つけることはできなかった。明らかに、この分野においては、さらなる測定法の開発が求められている。

残された問題

これから取り組むべき、MIに関連した疑問や課題は、他にも数多く存在する。考えられる主な課題を下記に挙げる。このリストは、決して網羅し尽くしたものではない。実際に、研究においては、ひとつの疑問を解明すると、通常さらに多くの疑問が生じるものであるから、このリストは、研究者や臨床家の、MIについての思考を刺激するための、第一歩であるにすぎない。

・物質乱用や健康関連問題以外の問題に対して、MIはどの程度有効なのであろうか？　本書の執筆者による取り組みは、多くの他の問題にも適用可能であることを示唆しているが、この疑問に答えるためには、これら、およびその他の問題についての厳密な無作為化比較対照研究が必要である。問題によっては、MIがより有効なものと、それほど有効でないものがあるだろう。拒食症などのような、ある種の臨床的問題は、高レベルの抵抗に関係することがわかっている。MIは、そのように高レベルの抵抗を示す問題に適用するほうが、抵抗の少なそうな問題よりも、有効なのであろうか？

・様々なMIの使用法は、どの程度有効なのか？　本書の各章は、MIアプローチの注目すべき柔軟性を例証している。MIは、初期治療として

も，また完全な治療としても用いられる。

それはまた，他の治療法と組み合わせて用いることもできるし，様々な種類の治療を実施している臨床家は，抵抗に関わる問題が生じた時に，その治療法を MI に代わる「変換法」として用いることもできる。また，MI は，他の治療法を組み込むことのできる，統合的な枠組みとしても利用できる。このような MI の様々な使用法は，異なる民族やいろいろな問題に対しても用いられるよう開発され，比較研究によって評価されなくてはならない。

- MI の相対的な有効性とはどのようなものであろうか？ MI の治療結果を CBT など他の確立された治療と比較する対照研究や，様々な人々と問題に適用した場合において，比較する対照研究が求められている。さらに，漸減率，治療作業における協働性，関連問題に対する効果，および変化の維持に対する MI の相対的有効性も，評価される必要がある。

- MI は，Rogers のクライアント中心療法よりも有効であろうか？ この設問は，MI の指示的側面に関わる。MI の大部分は，クライアント中心療法を基礎としている。もし何かがあるとして，MI はどの程度クライアント中心療法に付け加えているのか？

- MI が，より有効である人と，それほどでない人がいるのであろうか？ MI が，相対的により効果を上げる人は，何らかの特徴があるのだろうか？ 例えば，Project MATCH の結果は，怒りが MI の前向きな治療結果を予測させると示唆している。この所見は，追試される必要がある。さらに，個人的な特徴や性質が，どのように治療と相互に影響しあって，治療の結果に影響を及ぼすかについて確定するためには，その他の個人的な相違（変化に対する反応性や期待など）も，検討されなくてはならない。

- MI を実施するにあたって，有効性の程度に関わる臨床家の特徴とは何か？ 多くの研究は，CBT や他の治療において，共感性の高い臨床家が，共感性に乏しい臨床家に比べて，効果的であることを明らかにして

いる。MIの有効性を強化し得る臨床家の特徴としては，他に何があるだろうか？

・MIは異なる臨床集団に対して，どのように有効なのであろうか？　MIは様々な年齢集団に対して別々の効果を持つのだろうか？　子ども，青年，および高齢者は，殆どのMI研究において対象とされている成人集団と同等の効果を，MIによって得られるのだろうか？　異なる民族集団，入院患者集団，および認知障害を持つ人々に対して，MIはどの程度有効なのであろうか？

・カップル療法，家族療法，およびグループ療法で採用されるMIは，どの程度有効なのであろうか？　治療の焦点を一人に対してではなく，親密な関係にある複数の人々に合わせる場合，MIの治療結果には，どのような影響があり得るのだろうか？

・相対的に長期のMI治療は，より良好な治療結果をもたらすと言えるであろうか？　MIが，通常比較的少ない（1〜4回）面接によって，これほどの成功を達成してきたことは注目に値する。より多くのMI面接は，より優れた治療結果を生むと言えるであろうか？

・MIにおいて，問題に関連した基準値をフィードバックする意味は何であろうか？　アルコール・物質乱用領域における多くのMI研究では，クライアントに，その人の問題の重症度を，他者と比較して，どの程度であるかについて説明するフィードバックの要素を含む。そのようなフィードバックは，MI面接法の統合的な部分ではないが，幅広く用いられている。MIにおけるフィードバックは，アルコールや物質乱用に対するMIの効果を，増強するのだろうか？　不安症，気分障害，または摂食障害のような他の疾病においても，そのようなフィードバックの意味があるのだろうか？

・人々にMIを訓練する最も良い方法は何か？　最近の研究（Miller & Mount, 2001; Miller, Yahne, Moyers, Martinez, & Pirritano, 2004）は，広範に用いられているMI教育の初級ワークショップが，治療者のそ

第13章 心理的問題と精神疾患の治療における動機づけ面接法　415

後の診療に対して，最小限の影響しか持たないことを明らかにした。訓練を受ける人々が，その後一貫して自分の診療にMIを組み込めるように，新たな訓練形式や訓練法を評価するための，調査研究が必要とされている。

結　論

　私たちは，本書が，MIの適用において革新と拡張の起爆剤となることを期待している。本書の各章は，MIの創造的で柔軟な使用と，物質乱用や健康関連問題と同じように，それ以外の臨床的問題に対するMIの適用について，記述している。殆どの章が，試験的研究のデータのみを掲載しているが，これらのデータは概して良好な結果を示している。これらの文献に掲載されている，試験的なデータから展開された研究の結果について，近い将来，論文としてまとめられた報告を目にできるであろう。

　物質乱用や健康問題における広範囲の研究が，多くの疑問を解明し，さらに多くの他の問題を提起している。また他方では，MIの異なる適用法や形式の評価と，その他の疾病や臨床集団に対するMIの適用について，さらなる調査研究と臨床的改革が求められている。本書が，そのような研究と臨床実践の触媒として働くのであれば，私たちの目標は達成されたと言えるであろう。

訳者あとがき

『動機づけ面接法——変化に向けて人々の準備を整える（Motivational Interviewing: preparing people for change）』の第一版が世に問われて四半世紀がすぎ，私たちが第二版を訳出してから8年の歳月が経過した。現在では，動機づけ面接法（MI）は，依存症の治療世界にとどまらず，対人援助職の様々な場面で応用されている。本書は，そのような現状に鑑みて，種々の領域で応用されている動機づけ面接の在り方を多角的に照らし出すために編まれたものである。

振り返ってみれば，私がロンドン大学精神医学研究所でエドワーズ，G.に師事していたのは，ちょうど第一版が出版された直後であった。おりしも，依存症の治療に個人面接を取り入れる必要性に係わる議論が盛んに論じられ，それまでの集団主義的，自助（相互援助）グループ至上主義的な治療法の限界が語られていた。依存症者にも個別の事情があり，その点に配慮すべきという観点に多くの論客が賛同し，そのための方法論が比較される時代が到来したのであった。なかでも動機づけ面接法（MI）は，特に魅力的な方法として認識されていたのである。

新しい治療法が広まる時には，拡散に伴っていろいろな現象が起こる。著者たちもMIではないものがMIとして使用されている例について，繰り返し注意を喚起している。日本においても事情は変わらない。すなわち，拡散に伴って異なる意見や方法論が紹介され，時に混乱を引き起こしているように見える。そのような混乱に対して，本書は一定の解答を与えるであろう。

様々な症状や疾患の治療にMIが応用されるからといって，どのような疾患にも同じように用いられるわけではない。現実には疾患や病態の

違いに伴って，MI の適用法は変わる。例えば，前熟考期の患者を対象にする技術と，すでに決断期にある患者を対象とする技術には，相当な違いがある。依存症の患者たちは，入院していてさえ前熟考期の人が 20～25% は存在するが，治療を求めて来る神経症者は，決断期（準備期）以降にある。彼らは，特定の治療法には同意しないとしても，自分を変える気持ちで治療に来る。そこで，不安症や強迫症の治療に MI を応用する面接では，患者の思考を言語化するように促して，枠組を変えたり頻繁に言い変えたりする技術が求められる。

　PTSD に罹患している帰還兵は，疾病を恥じたり否認したりして治療を拒否するという点で，依存症の患者に似ている。アルコールや薬物の問題を抱えやすいところも，依存症者との共通点である。彼らの治療への取り組みを促すための動機づけとして，集団療法が効果的であるという実践記録は，依存症治療の歴史に重なって興味深い。

　うつ病の治療にとって，MI は治療に取り組むための動機づけ，およびうつ病の認知行動療法に枠組みを提供する。うつ病には，効果的な治療法があると理解していない人たちへのアプローチは卓越しており，MI の優れた応用である。

　摂食障害の治療では，MI の哲学を中心に据えつつ，標準値のフィードバックに重点を置くという直接には MI ではない技法を，もう一つの柱に据える。初期の行動療法一辺倒の治療構造を批判しながら，飢餓によってやせ細った脳にとって，栄養の問題が本質的であると核心をつくのである。本書で紹介されているモーズレイ病院の治療構造は，定式化され標準化されており，優れた治療法として普及している。

　ギャンブルに係わる問題では，相互援助グループ（GA）につながりにくい患者のために，ネット面接を開発している。USA では，飲酒問題よりもギャンブルに問題があると認めるほうが，はるかに恥ずかしく，社会的信用に係わるため，顔を出さずに済む治療に関心が集まるのであろう。

次いで，統合失調症と服薬アドヒアランスの問題に取り組む，意欲的な研究者たちが登場する。入院や服薬に患者の同意を得る機会が多い米国の事情に鑑みれば，その必要性がどれほど大きいものであるか想像に難くない。面接場面は，時に非常に創造的であり，統合失調症の患者の思考を推測し，理解したうえで，患者の同意を得られるような言い換えによって面接が成立する。

　重複障害の患者たちにとって，MIがいかに重要な治療法であるかは，かつて松島義博氏自らが語っている。彼は重複障害の患者専門の診療所を任された時，従来の強制的直面化技法（confrontational approach）では，全く対処できなかったので，新しい治療法を探して，MIにたどりついたと述べている。

　最後に本書では，スウェーデン刑務所の刑務官や保護観察官たちに，MIを教えることにより，再犯率が劇的に下がった例について記述している。これは非常に興味深い事例であり，学ぶべき点は多々あろう。とはいえ，司法組織で行われている方法論が，そのまま他の施設に適用できるとは限らない。あくまでも司法関連の組織における実践であることに，注意を払う必要があることを付言しておきたい。

　MIが様々な形で受け入れられつつある今日，本書は，日本におけるMIの応用について，新しい視点を提供する。新しい立場から見直すことによって，いくつかの誤解が解ければ，MIのさらなる適用に道が拓かれるであろう。同時に本書は，依存症の治療にも新しい光を当てる。現代の日本では，依存症の治療も，うつ病や摂食障害，重複障害などを無視しては，成り立たないからである。

　なお，本書を翻訳する機会を与えてくださった星和書店の皆様に深謝いたします。

2015年11月
後藤　恵

文　献

第1章

Amrhein, P. C., Miller, W. R., Yahne, C., Knupsky, A., & Hochstein, D. (2004). Strength of client commitment language improves with therapist training in motivational interviewing. *Alcoholism: Clinical and Experimental Research, 28*(5), 74A.

Amrhein, P. C., Miller, W. R., Yahne, C. E., Palmer, M., & Fulcher, L. (2003). Client commitment language during motivational interviewing predicts drug use outcome. *Journal of Consulting and Clinical Psychology, 71*, 862–878.

Anton, R. F., O'Malley, S. S., Ciraulo, D. A., Cisler, R. A., Couper, D., Donovan, D. M., et al. (2006). Combined pharmacotherapies and behavioral interventions for alcohol dependence. The COMBINE study: A randomized controlled trial. *Journal of the American Medical Association, 295*, 2003–2017.

Arkowitz, H. (2002). An integrative approach to psychotherapy based on common processes of change. In J. Lebow (Ed.), *Comprehensive handbook of psychotherapy: Vol. 4, Integrative and eclectic therapies* (pp. 317–337). New York: Wiley.

Arkowitz, H., & Westra, H. (2004). Integrating motivational interviewing and cognitive behavioral therapy in the treatment of depression and anxiety. *Journal of Cognitive Psychotherapy, 18*, 337–350.

Babor, T. F., & DelBoca, F. K. (2003). *Treatment matching in alcoholism*. Cambridge, UK: Cambridge University Press.

Baer, J. S., Rosengren, D. B., Dunn, C. W., Wells, W. A., Ogle, R. L., & Hartzler, B. (2004). An evaluation of workshop training in motivational interviewing for addiction and mental health clinicians. *Drug and Alcohol Dependence, 73*(1), 99–106.

Beck, A. T., Rush, A. J., Shaw, B. E., & Emery, G. (1979). *Cognitive therapy of depression*. New York: Guilford Press.

Bien, T. H., Miller, W. R., & Boroughs, J. M. (1993). Motivational interviewing with alcohol outpatients. *Behavioural and Cognitive Psychotherapy, 21*, 347–356.

Brehm, S. S., & Brehm, J. W. (1981). *Psychological reactance: A theory of freedom and control*. New York: Academic Press.

Britt, E., Hudson, S. M., & Blampied, N. M. (2004). Motivational interviewing in health settings: A review. *Patient Education and Counseling, 53*(2), 147–155.

Brown, J. M., & Miller, W. R. (1993). Impact of motivational interviewing on participation and outcome in residential alcoholism treatment. *Psychology of Addictive Behaviors, 7*, 211–218.

Burke, B., Arkowitz, H., & Menchola, M. (2003). The efficacy of motivational interviewing: A meta-analysis of controlled clinical trials. *Journal of Consulting and Clinical Psychology, 71*, 843–861.

Carroll, K. M., Ball, S. A., Nich, C., Martino, S., Frankforter, T. L., Farentinos, C., et al. (2006). Motivational interviewing to improve treatment engagement and outcome in individuals seeking treatment for substance abuse: A multisite effectiveness study. *Drug and Alcohol Dependence, 81*, 301–312.

Cofer, C. N., & Apley, M. H. (1964). *Motivation*. New York: Wiley.

Connors, G. J., Walitzer, K. S., & Dermen, K. H. (2002). Preparing clients for alcoholism treatment: Effects on treatment participation and outcomes. *Journal of Consulting and Clinical Psychology, 70*, 1161–1169.

Davison, G. C., Tsujimoto, R. N., & Glaros, A. G. (1973) Attribution and the maintenance of behavior change in falling asleep. *Journal of Abnormal Psychology, 82*, 124–133.

Davison, G. C., & Valins, S. (1969). Maintenance of self-attributed and drug-attributed behavior change. *Journal of Personality and Social Psychology, 11*, 25–33.

Dunn, C., Deroo, L., & Rivara, F. P. (2001). The use of brief interventions adapted from motivational interviewing across behavioral domains: A systematic review. *Addiction, 96*, 1725–1742.

Engle, D. E., & Arkowitz, H. (2006). *Ambivalence in psychotherapy: Facilitating readiness to change*. New York: Guilford Press.

Frank, J. (1974). Therapeutic components of psychotherapy: A 25-year progress report of research. *Journal of Nervous and Mental Disease, 159*, 325–342.

Hettema, J., Steele, J., & Miller, W. R. (2005). Motivational interviewing. *Annual Review of Clinical Psychology, 1*, 91–111.

Hodgins, D. C., Currie, S. R., & el-Guebaly, N. (2001). Motivational enhancement and self-help treatments for problem gambling. *Journal of Consulting and Clinical Psychology, 69*, 50–57.

Leahy, R. L. (2002). *Overcoming resistance in cognitive therapy*. New York: Guilford Press.

Lepper, M. R., Greene, D., & Nisbett, R. E. (1973). Undermining children's intrinsic interests with extrinsic reward: A test of the "overjustification" hypothesis. *Journal of Personality and Social Psychology, 28*, 129–137.

Mahoney, M. J. (2001). *Human change processes*. New York: Basic Books.

Marijuana Treatment Project Research Group. (2004). Brief treatments for cannabis dependence: Findings from a randomized multisite trial. *Journal of Consulting and Clinical Psychology, 72*, 455–466.

Miller, W. R. (1983). Motivational interviewing with problem drinkers. *Behavioural Psychotherapy, 11*, 147–172.

Miller, W. R. (1985). Motivation for treatment: A review with special emphasis on alcoholism. *Psychological Bulletin, 98*, 84–107.

Miller, W. R. (1988). Including clients' spiritual perspectives in cognitive behavior therapy. In W. R. Miller & J. E. Martin (Eds.), *Behavior therapy and religion: Inte-*

grating spiritual and behavioral approaches to change (pp. 43–55). Newbury Park, CA: Sage.

Miller, W. R. (Ed.). (2004). *Combined Behavioral Intervention manual: A clinical research guide for therapists treating people with alcohol abuse and dependence* (COMBINE Monograph Series, Vol. 1; DHHS No. 04-5288). Bethesda, MD: National Institute on Alcohol Abuse and Alcoholism.

Miller, W. R., Benefield, R. G., & Tonigan, J. S. (1993). Enhancing motivation for change in problem drinking: A controlled comparison of two therapist styles. *Journal of Consulting and Clinical Psychology, 61*, 455–461.

Miller, W. R., & Mount, K. A. (2001). A small study of training in motivational interviewing: Does one workshop change clinician and client behavior? *Behavioural and Cognitive Psychotherapy, 29*, 457–471.

Miller, W. R., & Moyers, T. B. (2006). Eight stages in learning motivational interviewing. *Journal of Teaching in the Addictions, 5*, 3–17.

Miller, W. R., & Rollnick, S. (1991). *Motivational interviewing: Preparing people to change addictive behavior.* New York: Guilford Press.

Miller, W. R., & Rollnick, S. (2002). *Motivational interviewing: Preparing people for change* (2nd ed.). New York: Guilford Press.

Miller, W. R., Sovereign, R. G., & Krege, B. (1988). Motivational interviewing with problem drinkers: II. The drinker's check-up as a preventive intervention. *Behavioural Psychotherapy, 16*, 251–268.

Miller, W. R., Taylor, C. A., & West, J. C. (1980). Focused versus broad spectrum behavior therapy for problem drinkers. *Journal of Consulting and Clinical Psychology, 48*, 590–601.

Miller, W. R., Yahne, C. E., Moyers, T. B., Martinez, J., & Pirritano, M. (2004). A randomized trial of methods to help clinicians learn motivational interviewing. *Journal of Consulting and Clinical Psychology, 72*, 1050–1062.

Miller, W. R., Yahne, C. E., & Tonigan, J. S. (2003). Motivational interviewing in drug abuse services: A randomized trial. *Journal of Consulting and Clinical Psychology, 71*, 754–763.

Miller, W. R., Zweben, A., DiClemente, C. C., & Rychtarik, R. G. (1992). *Motivational enhancement therapy manual: A clinical research guide for therapists treating individuals with alcohol abuse and dependence* (Project MATCH Monograph Series, Vol. 2). Rockville, MD: National Institute on Alcohol Abuse and Alcoholism.

Moyer, A., Finney, J. W., Swearingen, D. W., & Vergun, P. (2002). Brief interventions for alcohol problems: A meta-analytic review of controlled investigations in treatment-seeking and non-treatment-seeking populations. *Addiction, 97*, 279–292.

Moyers, T. B., Martin, T., Catley, D., Harris, K. J., & Ahluwalia, J. S. (2003). Assessing the integrity of motivational interventions: Reliability of the Motivational Interviewing Skills Code. *Behavioural and Cognitive Psychotherapy, 31*, 177–184.

Moyers, T. B., Martin, T., Manuel, J. K., Hendrickson, S. M. L., & Miller, W. R. (2005). Assessing competence in the use of motivational interviewing. *Journal of Substance Abuse Treatment, 28*, 19–26.

Moyers, T. B., Miller, W. R., & Hendrickson, S. M. L. (2005). How does motivational interviewing work?: Therapist interpersonal skill predicts involvement within

motivational interviewing sessions. *Journal of Consulting and Clinical Psychology,* 73, 590–598.
Patterson, G., & Chamberlain, P. (1994). A functional analysis of resistance during parent training. *Clinical Psychology: Research and Practice,* 1, 53–70.
Patterson, G. R., & Forgatch, M. S. (1985). Therapist behavior as a determinant for client noncompliance: A paradox for the behavior modifier. *Journal of Consulting and Clinical Psychology,* 53, 846–851.
Prochaska, J., & Norcross, J. (2004). *Systems of psychotherapy: A transtheoretical analysis* (5th ed.). New York: Wadsworth.
Prochaska, J. O. P., & Prochaska, J. M. (1991). Why don't people change? Why don't continents move? *Journal of Psychotherapy Integration,* 9, 83–102.
Project MATCH Research Group. (1997). Matching alcoholism treatments to client heterogeneity: Project MATCH posttreatment drinking outcomes. *Journal of Studies on Alcohol,* 58, 7–29.
Resnicow, K., Jackson, A., Wang, T., De, A. K., McCarty, F., Dudley, W. N., et al. (2001). A motivational interviewing intervention to increase fruit and vegetable intake through black churches: Results of the Eat for Life trial. *American Journal of Public Health,* 91(10), 1686–1693.
Rogers, C. R. (1951). *Client-centered therapy.* Boston: Houghton Mifflin.
Rogers, C. R. (1959). A theory of therapy, personality, and interpersonal relationships as developed in the client-centered framework. In S. Koch (Ed.), *Psychology: The study of a science: Vol. 3. Formulations of the person and the social contexts* (pp. 184–256). New York: McGraw-Hill.
Rollnick, S., & Miller, W. R. (1995). What is motivational interviewing? *Behavioural and Cognitive Psychotherapy,* 23, 325–334.
Rollnick, S., Miller, W. R., & Butler, C. C. (in press). *Motivational interviewing in health care.* New York: Guilford Press.
Rosengren, D. B., Baer, J. S., Hartzler, B., Dunn, C. W., & Wells, E. A. (2005). The video assessment of simulated encounters (VASE): Development and validation of a group-administered method for evaluating clinician skills in motivational interviewing. *Drug and Alcohol Dependence,* 79, 321–330.
Rubak, S., Sandbaek, A., Lauritzen, T., & Christensen, B. (2005). Motivational interviewing: A systematic review and meta-analysis. *British Journal of General Practice,* 55, 305–312.
Senft, R. A., Polen, M. R., Freeborn, D. K., & Hollis, J. F. (1997). Brief intervention in a primary care setting for hazardous drinkers. *American Journal of Preventive Medicine,* 13, 464–470.
Sorrentino, R. M., & Higgins, E. T. (Eds.). (1996). *Handbook of motivation and cognition: Vol. 3. The interpersonal context.* New York: Guilford Press.
Thevos, A. K., Quick, R. E., & Yanduli, V. (2000). Application of motivational interviewing to the adoption of water disinfection practices in Zambia. *Health Promotion International,* 15, 207–214.
Truax, C. B., & Carkhuff, R. R. (1967). *Toward effective counseling and psychotherapy.* Chicago: Aldine.
Valle, S. K. (1981). Interpersonal functioning of alcoholism counselors and treatment

outcome. *Journal of Studies on Alcohol, 42,* 783–787.
Westen, D., & Morrison, K. (2001). A multi-dimensional meta-analysis of treatments for depression, panic, and generalized anxiety disorder: An empirical examination of the status of empirically supported therapies. *Journal of Consulting and Clinical Psychology, 69,* 875–899.
Westra, H. A., & Dozois, D. J. A. (2006). Preparing clients for cognitive behavioral therapy: A randomized pilot study of motivational interviewing for anxiety. *Cognitive Therapy and Research, 30,* 481–498.
Woollard, J., Beilin, L., Lord, T., Puddey, I., MacAdam, D., & Rouse, I. (1995). A controlled trial of nurse counselling on lifestyle change for hypertensives treated in general practice: Preliminary results. *Clinical and Experimental Pharmacology and Physiology, 22,* 466–468.

第2章

Addis, M. E., & Jacobson, N. S. (2000). A closer look at the treatment rationale and homework compliance in cognitive-behavioral therapy for depression. *Cognitive Therapy and Research, 24,* 313–326.
Arkowitz, H., & Westra, H. A. (2004). Motivational interviewing as an adjunct to cognitive behavioral therapy for depression and anxiety. *Journal of Cognitive Psychotherapy, 18*(4), 337–350.
Arnkoff, D. B., Glass, C. R., & Shapiro, S. J. (2002). Expectations and preferences. In J. C. Norcross (Ed.), *Psychotherapy relationships that work: Therapists' contributions and responsiveness to patients* (pp. 325–346). New York: Oxford University Press.
Barlow, D. H. (2002). *Anxiety and its disorders: The nature and treatment of anxiety and panic* (2nd ed.). New York: Guilford Press.
Bohart, A. C. (2001). The evolution of an integrative experiential therapist. In M. R. Goldfried (Ed.), *How therapists change: Personal and professional reflections* (pp. 221–246). Washington, DC: American Psychological Association.
Bohart, A. C., & Greenberg, L. S. (Eds.). (1997). *Empathy reconsidered: New directions in psychotherapy.* Washington, DC: American Psychological Association.
Bohart, A. C., & Tallman, K. (1997). Empathy and the active client: An integrative, cognitive-experiential approach. In L. S. Greenberg & A. C. Bohart (Eds.), *Empathy reconsidered: New directions in psychotherapy* (pp. 393–415). Washington, DC: American Psychological Association.
Borkovec, T. D., & Roemer, L. (1995). Perceived functions of worry among generalized anxiety disorder subjects: Distraction from more emotionally distressing topics? *Journal of Behavior Therapy and Experimental Psychiatry, 26,* 25–30.
Borkovec, T. D., & Ruscio, A. M. (2001). Psychotherapy for generalized anxiety disorder. *Journal of Clinical Psychiatry, 62,* 37–42.
Bozarth, J. D. (1997). Empathy from the framework of client-centered theory and the Rogerian hypothesis. In L. S. Greenberg & A. C. Bohart (Eds.), *Empathy reconsidered: New directions in psychotherapy* (pp. 81–102). Washington, DC: American Psychological Association.
Burke, B. L., Arkowitz, H., & Menchola, M. (2003). The efficacy of motivational inter-

viewing: A meta-analysis of controlled clinical trials. *Journal of Consulting and Clinical Psychology, 71*, 843–861.
Burns, D. D. (1989). *The feeling good handbook*. New York: Penguin Books.
Burns, D. D., & Auerbach, A. (1996). Therapeutic empathy in cognitive-behavioral therapy: Does it really make a difference? In P. M. Salkovskis (Ed.), *Frontiers of cognitive therapy* (pp. 135–164). New York: Guilford Press.
Burns, D. D., & Spangler, D. L. (2000). Does psychotherapy homework lead to improvements in depression in cognitive-behavioral therapy or does improvement lead to increased homework compliance? *Journal of Consulting and Clinical Psychology, 68*, 46–56.
Castonguay, L. G., Goldfried, M. R., Wiser, S., Raue, P. J., Hayes, A. M. (1996). Predicting the effect of cognitive therapy for depression: A study of unique and common factors. *Journal of Consulting and Clinical Psychology, 64*(3), 497–504.
Collins, K. A., Westra, H. A., Dozois, D. J. A., & Burns, D. D. (2004). Gaps in accessing treatment for anxiety and depression: Challenges for the delivery of care. *Clinical Psychology Review, 24*(5), 583–616.
Constantino, M. J., Greenberg, R. P., & Aptekar, R. (2005, June). *Clinical strategies for enhancing patient expectations: Preliminary development of a supplemental treatment manual*. Paper presented at the annual meeting of the Society for the Exploration of Psychotherapy Integration, Toronto.
Craske, M. G., & Barlow, D. H. (2001). Panic disorder and agoraphobia. In D. H. Barlow (Ed.), *Clinical handbook of psychological disorders* (3rd ed., pp. 1–59). New York: Guilford Press.
Dozois, D. J. A., & Westra, H. A. (2004). The nature of anxiety and depression: Implications for prevention. In D. J. A. Dozois & K. S. Dobson (Eds.), *The prevention of anxiety and depression: Theory, research and practice* (pp. 9–41). Washington: American Psychological Association.
Dozois, D. J. A., Westra, H. A., Collins, K. A., Fung, T. S., & Garry, J. K. F. (2004). Stages of change in anxiety: Psychometric properties of the University of Rhode Island Change Assessment Scale. *Behavior Research and Therapy, 42*, 711–729
Dugas, M. J., Ladouceur, R., Léger, E., Freeston, M., Langlois, F., Provencher, M. D., et al. (2003). Group cognitive-behavioral therapy for generalized anxiety disorder: Treatment outcome and long-term follow-up. *Journal of Consulting and Clinical Psychology, 71*, 821–825.
Engle, D. E., & Arkowitz, H. (2006). *Ambivalence in psychotherapy: Facilitating readiness to change*. New York: Guilford Press.
Fisher, P. L., & Durham, R. C. (1999). Recovery rates in generalized anxiety disorder following psychological therapy: An analysis of clinically significant change in the STAI-T across outcome studies since 1990. *Psychological Medicine, 29*, 1425–1434.
Franklin, M. E., & Foa, E. B. (2002). Cognitive behavioral treatments for obsessive–compulsive disorder. In P. E. Nathan & J. M. Gorman (Eds.), *A guide to treatments that work* (2nd ed., pp. 367–386). London: Oxford University Press.

Garfield, S. L. (1994). Handbook of psychotherapy and behavior change. In A. E. Bergin & S. L. Garfield (Eds.), *Research on client variables in psychotherapy* (pp. 190–228). New York: Wiley.

Geller, S., & Greenberg, L. (2002). Therapeutic presence: Therapists' experience of presence in the psychotherapy encounter in psychotherapy. *Person-Centered and Experiential Psychotherapies, 1,* 71–86.

Gould, R. A., Otto, M. W., & Pollack, M. H. (1995). A meta-analysis of treatment outcome for panic disorder. *Clinical Psychology Review, 15*(8), 819–844.

Greenberg, L. S., & Elliott, R. (1997). Varieties of empathic responding. In L. S. Greenberg & A. C. Bohart (Eds.), *Empathy reconsidered: New directions in psychotherapy* (pp. 167–186). Washington, DC: American Psychological Association.

Greenberg, P. E., Sisitsky, T., Kessler, R. C., Finkelstein, S. N., Berndt, E. R., Davidson, J. R., et al. (1999). The economic burden of anxiety disorders in the 1990s. *Journal of Clinical Psychiatry, 60,* 427–435.

Haley, J., & Richeport-Haley, M. (2003). *The art of strategic therapy.* London: Taylor & Francis.

Henry, W. P., & Strupp, H. H. (1994). The therapeutic alliance as interpersonal process. In A. O. Horvath & L. S. Greenberg (Eds.), *The working alliance: Theory, research and practice* (pp. 51–84). New York: Wiley.

Hofmann, S. G., & Barlow, D. H. (2002). Social phobia (social anxiety disorder). In D. H. Barlow, *Anxiety and its disorders* (2nd ed., pp. 454–476). New York: Guilford Press.

Huppert, J. D., & Baker-Morissette, S. L. (2003). Beyond the manual: The insider's guide to panic control treatment. *Cognitive and Behavioral Practice, 10,* 2–13.

Huppert, J. D., Barlow, D. H., Gorman, J. M., Shear, M. K., & Woods, S. W. (2006). The interaction of motivation and therapist adherence predicts outcome in cognitive behavioral therapy for panic disorder: Preliminary findings. *Cognitive and Behavioural Practice, 13,* 198–204.

Kessler, R. C., McGonagle, K. A., Zhao, S., Nelson, C. B., Hughes, M., Eshleman, S., et al. (1994). Lifetime and 12-month prevalence of DSM-III-R psychiatric disorders in the United States: Results from the National Comorbidity Survey. *Archival of General Psychiatry, 51,* 8–19.

Linehan, M. M. (1997). Validation and psychotherapy. In L. S. Greenberg & A. C. Bohart (Eds.), *Empathy reconsidered: New directions in psychotherapy* (pp. 353–392). Washington, DC: American Psychological Association.

Mahoney, M. J. (2003). *Constructive psychotherapy: Theory and practice.* New York: Guilford Press.

Miller, W. R., Benefield, R. G., & Tonigan, J. S. (1993). Enhancing motivation for change in problem drinking: A controlled comparison of two therapist styles. *Journal of Consulting and Clinical Psychology, 61,* 455–461.

Miller, W. R., & Mount, K. A. (2001). A small study of training in motivational interviewing: Does one workshop change clinician and client behavior? *Behavioral and Cognitive Psychotherapy, 29,* 457–471.

Miller, W. R., & Rollnick, S. (1991). *Motivational interviewing: Preparing people to change addictive behavior.* New York: Guilford Press.

Miller, W. R., & Rollnick, S. (2002). *Motivational interviewing: Preparing people for*

change (2nd ed.). New York: Guilford Press.
Miller, W. R., Yahne, C. E., Moyers, T. B., Martinez, J., & Pirritano, M. (2004). A randomized trial of methods to help clinicians learn motivational interviewing. *Journal of Consulting and Clinical Psychology*, 72, 1050–1062.
Moyers, T. B., & Rollnick, S. (2002). A motivational interviewing perspective on resistance in psychotherapy. *Journal of Clinical Psychology*, 58, 185–194.
National Institute for Health and Clinical Excellence. (2004). *Anxiety: Management of anxiety (panic disorder, with or without agoraphobia, and generalized anxiety disorder) in adults in primary, secondary and community care.* London: Author. Retrieved July 13, 2005, from www.nice.org.uk/CG022quickrefguide
Newman, C. F. (2001). A cognitive perspective on resistance in psychotherapy. *Journal of Clinical Psychology*, 58, 165–174.
Prochaska, J. O. (2000). Change at differing stages. In R. E. Ingram & C. R. Snyder (Eds.) *Handbook of psychological change: Psychotherapy processes and practices for the 21st century* (pp. 109–127). New York: Wiley.
Rodebaugh, T. L., Holaway, R. M., & Heimberg, R. G. (2004). The treatment of social anxiety disorder. *Clinical Psychology Review*, 24(7), 883–908.
Rogers, C. R. (1959). A theory of therapy, personality, and interpersonal relationships as developed in the client-centered framework. In S. Koch (Ed.), *Psychology: The study of a science*. New York: McGraw-Hill.
Rollnick, S., Mason, P., & Butler, C. (1999). *Health behaviour change: A guide for practitioners*. Edinburgh, UK: Churchill Livingstone.
Rosenthal, R. (1994). Interpersonal expectancy effects: A 30-year perspective. *Current Directions in Psychological Science.* 3, 176–179.
Rubin, H. C., Rapaport, M. H., Levine, B., Gladsjo, J. K., Rabin, A., Auerbach, M., et al. (2000). Quality of well-being in panic disorder: The assessment of psychiatric and general disability. *Journal of Affective Disorders*, 57, 217–221.
Westen, D., & Morrison, K. (2001). A multidimensional meta-analysis of treatments for depression, panic, and generalized anxiety disorder: An empirical examination of the status of empirically supported therapies. *Journal of Consulting and Clinical Psychology*, 69, 875–899.
Westra, H. A. (2004). Applications of motivational interviewing to mixed anxiety and depression. *Cognitive Behavior Therapy*, 33, 161–175.
Westra, H. A., & Dozois, D. J. A. (2003). *Motivational interviewing adapted for anxiety/depression.* Unpublished treatment manual. Available at hwestra@yorku.ca
Westra, H. A., & Dozois, D. J. A. (2006). Preparing clients for cognitive behavioural therapy: A randomized pilot study of motivational interviewing for anxiety. *Cognitive Therapy and Research*, 30, 481–498.
Westra, H. A., & Phoenix, E. (2003). Motivational enhancement therapy in two cases of anxiety disorder: New responses to treatment refractoriness. *Clinical Case Studies*, 2, 306–322.

第3章

American Psychiatric Association. (2000). *Diagnostic and statistical manual of mental disorders* (4th ed., text rev.). Washington, DC: Author.

Cunningham, J. A., Sobell, L. C., & Chow, V. M. (1993). What's in a label?: The effects of substance types and labels on treatment considerations and stigma. *Journal of Studies on Alcohol, 54*, 693–699.

Cunningham, J. A., Sobell, L. C., Sobell, M. B., & Gaskin, J. (1994). Alcohol and drug abusers' reasons for seeking treatment. *Addictive Behavior, 19*, 691–696.

DiClemente, C. C., & Vasquez, M. M. (2002). Motivational interviewing and the Stages of Change. In W. R. Miller & S. Rollnick, *Motivational interviewing: Preparing people for change* (2nd ed., pp. 201–216). New York: Guilford Press.

Fontana, A., & Rosenheck, R. (1997). Effectiveness and cost of the inpatient treatment of posttraumatic stress disorder: Comparison of three models of treatment. *American Journal of Psychiatry, 154*, 758–765.

Franklin, C. L., Murphy, R. T., Cameron, R. P., Ramirez, G., Sharp, L. D., & Drescher, K. D. (1999, November). *Perceived helpfulness of a group targeting motivation to change PTSD symptoms.* Poster presented at the annual meeting of the International Society for Traumatic Stress Studies, Miami, FL.

Hoge, C. W., Castro, C. A., Messner, S. C., McGurk, D., Cotting, D. I., & Koffman, R. L. (2004). Combat duty in Iraq and Afghanistan, mental health problems, and barriers to care. *The New England Journal of Medicine, 351*(1), 13–22.

McFall, M., Malte, C., Fontana, A., & Rosenheck, R. A. (2000). Effects of an outreach intervention on use of mental health services by veterans with posttraumatic stress disorder. *Psychiatric Services, 51*, 369–374.

Miller, W. R., Benefield, R. G., & Tonigan, J. S. (1993). Enhancing motivation for change in problem drinking: A controlled comparison of two therapist styles. *Journal of Consulting and Clinical Psychology, 61*, 455–461.

Miller, W. R., & Rollnick, S. (2002). *Motivational interviewing: Preparing people for change* (2nd ed.). New York: Guilford Press.

Miller, W. R., Sovereign, R. G., & Krege, B. (1988). Motivational interviewing with problem drinkers: II. The Drinker's Check-Up as a preventive intervention. *Behavioural Psychotherapy, 16*, 251–268.

Murphy, R. T., Cameron, R. P., Sharp, L., Ramirez, G., Rosen, C., Drescher, K., et al. (2004). Readiness to change PTSD symptoms and related behaviors among veterans participating in a Motivation Enhancement Group. *The Behavior Therapist, 27*(4), 33–36.

Murphy, R. T., Thompson, K. E., Rainey, Q., & Murray, M. (2004). *Early results from an ongoing randomized trial of the PTSD ME Group.* Poster presented at the annual meeting of the International Society for Traumatic Stress Studies, New Orleans, LA.

Newman, C. F. (1994). Understanding client resistance: Methods for enhancing motivation to change. *Cognitive and Behavioral Practice, 1*, 47–69.

Prochaska, J. O., & DiClemente, C. C. (1983). Stages and processes of self-change in smoking: Toward an integrative model of change. *Journal of Consulting and Clinical Psychology, 40*, 432–440.

Prochaska, J. O., DiClemente, C. C., & Norcross, J. C. (1992). In search of how people change: Applications to addictive behaviors. *American Psychologist, 47,* 1102–1114.

Rosen, C. S., Murphy, R. T., Chow, H. C., Drescher, K. D., Ramirez, G., Ruddy, R., et al. (2001). Posttraumatic stress disorder patients' readiness to change alcohol and anger problems. *Psychotherapy, 38,* 233–244.

Rosenheck, R. A., & DiLella, D. (1998). *Department of Veterans Affairs National Mental Health Program Performance Monitoring System: Fiscal year 1997 report.* Veterans Affairs Connecticut Healthcare System, Northeast Program Evaluation Center.

Schnurr, P. P., Friedman, M. J., Foy, D. W., Shea, M. T., Hsieh, F. Y., Lavori, P. W., et al. (2003). Randomized trial of trauma-focused group therapy for posttraumatic stress disorder. *Archives of General Psychiatry, 60,* 481–489.

Zweben, A., & Zuckoff, A. (2002). Motivational interviewing and treatment adherence. In W. R. Miller & S. Rollnick, *Motivational interviewing: Preparing people for change* (2nd ed., pp. 299–319). New York: Guilford Press.

第4章

American Psychiatric Association. (2000). *Diagnostic and statistical manual of mental disorders* (4th ed., text rev.). Washington, DC: Author.

Bobes, J., Gonzalez, M. P., Bascaran, M. T., Arango, C., Saiz, P. A., & Bousono, M. (2001). Quality of life and disability in patients with obsessive–compulsive disorder. *European Psychiatry, 16,* 239–245.

Borkovec, T. D., & Nau, S. D. (1972). Credibility of analogue therapy rationales. *Journal of Behavior Therapy and Experimental Psychiatry, 3,* 257–260.

Burke, B. L., Arkowitz, H., & Menchola, M. (2003). The efficacy of motivational interviewing: A meta-analysis of controlled clinical trials. *Journal of Consulting and Clinical Psychology, 71,* 843–861.

Bystritsky, A., Liberman, R. P., Hwang, S., Wallace, C. J., Vapnik, T., Maindment, K., et al. (2001). Social functioning and quality of life comparisons between obsessive–compulsive and schizophrenic disorders. *Depression and Anxiety, 14,* 214–218.

Catapano, F., Sperandeo, R., Perris, F., Lanzaro, M., & Maj, M. (2001). Insight and resistance in patients with obsessive–compulsive disorder. *Psychopathology, 34,* 62–68.

Collins, K. A., Westra, H. A., Dozois, D. J., & Burns, D. D. (2004). Gaps in accessing treatment for anxiety and depression: Challenges for the delivery of care. *Clinical Psychology Review, 24,* 583–616.

Connors, G. J., Walitzer, K. S., & Dermen, K. H. (2002). Preparing clients for alcoholism treatment: Effects on treatment participation and outcomes. *Journal of Consulting and Clinical Psychology, 70,* 1161–1169.

Cottraux, J., Mollard, E., Bouvard, M., & Marks, I. (1993). Exposure therapy, fluvoxamine, or combination treatment in obsessive–compulsive disorder: One-year followup. *Psychiatry Research, 49,* 63–75.

Draycott, S., & Dabbs, A. (1998). Cognitive dissonance. 2: A theoretical grounding of motivational interviewing. *British Journal of Clinical Psychology, 37*(Pt. 3), 355–

364.

Eisen, J. L., Rasmussen, S. A., Phillips, K. A., Price, L. H., Davidson, J., Lydiard, R. B., et al. (2001). Insight and treatment outcome in obsessive–compulsive disorder. *Comprehensive Psychiatry, 42*, 494–497.

Elkin, I., Yamaguchi, J. I., Arnkoff, D. B., Glass, C. R., Sotsky, S. M., & Krupnick, J. L. (1999). "Patient–treatment fit" and early engagement in therapy. *Psychotherapy Research, 9*, 437–451.

Erzegovesi, S., Cavallini, M. C., Cavedini, P., Diaferia, G., Locatelli, M., & Bellodi, L. (2001). Clinical predictors of drug response in obsessive–compulsive disorder. *Journal of Clinical Psychopharmacology, 21*, 488–492.

Fals-Stewart, W., Marks, A. P., & Schafer, J. (1993). A comparison of behavioral group therapy and individual behavior therapy in treating obsessive–compulsive disorder. *Journal of Nervous and Mental Disease, 181*, 189–193.

First, M. B., Spitzer, R. L., Gibbon, M., & Williams, J. B. W. (1995). *Structured Clinical Interview for DSM-IV Axis I Disorders—Patient Edition* (SCID I/P, version 2.0). New York: Biometrics Research Department.

Foa, E. B. (1979). Failure in treating obsessive–compulsives. *Behaviour Research and Therapy, 17*, 169–176.

Foa, E. B., Grayson, J. B., Steketee, G. S., Doppelt, H. G., Turner, R. M., & Latimer, P. R. (1983). Success and failure in the behavioral treatment of obsessive–compulsives. *Journal of Consulting and Clinical Psychology, 51*, 287–297.

Foa, E. B., & Kozak, M. J. (1986). Emotional processing of fear: Exposure to corrective information. *Psychological Bulletin, 99*, 20–35.

Foa, E. B., Kozak, M. J., Goodman, W. K., Hollander, E., Jenike, M. A., & Rasmussen, S. A. (1995). DSM-IV field trial: obsessive–compulsive disorder. *American Journal of Psychiatry, 152*, 90–96.

Foa, E. B., Liebowitz, M. R., Kozak, M. J., Davies, S., Campeas, R., Franklin, M. E., et al. (2005). Randomized, placebo-controlled trial of exposure and ritual prevention, clomipramine, and their combination in the treatment of obsessive–compulsive disorder. *American Journal of Psychiatry, 162*, 151–161.

Franklin, M. E., Abramowitz, J. S., Kozak, M. J., Levitt, J. T., & Foa, E. B. (2000). Effectiveness of exposure and ritual prevention for obsessive–compulsive disorder: Randomized compared with nonrandomized samples. *Journal of Consulting and Clinical Psychology, 68*, 594–602.

Franklin, M. E., & Foa, E. B. (1998). Cognitive-behavioral treatments for obsessive–compulsive disorder. In P. E. Nathan & J. M. Gorman (Eds.), *A guide to treatments that work*. New York: Oxford University Press.

Gallup Organization Inc. (1990). *A Gallup study of obsessive–compulsive sufferers*. Princeton, NJ: Author.

Goodman, W. K., Price, L. H., Rasmussen, S. A., Mazure, C., Fleischmann, R. L., Hill, C. L., et al. (1989). The Yale–Brown Obsessive Compulsive Scale: I. Development, use, and reliability. *Archives of General Psychiatry, 46*, 1006–1011.

Greenstein, D. K., Franklin, M. E., & McGuffin, P. (1999). Measuring motivation to change: An examination of the University of Rhode Island Change Assessment

Questionnaire (URICA) in an adolescent sample. *Psychotherapy and Psychosomatics, 36,* 47–55.
Guy, W. (1976). *Assessment manual for psychopharmacology.* Washington, DC: U.S. Government Printing Office.
Hoogduin, C. A., & Duivenvoorden, H. J. (1988). A decision model in the treatment of obsessive–compulsive neuroses. *British Journal of Psychiatry, 152,* 516–521.
Issakidis, C., & Andrews, G. (2002). Service utilisation for anxiety in an Australian community sample. *Social Psychiatry and Psychiatric Epidemiology, 37,* 153–163.
Kampman, M., Keijsers, G. P., Hoogduin, C. A., & Verbraak, M. J. (2002). Addition of cognitive-behaviour therapy for obsessive–compulsive disorder patients nonresponding to fluoxetine. *Acta Psychiatrica Scandinavica, 106,* 314–319.
Kessler, R. C., Berglund, P., Demler, O., Jin, R., & Walters, E. E. (2005). Lifetime prevalence and age-of-onset distributions of DSM-IV disorders in the National Comorbidity Survey Replication. *Archives of General Psychiatry, 62,* 593–602.
Kessler, R. C., Chiu, W. T., Demler, O., & Walters, E. E. (2005). Prevalence, severity, and comorbidity of 12-month DSM-IV disorders in the National Comorbidity Survey Replication. *Archives of General Psychiatry, 62,* 617–627.
Kirsch, I. (1990). *Changing expectations: A key to effective psychotherapy.* Pacific Grove, CA: Brooks/Cole.
Koran, L. M., Thienemann, M. L., & Davenport, R. (1996). Quality of life for patients with obsessive–compulsive disorder. *American Journal of Psychiatry, 153,* 783–788.
Lambert, M. J. (1992). Psychotherapy outcome research: Implications for integrative and eclectic therapists. In J. C. Norcross & M. R. Goldfried (Eds.), *Handbook of psychotherapy integration* (pp. 94–129). New York: Basic Books.
Leon, A. C., Portera, L., & Weissman, M. M. (1995). The social costs of anxiety disorders. *British Journal of Psychiatry, 166*(Suppl. 27), 19–22.
Lindsay, M., Crino, R., & Andrews, G. (1997). Controlled trial of exposure and response prevention in obsessive–compulsive disorder. *British Journal of Psychiatry, 171,* 135–139.
Maltby, N., & Tolin, D. F. (2005). A brief motivational intervention for treatment-refusing OCD patients. *Cognitive Behaviour Therapy, 34,* 176–184.
March, J. S., Frances, A., Carpenter, D., & Kahn, D. A. (1997). The expert consensus guideline series: Treatment of obsessive–compulsive disorder. *Journal of Clinical Psychiatry, 58*(Suppl. 4).
Mataix-Cols, D., Rosario-Campos, M. C., & Leckman, J. F. (2005). A multidimensional model of obsessive–compulsive disorder. *American Journal of Psychiatry, 162,* 228–238.
McKay, D., Abramowitz, J. S., Calamari, J. E., Kyrios, M., Radomsky, A., Sookman, D., et al. (2004). A critical evaluation of obsessive–compulsive disorder subtypes: symptoms versus mechanisms. *Clinical Psychology Review, 24,* 283–313.
Miller, W. B., & Rollnick, S. (2002). *Motivational interviewing: Preparing people for change* (2nd ed.). New York: Guilford Press.
Neziroglu, F., Stevens, K., & Yaryura-Tobias, J. A. (1999). Overvalued ideas and their impact on treatment outcome. *Revista Brasileira de Psiquiatria, 21,* 209–214.

Prochaska, J. O., DiClemente, C. C., & Norcross, J. C. (1992). In search of how people change. Applications to addictive behaviors. *American Psychologist, 47,* 1102–1114.

Simpson, H. B., Gorfinkle, K. S., & Liebowitz, M. R. (1999). Cognitive-behavioral therapy as an adjunct to serotonin reuptake inhibitors in obsessive–compulsive disorder: An open trial. *Journal of Clinical Psychiatry, 60,* 584–590.

Simpson, H. B., Liebowitz, M. R., Foa, E. B., Kozak, M. J., Schmidt, A. B., Rowan, V., et al. (2004). Post-treatment effects of exposure therapy and clomipramine in obsessive–compulsive disorder. *Depression and Anxiety, 19,* 225–233.

Steketee, G., Grayson, J. B., & Foa, E. B. (1987). A comparison of characteristics of obsessive–compulsive disorder and other anxiety disorders. *Journal of Anxiety Disorders, 1,* 325–335.

Tolin, D. F., Abramowitz, J. S., Kozak, M. J., & Foa, E. B. (2001). Fixity of belief, perceptual aberration, and magical ideation in obsessive–compulsive disorder patients. *Journal of Anxiety Disorders, 15,* 501–510.

Tolin, D. F., Diefenbach, G. J., Maltby, N., & Hannan, S. E. (2005). Stepped care for obsessive–compulsive disorder: A pilot study. *Cognitive and Behavioral Practice, 12,* 403–414.

Tolin, D. F., & Hannan, S. E. (2005). The role of the therapist in behavior therapy. In J. S. Abramowitz & A. C. Houts (Eds.), *Handbook of obsessive–compulsive spectrum disorders* (pp. 317–332). New York: Springer.

Tolin, D. F., Maltby, N., Diefenbach, G. J., Hannan, S. E., & Worhunsky, P. (2004). Cognitive-behavioral therapy for medication nonresponders with obsessive–compulsive disorder: A wait-list-controlled open trial. *Journal of Clinical Psychiatry, 65,* 922–931.

van Balkom, A. J., de Haan, E., van Oppen, P., Spinhoven, P., Hoogduin, K. A., & van Dyck, R. (1998). Cognitive and behavioral therapies alone versus in combination with fluvoxamine in the treatment of obsessive compulsive disorder. *Journal of Nervous and Mental Disease, 186,* 492–499.

Warren, R., & Thomas, J. C. (2001). Cognitive-behavior therapy of obsessive–compulsive disorder in private practice: An effectiveness study. *Journal of Anxiety Disorders, 15,* 277–285.

Westra, H. A. (2003). Motivational enhancement therapy in two cases of anxiety disorder: New responses to treatment refractoriness. *Clinical Case Studies, 2,* 306–322.

Westra, H. A. (2004). Managing resistance in cognitive behavioural therapy: The application of motivational interviewing in mixed anxiety and depression. *Cognitive Behaviour Therapy, 33,* 161–175.

Westra, H. A., & Phoenix, E. (2003). Motivational enhancement therapy in two cases of anxiety disorder. *Clinical Case Studies, 2,* 306–322.

第 5 章

American Psychiatric Association. (1994). *Diagnostic and statistical manual of mental disorders* (4th ed.). Washington, DC: Author.

Arkowitz, H., & Westra, H. A. (2004). Integrating motivational interviewing and cognitive-behavioral therapy in the treatment of depression and anxiety. *Journal of Cognitive Psychotherapy, 18*, 337–350.

Attkisson, C. C., & Greenfield, T. K. (1994). The client satisfaction questionnaire-8 and the service satisfaction questionnaire-30. In M. Maruish (Ed.), *The use of psychological testing for treatment planning and outcome assessment*. Hillsdale, NJ: Earlbaum.

Burke, B. L., Arkowitz, H., & Menchola, M. (2003). The efficacy of motivational interviewing: A meta-analysis of controlled clinical trials. *Journal of Consulting and Clinical Psychology, 71*, 843–861.

Daley, D. C., Salloum, I. M., Zuckoff, A., Kirisci, L., & Thase, M. E. (1998). Increasing treatment compliance among outpatients with comorbid depression and cocaine dependence: Results of a pilot study. *American Journal of Psychiatry, 155*, 1611–1613.

Daley, D. C., & Zuckoff, A. (1998). Improving compliance with the initial outpatient session among discharged inpatient dual diagnosis patients. *Social Work, 43*, 470–473.

Daley, D. C., & Zuckoff, A. (1999). A motivational approach to improving compliance. In D. C. Daley & A. Zuckoff, *Improving treatment compliance: Counseling and systems strategies for substance abuse and dual disorders* (pp. 105–123). Center City, MN: Hazelden.

Garcia, J. A., & Weisz, J. R. (2002). When youth mental health care stops: Therapeutic relationship problems and other reasons for ending youth outpatient treatment. *Journal of Consulting and Clinical Psychology, 70*, 439–443.

Grote, N. K., Bledsoe, S. E., Swartz, H. A., & Frank, E. (2004). Feasibility of providing culturally relevant, brief interpersonal psychotherapy for antenatal depression in an obstetrics clinic: A pilot study. *Research on Social Work Practice, 14*, 397–407.

Grote, N. K., Zuckoff, A., Swartz, H. A., Bledsoe, S. E., & Geibel, S. L. (in press). Engaging women who are depressed and economically disadvantaged in mental health treatment. *Social Work*.

Hettema, J., Steele, J., & Miller, W. R. (2005). Motivational interviewing. *Annual Review of Clinical Psychology, 1*, 91–111.

Mackenzie, C. S., Knox, V. J., Gekoski, W. L., & Macaulay, H. L. (2004). An adaptation and extension of the Attitudes Toward Seeking Professional Psychological Help scale. *Journal of Applied Social Psychology, 34*, 2410–2435.

McCarthy, K. S., Iacoviello, B., Barrett, M., Rynn, M., Gallop, R., & Barber J. P. (2005, June). *Treatment preferences impact the development of the therapeutic alliance*. Paper presented at the annual meeting of the Society for Psychotherapy Research, Montreal, Canada.

McKay, M. M., & Bannon, W. M. (2004). Engaging families in child mental health services. *Child and Adolescent Psychiatric Clinics of North America, 13*, 905–921.

McKay, M. M., McCadam, K., & Gonzales, J. J. (1996). Addressing the barriers to mental health services for inner city children and their caretakers. *Community Mental Health Journal, 32*, 353–361.

Miller, W. R., & Rollnick, S. (2002). *Motivational interviewing: Preparing people for change* (2nd ed.). New York: Guilford Press.

Miranda, J., Azocar, F., Komaromy, M., & Golding, J. M. (1998). Unmet mental health needs of women in public-sector gynecologic clinics. *American Journal of Obstetrics and Gynecology, 17,* 212–217.

Miranda, J., Azocar, F., Organista, K. C., Dwyer, E., & Areane, P. (2003). Treatment of depression among impoverished primary care patients from ethnic minority groups. *Psychiatric Services, 54,* 219–225.

Miranda, J., Azocar, F., Organista, K., Munoz, R., & Lieberman, A. (1996). Recruiting and retaining low-income Latinos in psychotherapy research. *Journal of Consulting and Clinical Psychology, 64,* 868–874.

Nock, M. K., & Kazdin, A. E. (2005). Randomized controlled trial of a brief intervention for increasing participation in parent management training. *Journal of Consulting and Clinical Psychology, 73,* 872–879.

Schensul, S. L., Schensul, J. J., & LeCompte, M. D. (1999). *Essential ethnographic methods: Observations, interviews, and questionnaires.* Walnut Creek, CA: AltaMira Press.

Scholle, S. H., Hasket, R. F., Hanusa, B. H., Pincus, H. A., & Kupfer, D. J. (2003). Addressing depression in obstetrics/gynecology practice. *General Hospital Psychiatry, 25,* 83–90.

Simon, G. E., Ludman, E. J., Tutty, S., Operskalski, B., & Von Korff, M. (2004). Telephone psychotherapy and telephone care management for primary care patients starting antidepressant treatment: A randomized controlled trial. *Journal of the American Medical Association, 292,* 935–942.

Swartz, H. A., Frank, E., Shear, M. K., Thase, M. E., Fleming, M. A. D., & Scott, J. (2004). A pilot study of brief interpersonal psychotherapy for depression in women. *Psychiatric Services, 55,* 448–450.

Swartz, H. A., Shear, M. K., Wren, F. J., Greeno, C., Sales, E., Sullivan, B. K., et al. (2005). Depression and anxiety among mothers who bring their children to a pediatric mental health clinic. *Psychiatric Services, 56,* 1077–1083.

Swartz, H. A., Zuckoff, A., Frank, E., Spielvogle, H. N., Shear, M. K., Fleming, M. A. D., et al. (2006). An open-label trial of enhanced brief interpersonal psychotherapy in depressed mothers whose children are receiving psychiatric treatment. *Depression and Anxiety, 23,* 398–404.

Walitzer, K. S., Derman, K. H., & Connors, G. J. (1999). Strategies for preparing clients for treatment—a review. *Behavior Modification, 23,* 129–151.

Westra, H. A., & Dozois, D. J. A. (2006). Preparing clients for cognitive behavioural therapy: A randomized pilot study of motivational interviewing for anxiety. *Cognitive Therapy and Research, 30,* 481–498.

Young, A. S., Klap, R., Sherbourne, C. D., & Wells, K. B. (2001). The quality of care for depressive and anxiety disorders in the United States. *Archives of General Psychiatry, 58,* 55–61.

Zuckoff, A., & Daley, D. C. (2001). Engagement and adherence issues in treating persons with non-psychosis dual disorders. *Psychiatric Rehabilitation Skills, 5,* 131–162.

Zweben, A., & Zuckoff, A. (2002). Motivational interviewing and treatment adherence. In W. R. Miller & S. Rollnick, *Motivational interviewing: Preparing people for change* (2nd ed., pp. 299–319). New York: Guilford Press.

第 6 章

Amrhein, P. C., Miller, W. R., Yahne, C. E., Palmer, M., & Fulcher, L. (2003). Client commitment language during motivational interviewing predicts drug use outcome. *Journal of Consulting and Clinical Psychology, 71*, 862–878.

American Psychiatric Association. (2000). *Diagnostic and statistical manual of mental disorders* (4th ed., text rev.). Washington, DC: Author.

Anton, R. F., O'Malley, S. S., Ciraulo, D. A., Cisler, R. A., Couper, D., Donovan, D. M., et al. (2006). Combined pharmacotherapies and behavioral interventions for alcohol dependence. The COMBINE study: A randomized controlled trial. *Journal of the American Medical Association, 295*, 2003–2017.

Arkowitz, H. (2002). An integrative approach to psychotherapy based on common processes of change. In F. Kaslow (Ed.) & J. Lebow (Vol. Ed.), *Comprehensive handbook of psychotherapy: Vol. 4, Integrative and eclectic therapies* (pp. 317–337). New York: Wiley.

Arkowitz, H., & Westra, H. (2004). Integrating motivational interviewing and cognitive behavioral therapy in the treatment of depression and anxiety. *Journal of Cognitive Psychotherapy, 18*, 337–350.

Barrett, B., Byford, S., & Knapp, M. (2005). Evidence of cost-effective treatments for depression: A systematic review. *Journal of Affective Disorders, 84*, 1–13.

Beck, A. T., Rush, A. J., Shaw, B. F., & Emery, G. (1979). *Cognitive therapy of depression.* New York: Guilford Press.

Beutler, L. E., & Harwood, M. T. (2000). *Prescriptive psychotherapy: A practical guide to systematic treatment selection.* New York: Oxford University Press.

Beutler, L. E., Moleiro, C., Malik, M., & Harwood, T. M. (2000, June). *The UC Santa Barbara study of fitting patients to therapists: First results.* Paper presented at the annual meeting of the Society for Psychotherapy Research, Chicago.

Bohart, A. C., Elliot, R., Greenberg, L. S., & Watson, J. C. (2002). Empathy. In J. C. Norcross (Ed.), *Psychotherapy relationships that work* (pp. 89–108). New York: Oxford University Press.

Borkovec, T. D., Abel, J. L., & Newman, H. (1995). Effects of psychotherapy on comorbid conditions in generalized anxiety disorder. *Journal of Consulting and Clinical Psychology, 63*, 479–483.

Burke, B., Arkowitz, H., & Menchola, M. (2003). The efficacy of motivational interviewing: A meta-analysis of controlled clinical trials. *Journal of Consulting and Clinical Psychology, 71*, 843–861.

Burns, D. D., & Nolen-Hoeksema, S. (1991). Coping styles, homework compliance, and the effectiveness of cognitive-behavioral therapy. *Journal of Consulting and Clinical Psychology, 59*, 305–311.

Burns, D., & Nolen-Hoeksma, S. (1992). Therapeutic empathy and recovery from depression: A structural equation model. *Journal of Consulting and Clinical Psychology, 92*, 441–449.

Burns, D. D., & Spangler, D. L. (2002). Does psychotherapy homework lead to improvements in depression in cognitive-behavioral therapy or does improvement lead to increased homework compliance? *Journal of Consulting and Clinical Psychology, 68,* 46–56.

Clark, D. C., & Fawcett, J. (1992). Review of empirical risk factors for evaluation of the suicidal patient. In B. M. Bongar (Ed.), *Suicide: Guidelines for assessment, management, and treatment* (pp. 16–48). London: Oxford University Press.

Connors, G. J., Walitzer, K. S., & Dermen, K. H. (2002). Preparing clients for alcoholism treatment: Effects on treatment participation and outcomes. *Journal of Consulting and Clinical Psychology, 70,* 1161–1169.

Craighead, W. E., Hart, A. S., Craighead, L. W., & Ilardi, S. S. (2002). Psychosocial treatments for major depressive disorder. In P. E. Nathan & J. M. Gorman (Eds.), *A guide to treatments that work* (2nd ed., pp. 245–262). New York: Oxford University Press.

Daley, D. C., Sallhoum, I. M., Zuckoff, A., Kikrisci, L., & Thase, M. E. (1998). Increasing treatment adherence among outpatients with depression and cocaine dependence: A pilot study. *American Journal of Psychiatry, 155,* 1611–1613.

Davison, G. C., & Valins, S. (1969). Maintenance of self-attributed and drug-attributed behavior change. *Journal of Personality and Social Psychology, 11,* 25–33.

Elliott, R., Greenberg, L. S., & Lietaer, G. (2004). Research on experiential psychotherapies. In C. R. Snyder & R. E. Ingram (Eds.), *Handbook of psychological change: Psychotherapy processes and practices for the 21st century* (pp. 493–539). New York: Wiley.

Ellis, A. (1994). *Reason and emotion in psychotherapy* (2nd ed.). New York: Birch Lane Press.

Engle, D. E., & Arkowitz, H. (2006). *Ambivalence in psychotherapy: Facilitating readiness to change.* New York: Guilford Press.

Goldman, R. N., Greenberg, L. S., & Angus, L. (2006). The effects of adding emotion-focused interventions to the client-centered relationship conditions in the treatment of depression. *Psychotherapy Research, 16,* 536–546.

Greenberg, L. S., Rice, L. N., & Elliott, R. (1993). *Facilitating emotional change: The moment-by-moment process.* New York: Guilford Press.

Greenberg, L. S., & Watson, J. C. (1998). Experiential therapy of depression: Differential effects of client centered relationship conditions and process experiential interventions. *Psychotherapy Research, 8,* 210–214.

Greenberger, D., & Padesky, C. A. (1995). *Mind over mood: Change how you feel by changing the way you think.* New York: Guilford Press.

Grote, N. K., Zuckoff, A., Swartz, H. A., Bledsoe, S. E., & Geibel, S. L. (in press). Engaging women who are depressed and economically disadvantaged in mental health treatment. *Social Work.*

Hettema, J., Steele, J., & Miller, W. R. (2005). Motivational interviewing. *Annual Review of Clinical Psychology, 1,* 91–111.

Hollon, S. D., DeRubeis, R. J., Shelton, R. C., Amsterdam, J. D., Salomon, R. M., O'Reardon, J. P., et al. (2005). Prevention of relapse following cognitive therapy vs. medications in moderate to severe depression. *Archives of General Psychiatry, 62,* 417–422.

Kessler, R. C. (2002). Epidemiology of depression. In I. H. Gotlib & C. L. Hammen

(Eds.), *Handbook of depression* (pp. 23–42). New York: Guilford Press.
Kessler, R. C. (1995). The epidemiology of psychiatric comorbidity. In M. T. Tsaung, M. Tohen, & G. E. P. Zahner, (Eds.), *Textbook in psychiatric epidemiology* (pp. 179–197). New York: Wiley.
Kopta, S. M., Howard, K. I., Lowry, J. L., & Beutler, L. E. (1994). Patterns of symptomatic recovery in psychotherapy. *Journal of Consulting and Clinical Psychology, 62*, 1009–1016.
Lambert, M., & Barley, D. E. (2002). Research summary on the therapeutic relationship and psychotherapy. In J. Norcross (Ed.), *Psychotherapy relationships that work* (pp. 17–36). New York: Oxford University Press.
Leichsenring, F., Rabung, S., & Leibling, E. (2004). The efficacy of short-term psychodynamic psychotherapy in specific psychiatric disorders: A meta-analysis. *Archives of General Psychiatry, 61*, 1208–1215.
Lewinsohn, P. M. (1974). A behavioral approach to depression. In R. J. Friedman & M. Katz (Eds.), *The psychology of depression: Contemporary theory and research* (pp. 157–178). New York: Wiley.
Lewinsohn, P. M., Hoberman, H. M., & Rosenbaum, M. (1988). A prospective study of risk factors for unipolar depression. *Journal of Abnormal Psychology, 97*, 251–264.
McGrath, P. J., Stewart, J. W., Fava, M., Trivedi, M. H., Wisniewski, S. R., Nierenberg, A. A., et al. (2006). Tranylcypromine versus venlafaxine plus pirtazapine following three failed antidepressant medication trials for depression: A STAR*D report. *American Journal of Psychiatry, 163*, 1531–1541.
Miller, W. R. (1983). Motivational interviewing with problem drinkers. *Behavioural Psychotherapy, 11*, 147–172.
Miller, W. R. (Ed.). (2004). *Combined behavioral intervention manual: A clinical research guide for therapists treating people with alcohol abuse and dependence* (COMBINE Monograph Series, Vol. 1; DHHS No. 04-5288). Bethesda, MD: National Institute on Alcohol Abuse and Alcoholism.
Miller, W. R., Benefield, R. G., & Tonigan, J. S. (1993). Enhancing motivation for change in problem drinking: A controlled comparison of two therapist styles. *Journal of Consulting and Clinical Psychology, 61*, 455–461.
Miller, W. R., & Rollnick, S. (2002). *Motivational interviewing: Preparing people to change* (2nd ed.). New York: Guilford Press.
Miller, W. R., & Seligman, M. E. (1995). Depression and learned helplessness in man. *Journal of Abnormal Psychology, 84*, 228–238.
Moyers, T. B., Miller, W. R., & Hendrickson, S. R. (2005). How does motivational interviewing work?: Therapist interpersonal skill predicts client involvement within motivational interviewing sessions. *Journal of Consulting and Clinical Psychology, 73*, 590–598.
Nemeroff, C. B., & Schatzberg, A. R. (2002). Pharmacological treatments for unipolar depression. In P. E. Nathan & J. M. Gorman (Eds.), *A guide to treatments that work* (2nd ed., pp. 229–244). New York: Oxford University Press.
Olfson, M., Marcus, S. C., Tedeschi, M., & Wan, G. J. (2006). Continuity of antidepressant treatment for adults with depression in the United States. *American Journal of Psychiatry, 163*, 101–108.

Pasquini, M., Picardi, A., Biondi, M., Gaetano, P., & Morisini, P. (2004). Relevance of anger and irritability in outpatients with major depressive disorder. *Psychopathology, 3*, 155–160.

Patterson, G., & Chamberlain, P. (1994). A functional analysis of resistance during parent training. *Clinical Psychology: Research and Practice, 1*, 53–70.

Perls, F., Hefferline, R., & Goodman, P. (1951). *Gestalt therapy.* New York: Julian Press.

Project MATCH Research Group. (1997). Matching alcoholism treatments to client heterogeneity: Project MATCH post-treatment drinking outcomes. *Journal of Studies on Alcohol, 58*, 7–29.

Project MATCH Research Group. (1998). Matching alcoholism treatments to client heterogeneity: Project MATCH three-year drinking outcomes. *Alcoholism: Clinical and Experimental Research, 23*, 1300–1311.

Rogers, C. R. (1951). *Client-centered therapy.* Boston: Houghton Mifflin.

Shea, T. M., Widiger, T. A., & Klein, M. H. ((1992). Comorbidity of personality disorders and depression: Implications for treatment. *Journal of Consulting and Clinical Psychology, 60*, 857–868.

Shoham-Salomon, V., Avner, R., & Neeman, R. (1989). You're changed if you do and changed if you don't: Mechanisms underlying paradoxical interventions. *Journal of Consulting and Clinical Psychology, 57*, 590–598.

Swartz, H. A., Zuckoff, A., Frank, E., Spielvogle, H. N., Shear, M. K., Fleming, M. A. D., et al. (2006). An open-label trial of enhanced brief interpersonal psychotherapy in depressed mothers whose children are receiving psychiatric treatment. *Depression and Anxiety, 23*, 398–404.

Wachtel, P. L. (1997). *Psychoanalysis, behavior therapy, and the relational world.* Washington, DC: American Psychological Association.

Weissman, M. M., Markowitz, J. C., & Klerman, G. L. (2000). *Comprehensive guide to interpersonal psychotherapy.* New York: Basic Books.

Westen, D., & Morrison, K. (2001). A multidimensional meta-analysis of treatments for depression, panic, and generalized anxiety disorder: An empirical examination of the status of empirically supported therapies. *Journal of Consulting and Clinical Psychology, 69*(6), 875–899.

第 7 章

American Association of Suicidology. (2004). *U.S.A. Suicide: 2002 Official Final Data.* Washington, DC: Author.

American Psychiatric Association. (2003). *Practice guideline for the assessment and treatment of patients with suicidal behaviors.* Arlington, VA: American Psychiatric Publishing.

Gaynes, B. N., West, S. L., Ford, C. A., Frame, P., Klein, J., & Lohr, K. N. (2004). Screening for suicide risk in adults: A summary of the evidence for the U.S. Preventive Services Task Force. *Annals of Internal Medicine, 140*, 822–835.

Gelder, M., Mayou, R., & Cowen, P. (2001). *Shorter Oxford textbook of psychiatry.* Oxford, UK: Oxford University Press.

Gould, M. S., Velting, D., Kleinman, M., Lucas, C., Thomas, J. G., & Chung, M. (2004). Teenagers' attitudes about coping strategies and help-seeking behavior

for suicidality. *Journal of the American Academy of Child and Adolescent Psychiatry, 43,* 1124–1133
Gould, M. S., Marrocco, F. A., Kleinman, M., Thomas, J. G., Mostkoff, K., Cote, J., et al. (2005). Evaluating iatrogenic risk of suicide screening programs: A randomized controlled trial. *Journal of the American Medical Association, 293,* 1635–1643.
Jobes, D. A. (2006). *Managing suicidal risk: A collaborative approach.* New York: Guilford Press.
Jobes, D. A., & Drozd, J. F. (2004). The CAMS approach to working with suicidal patients. *Journal of Contemporary Psychotherapy, 34,* 73–85.
Lester, D. (1997). *Making sense of suicide: An in-depth look at why people kill themselves.* Philadelphia: Charles Press.
Linehan, M. M. (1993). *Cognitive-behavioral treatment of borderline personality disorder.* New York: Guilford Press.
Linehan, M. M. (2000). Behavioral treatments of suicidal behaviors: Definitional obfuscation and treatment outcomes. In R. W. Maris, S. S. Canetto, J. L. McIntosh, & M. M. Silverman (Eds.), *Review of suicidology* (pp. 84–111). New York: Guilford Press.
Linehan, M. M., & Bagge, C. L. (2000). Reasons for living versus reasons for dying, a letter to the Editor. *Suicide and Life-Threatening Behavior, 2,* 180–181.
Mann, J. J., Apter, A., Bertolote, J., Beautrais, A., Currier, D., Haas, A., et al. (2005). Suicide prevention strategies: A systematic review. *Journal of the American Medical Association, 294,* 2064–2074.
Risk Management Foundation of the Harvard Medical Institutions. (1996). *Guidelines for identification, assessment, and treatment planning for suicidality.* Cambridge, MA: Author.
Risk Management Foundation of the Harvard Medical Institutions. (2000). *Decision support outline: Emergency/crisis coverage of a suicidal patient.* Cambridge, MA: Author.
Shaffer, D., Garland, A., Gould, M., Fisher, P., & Trautman, P. (1988). Preventing teenage suicide: A critical review. *Journal of the American Academy of Child and Adolescent Psychiatry, 27,* 675–687.
Soomro, G. M. (2005). Deliberate self harm (and attempted suicide). *Clinical Evidence, 13,* 1–3.

www.suicidology.org—American Association of Suicidology
www.afsp.org—American Foundation for Suicide Prevention
www.nimh.nih.gov/suicideprevention—National Institute of Mental Health
www.psych.org/psych_pract—American Psychiatric Association

第8章

Bemis, K. M. (1986). *A comparison of the subjective experience of individuals with eating disorders and phobic disorders: The "weight-phobia" versus the "approach-avoidance" models of anorexia nervosa.* Unpublished doctoral dissertation, University of Minnesota, Minneapolis.
Beumont, P., Hay, P., Beumont, D., Birmingham, L., Derham, H., Jordan, A., et al.

(2004). Australian and New Zealand clinical practice guidelines for the treatment of anorexia nervosa. *Australian and New Zealand Journal of Psychiatry, 38*, 659–670.

Blake, W., Turnbull, S., & Treasure, J. L. (1997). Stages and processes of change in eating disorders: Implications for therapy. *Clinical Psychology and Psychotherapy, 4*, 186–191.

Claudino, A., Hay, P., Lima, M., Bacaltchuk, J., Schmidt, U., & Treasure, J. (2006). Antidepressants for anorexia nervosa. *Cochrane Database of Systematic Reviews*; (1), CD004365.

Collier, D. A., & Treasure, J. L. (2004). The aetiology of eating disorders. *British Journal of Psychiatry, 185*, 363–365.

COMBINE Study Research Group. (2003). Testing combined pharmacotherapies and behavioral interventions in alcohol dependence: Rationale and methods. *Alcoholism: Clinical and Experimental Research, 27*, 1107–1122.

Cooper, M. J., Wells, A., & Todd, G. (2004) A cognitive model of BN. *British Journal of Clinical Psychology, 43*, 1–16.

Crisp, A. H., Norton, K., Gowers, S., Halek, C., Bowyer, C., Yeldham, D., et al. (1991). A controlled study of the effect of therapies aimed at adolescent and family psychopathology in anorexia nervosa. *British Journal of Psychiatry, 159*, 325–333.

Dunn, E. C., Neighbors, C., & Larimer, M. E. (2006). Motivational enhancement therapy and self-help treatment for binge eaters. *Psychology of Addictive Behaviors, 20*, 44–52.

Eisler, I., Dare, C., Hodes, M., Russell, G., Dodge, E., & Le Grange, D. (2000). Family therapy for adolescent anorexia nervosa: The results of a controlled comparison of two family interventions. *Journal of Child Psychology and Psychiatry, 41*, 727–736.

Fairburn, C. G., & Bohn, K. (2005). Eating disorder NOS (EDNOS): An example of the troublesome "not otherwise specified" (NOS) category in DSM-IV. *Behaviour Research and Therapy, 43*, 691–701.

Fairburn, C. G., & Brownell, K. D. (Eds.). (2001). *Eating disorders and obesity: A comprehensive handbook* (2nd ed.). New York: Guilford Press.

Fairburn, C. G., Cooper, Z., & Shafran, R. (2003). Cognitive behaviour therapy for eating disorders: A transdiagnostic theory and treatment. *Behaviour Research and Therapy, 41*, 509–528.

Favaro, A., Ferrara, S., & Santonastaso, P. (2003). The spectrum of eating disorders in young women: A prevalence study in a general population sample. *Psychosomatic Medicine, 65*, 701–708.

Feld, R., Woodside, D. B., Kaplan, A. S., Olmsted, M. P., & Carter, J. C. (2001). Pretreatment motivational enhancement therapy for eating disorders: A pilot study. *International Journal of Eating Disorders, 29*, 393–400.

Gale, C., Holliday, J., Troop, N. A., Serpell, L., & Treasure, J. (2006). The pros and cons of change in individuals with eating disorders: A broader perspective. *International Journal of Eating Disorders, 39*, 394–403.

Geller, J. (2002). Estimating readiness for change in anorexia nervosa: Comparing clients, clinicians, and research assessors. *International Journal of Eating Disorders, 31*, 251–260.

Gowers, S. G., Smyth, B., & Shore, A. (2004). The impact of a motivational assessment interview on initial response to treatment in adolescent anorexia nervosa. *European Eating Disorder Review, 12*, 87–93.

Halmi, K. A., Agras, W. S., Mitchell, J., Wilson, G. T., Crow, S., Bryson, S. W., et al. (2002). Relapse predictors of patients with BN who achieved abstinence through cognitive behavioral therapy. *Archives of General Psychiatry, 59*, 1105–1109.

Harris, E. C., & Barraclough, B. (1998). Excess mortality of mental disorder. *British Journal of Psychiatry, 173*, 11–53.

Hay, P. J., Bacaltchuk, J., & Stefano, S. (2004). Psychotherapy for bulimia nervosa and binging. *Cochrane Database of Systematic Reviews*; (3), CD000562.

Jacobi, C., Hayward, C., de Zwaan, M., Kraemer, H. C., & Agras, W. S. (2004). Coming to terms with risk factors for eating disorders: Application of risk terminology and suggestions for a general taxonomy. *Psychological Bulletin, 130*, 19–65.

Katzman, M. A., Bara-Carril, N., Rabe-Hesketh, S., Schmidt, U., deSilva, P., Troop, N., et al. (2007). *A randomized controlled two-stage trial in the treatment of bulimia nervosa, comparing CBT versus motivational enhancement in phase 1 followed by group versus individual CBT in phase 2.* Manuscript submitted for publication.

Keel P. K., & Klump, K. L. (2003). Are eating disorders culture-bound syndromes?: Implications for conceptualizing their etiology. *Psychological Bulletin, 129*, 747–769.

Lavender, A., & Schmidt, U. (2006). Cognitive-behavioral case formulation in complex eating disorders. In N. Tarrier (Ed.), *Case formulation in cognitive behaviour therapy: The treatment of challenging and complex cases* (pp. 238–262). East Sussex, UK: Routledge.

Miller, W. R. (2001). Comments on Dunn et al.'s "The use of brief interventions adapted from motivational interviewing across behavioral domains: A systematic review." When is it motivational interviewing? *Addiction, 96*, 1770–1772; discussion, 1774–1775.

Miller, W. R., & Rollnick, S. (2002). *Motivational interviewing: Preparing people for change* (2nd ed.). New York: Guilford Press.

Miller, W. R., Zweben, A., DiClemente, C. C., & Rychtarik, R. (2002). *Motivational enhancement manual: A clinical research guide for therapists treating individuals with alcohol abuse and dependence* (Project MATCH Monograph Series, Vol. 2). Rockville, MD: National Institute of Alcohol Abuse and Alcoholism.

Minuchin, S., Rosman, B. L., & Baker, L. (1978). *Psychosomatic families.* Cambridge, MA: Harvard University Press.

Mussell, M. P., Mitchell, J. E., Crosby, R. D., Fulkerson, J. A., Hoberman, H. M., & Romano, J. L. (2000). Commitment to treatment goals in prediction of group Cognitive-Behavioral Therapy treatment outcome for women with bulimia nervosa. *Journal of Consulting and Clinical Psychology, 68*, 432–437.

National Collaborating Centre for Mental Health. (2004). *National Clinical Practice Guideline: Eating disorders: Core interventions in the treatment and management of anorexia nervosa, bulimia nervosa, and related eating disorders.* London: National

Institute for Health and Clinical Excellence.

Palmer, B. (2003). Concepts of eating disorders. In J. Treasure, U. Schmidt, & E. Van Furth (Eds.), *Handbook of eating disorders* (2nd ed.). Chichester, UK: Wiley.

Pike, K. M., Walsh, B. T., Vitousek, K., Wilson, G. T., & Bauer, J. (2003). Cognitive behavior therapy in the posthospitalization treatment of anorexia nervosa. *American Journal of Psychiatry, 160,* 2046–2049.

Prochaska, J. O., DiClemente, C. C., & Norcross, J. C. (1992). In search of how people change. *American Psychologist, 47,* 1102–1114.

Rieger, E., Touyz, S., Schotte, D., Beumont, P., Russell, J., Clarke, S., et al. (2000). Development of an instrument to assess readiness to recover in anorexia nervosa. *International Journal of Eating Disorders, 28,* 387–396.

Russell, G. (1979). Bulimia nervosa: An ominous variant of anorexia nervosa. *Psychological Medicine, 9,* 429–448.

Ryle, A. (1995). *Cognitive analytic therapy: Developments in theory and practice.* Chichester, UK: Wiley.

Schmidt, U. (1989). Behavioural psychotherapy for eating disorders. *International Review Journal of Psychiatry, 1,* 245–256.

Schmidt, U., Bone, G., Hems, S., Lessem, J., & Treasure, J. (2002). Structured therapeutic writing tasks as an adjunct to treatment in eating disorders. *European Eating Disorders Review, 10,* 1–17.

Schmidt, U., Landau, S., Pombo-Carril, M. G., Bara-Carril, N., Reid, Y., Murray, K., et al. (2006). Does feedback improve the outcome of guided self-care in bulimia nervosa?: A preliminary randomised controlled trial. *British Journal of Clinical Psychology, 45,* 111–121.

Schmidt, U., & Treasure, J. (2006). Anorexia nervosa: Valued and visible. A cognitive-interpersonal maintenance model and its implications for research and practice. *British Journal of Clinical Psychology, 45,* 3443–366.

Schubert, I., Landau, S., & Treasure, J. (2008). *The role of inpatient treatment in reducing medical risk in people with anorexia nervosa: A study of the predictors of the duration of treatment and short and long term body mass index in a series of cases with severe anorexia nervosa.* Manuscript in preparation.

Serfaty, M. A. (1999). Cognitive therapy versus dietary counselling in the outpatient treatment of anorexia nervosa: Effects of the treatment phase. *European Eating Disorders Review, 7,* 334–350.

Serpell, L., Neiderman, M., Haworth, E., Emmanueli, F., & Lask, B. (2003). The use of the Pros and Cons of Anorexia Nervosa (P-CAN) Scale with children and adolescents. *Journal of Psychosomatic Research, 54,* 567–571.

Serpell, L., Teasdale, J. D., Troop, N. A., & Treasure, J. (2004). The development of the P-CAN, a measure to operationalize the pros and cons of anorexia nervosa. *International Journal of Eating Disorders, 36,* 416–433.

Serpell, L., Treasure, J., Teasdale, J., & Sullivan, V. (1999). Anorexia nervosa: Friend or foe? *International Journal of Eating Disorders, 25,* 177–186.

Smith, J. E., Meyers, R. J., & Miller, W. R. (2001). The community reinforcement approach to the treatment of substance use disorders. *American Journal of Addictions, 10*(Suppl.), 51–59.

Tan, J. O., Hope, T., & Stewart, A. (2003). Anorexia nervosa and personal identity: The accounts of patients and their parents. *International Journal of Law in Psychiatry, 26*, 533–548.

Touyz, S. W., Beumont, P. J., Glaun, D., Phillips, T., & & Cowie, I. (1984). A comparison of lenient and strict operant conditioning programmes in refeeding patients with anorexia nervosa. *British Journal of Psychiatry, 144*, 517–520.

Treasure, J. L., Katzman, M., Schmidt, U., Troop, N., Todd, G., & De Silva, P. (1999). Engagement and outcome in the treatment of bulimia nervosa: First phase of a sequential design comparing motivation enhancement therapy and cognitive behavioural therapy. *Behaviour Research and Therapy, 3*(7), 405–418.

Treasure, J., & Schmidt, U. (2005). Anorexia nervosa. *Clinical Evidence, 14*, 1140–1148.

Treasure, J., Smith, G., & Crane, A. (2007). *Skills-based learning in caring for a loved one with an eating disorder: The new Maudsley method*. London: Routledge.

Treasure, J. L., & Ward, A. (1997). A practical guide to the use of motivational interviewing in anorexia nervosa. *European Eating Disorders Review, 5*, 102–114.

Treasure, J., Whitaker, W., Whitney, J., & Schmidt, U. (2005). Working with families of adults with anorexia nervosa. *Journal of Family Therapy, 27*, 101–103.

Vitousek, K., Watson, S., & Wilson, G. T. (1998). Enhancing motivation for change in treatment-resistant eating disorders. *Clinical Psychology Review, 18*, 391–420.

Ward, A., Troop, N., Todd, G., & Treasure, J. (1996). To change or not to change—"how" is the question? *British Journal of Medical Psychology, 69*, 139–146.

Whitney, J., Murray, J., Gavan, K., Todd, G., Whitaker, W., & Treasure, J. (2005). Experience of caring for someone with anorexia nervosa: Qualitative study. *British Journal of Psychiatry, 187*, 444–449.

Wilson, G. T., & Schlam, T. R. (2004). The transtheoretical model and motivational interviewing in the treatment of eating and weight disorders. *Clinical Psychology Review, 24*, 361–378.

Wolk, S. L., & Devlin, M. J. (2001). Stage of change as a predictor of response to psychotherapy for bulimia nervosa. *International Journal of Eating Disorders, 30*, 96–100.

Zipfel, S., Löwe, B., & Herzog, W. (2003). Medical complications in eating disorders and obesity. In J. Treasure, U. Schmidt, & E. van Furth (Eds.), *Handbook of eating disorders: Theory, treatment and research*. (2nd ed.). Chichester, UK: Wiley.

第9章

American Gaming Association. (2007). *2007 State of the States. The AGA survey of casino entertainment*. Available at www.americangaming.org/assets/files/aga_2007_sos.pdf

American Psychiatric Association. (2000). *Diagnostic and statistical manual of mental disorders* (4th ed., text rev.). Washington, DC: Author.

Amrhein, P. C., Miller, W. M., Yahne, C. E., Palmer, M., & Fulcher, L. (2003). Client commitment language during motivational interviewing predicts drug use outcomes. *Journal of Consulting and Clinical Psychology, 71*, 862–878.

Bernstein, P. L. (1996). *Against the gods: The remarkable story of risk*. New York: Wiley.

Cunningham, J. A. (2005). Little use of treatment among problem gamblers. *Psychiatric Services, 56*, 1024–1025.

Cunningham-Williams, R. M., & Cottler, L. B. (2001). The epidemiology of pathological gambling. *Seminars in Clinical Neuropsychiatry, 6*, 155–166.

Diskin, K. M. (2006). *Effects of a single session motivational intervention on problem gambling behaviour.* Unpublished doctoral dissertation, University of Calgary, Alberta.

Ferris, J., Wynne, H., & Single, E. (1998). *Measuring problem gambling in Canada: Interim report to the inter-provincial task force on problem gambling.* Toronto: Canadian Interprovincial Task Force on Problem Gambling.

Gerstein, D., Murphy, S., Toce, M., Hoffman, J., Palmer, A., Johnson, R., et al. (1999). *Gambling impact and behavior study: Report of the National Gambling Impact Study Commission.* Washington, DC: National Gambling Impact Study Commission.

Grant, J. E., Kim, S. W., & Potenza, M. N. (2003). Advances in the pharmacological treatment of pathological gambling disorder. *Journal of Gambling Studies, 19*, 85–109.

Heather, N. (2005). Motivational interviewing: Is it all our clients need? *Addiction Research and Theory, 13*, 1–18.

Hodgins, D. C., Currie, S. R., el-Guebaly, N., & Peden, N. (2004). Brief motivational treatment for problem gambling: A 24-month follow-up. *Psychology of Addictive Behaviors, 18*, 293–296.

Hodgins, D. C., Currie, S. R., & el-Guebaly, N. (2001). Motivational enhancement and self-help treatments for problem gambling. *Journal of Consulting and Clinical Psychology, 69*, 50–57.

Hodgins, D. C., & el-Guebaly, N. (2000). Natural and treatment-assisted recovery from gambling problems: A comparison of resolved and active gamblers. *Addiction, 95*, 777–789.

Hodgins, D. C., & el-Guebaly, N. (2004). Retrospective and prospective reports of precipitants to relapse in pathological gambling. *Journal of Consulting and Clinical Psychology, 72*, 72–80.

Hodgins, D. C., & Makarchuk, K. (2002). *Becoming a winner: Defeating problem gambling.* Edmonton: AADAC.

Hodgins, D. C., Mansley, C., & Thygesen, K. (2006). Risk factors for suicide ideation and attempts among pathological gamblers. *American Journal on Addictions, 15*(4), 303–310.

Hodgins, D. C., Peden, N., & Cassidy, E. (2005). The association between comorbidity and outcome in pathological gambling: A prospective follow-up of recent quitters. *Journal of Gambling Studies, 21*, 255–271.

Hodgins, D. C., & Petry, N. M. (2004). Cognitive and behavioral treatments. In J. E. Grant & M. N. Potenza (Eds.), *Pathological gambling: A clinical guide to treatment.* New York: American Psychiatric Association Press.

Hodgins, D. C., Wynne, H., & Makarchuk, K. (1999). Pathways to recovery from gambling problems: Follow-up from a general population survey. *Journal of Gambling Studies, 15*, 93–104.

Miller, W. R., & Rollnick, S. (1991). *Motivational Interviewing: Preparing people to*

change addictive behavior. New York: Guilford Press.
Miller, W. R., & Rollnick, S. (2002). *Motivational Interviewing: Preparing people for change* (2nd ed.). New York: Guilford Press.
Milton, S., Crino, R., Hunt, C., & Prosser, E. (2002). The effect of compliance-improving interventions on the cognitive-behavioral treatment of pathological gambling. *Journal of Gambling Studies, 18,* 207–230.
National Gambling Impact Study Commission. (1999). *National Gambling Impact Study Commission final report.* Washington, DC: Author. Available at govinfo. library.unt.edu/ngisc/reports
National Research Council. (1999). *Pathological gambling. A critical review.* Washington, DC: National Academy Press.
Petry, N. M., Stinson, F. S., & Grant, B. F. (2005). Comorbidity of DSM-IV pathological gambling and other psychiatric disorders: Results from the National Epidemiologic Survey on Alcohol and Related Conditions. *Journal of Clinical Psychiatry, 66,* 564–574.
Shaffer, H. J., & Hall, M. N. (2001). Updating and refining prevalence estimates of disordered gambling and behavior in the United States and Canada. *Canadian Journal of Public Health, 92,* 168–172.
Toneatto, T., & Ladouceur, R. (2003). Treatment of pathological gambling: A critical review of the literature. *Psychology of Addictive Behaviors, 17,* 284–292.
Volberg, R. A. (2001). *When the chips are down: Problem gambling in America.* New York: The Century Foundation Press.
Welte, J., Barnes, G., Wieczorek, W., Tidwell, M., & Parker, J. (2004). Alcohol and gambling pathology among U.S. adults: Prevalence, demographic patterns and comorbidity. *Journal of Studies on Alcohol, 62,* 706–712.

第 10 章

American Psychiatric Association. (2000). *Diagnostic and statistical manual of mental disorders* (4th ed., text rev.). Washington, DC: Author.
Baker, A. I., Lewin, T., Reichler, H., Clancy, R., Carr, V., Garrett, R., et al. (2002). Motivational interviewing among psychiatric in-patients with substance use disorders. *Acta Psychiatrica Scandinavica, 106,* 233–240.
Barrowclough, C., Haddock, G., Tarrier, N., Lewis, S. W., Moring, J., O'Brien, R., et al. (2001). Randomized controlled trial of motivational interviewing, cognitive behavior therapy, and family intervention for patients with comorbid schizophrenia and substance use disorders. *American Journal of Psychiatry, 158,* 1706–1713.
Bellack, A. S., & DiClemente, C. C. (1999). Treating substance abuse among patients with schizophrenia. *Psychiatric Services, 50,* 75–80.
Blackwell, B. (1976). Treatment adherence. *British Journal of Psychiatry, 129,* 513–531.
Corrigan, P. W. (2004). How stigma interferes with mental health care. *American Psychologist, 59,* 614–625.
Corrigan, P. W., McCracken, S. G., & Holmes, E. P. (2001). Motivational interviews as goal assessment for persons with psychiatric disability. *Community Mental Health Journal, 37,* 113–122.

Corrigan, P. W., & Penn, D. L. (1995). The effects of antipsychotic and antiparkinsonian medication on psychosocial skill learning. *Clinical Psychology: Science and Practice, 2,* 251–262.

Diamond, R. J. (2002). *Instant psychopharmacology* (2nd ed.). New York: Norton.

DiClemente, C. C., & Velasquez, M. M. (2002). Motivational interviewing and the stages of change. In W. R. Miller & S. Rollnick, *Motivational interviewing: Preparing people for change* (2nd ed., pp. 201–216). New York: Guilford Press.

Dolder, C. R., Lacro, J. P., Leckband, S., & Jeste, D. V. (2003). Interventions to improve antipsychotic medication adherence: Review of recent literature. *Journal of Clinical Psychopharmacology, 23,* 389–399.

Drake, R. E., & Goldman, H. H. (Eds.). (2003). *Evidence-based practices in mental health care* (compendium of articles from *Psychiatric Services*). Arlington, VA: American Psychiatric Press.

Fenton, W. S., Blyler, C. R., & Heinssen, R. K. (1997). Determinants of medication compliance in schizophrenia: Empirical and clinical findings. *Schizophrenia Bulletin, 23,* 637–651.

Graeber, D. A., Moyers, T. B., Griffith, G., Guajardo, E., & Tonigan, S. (2003). Addiction services: A pilot study comparing motivational interviewing and an educational intervention in patients with schizophrenia and alcohol use disorders. *Community Mental Health Journal, 39,* 189–202.

Gray, R., Wykes, T., & Gournay, K. (2002). From compliance to concordance: A review of the literature on interventions to enhance compliance with antipsychotic medication. *Journal of Psychiatric and Mental Health Nursing, 9,* 277–284.

Kemp, R., Hayward, P., Applewhaite, G., Everitt, B., & David, A. (1996). Compliance therapy in psychotic patients: Randomised controlled trial. *British Medical Journal, 312,* 345–349.

Kemp, R., Kirov, G., Everitt, B., Hayward, P., & David, A. (1998). Randomized controlled trial of compliance therapy. 18-month follow-up. *British Journal of Psychiatry, 172,* 413–419.

Miller, W. R., & Rollnick, S. (2002). *Motivational interviewing: Preparing people for change* (2nd ed.). New York: Guilford Press.

Mueser, K. T., Noordsy, D. L., Drake, R. E., & Fox, L. (2003). *Integrated treatment for dual disorders: A guide to effective practice.* New York: Guilford Press.

Nose, M., Barbui, C., & Tansella, M. (2003). How often do patients with psychosis fail to adhere to treatment programmes:? A systematic review. *Psychological Medicine, 33,* 1149–1160.

O'Donnell, C., Donohoe, G., Sharkey, L., Owens, N., Migone, M., Harries, R., et al. (2003). Compliance therapy—a randomized controlled trial in schizophrenia. *British Medical Journal, 327,* 834–837.

Prochaska, J. O., DiClemente, C. C., & Norcross, J. C. (1992). In search of how people change: Applications to addictive behaviors. *American Psychologist, 47,* 1102–1114.

Rusch, N., & Corrigan, P. W. (2002). Motivational interviewing to improve insight and treatment adherence in schizophrenia. *Psychiatric Rehabilitation Journal, 26,* 23–32.

Spaulding, W. D., Reed, D., Poland, J., & Storzbach, D. M. (1996). Cognitive deficits in psychotic disorders. In P. W. Corrigan & S. C. Yudofsky (Eds.), *Cognitive rehabilitation for neuropsychiatric disorders* (pp. 129–166). Washington, DC: American Psychiatric Press.

Young, J. L., Zonana, H. V., & Shepler, L. (1986). Medication noncompliance in schizophrenia: Codification and update. *Bulletin of the American Academy of Psychiatry and the Law, 14*, 105–122.

Ziedonis, D. M., & Trudeau, K. (1997). Motivation to quit using substances among individuals with schizophrenia: Imlications for a motivation-based treatment model. *Schizophrenia Bulletin, 23*, 229–338.

Zweben, A., & Zuckoff, A. (2002). Motivational interviewing and treatment adherence. In W. R. Miller & S. Rollnick, *Motivational interviewing: Preparing people for change* (2nd ed., pp. 299–319). New York: Guilford Press.

Zygmunt, A., Olfson, M., Boyer, C. A., & Mechanic, D. (2002). Interventions to improve medication adherence in schizophrenia. *American Journal of Psychiatry, 159*, 1653–1664.

第 11 章

Bellack, A. S., & DiClemente, C. C. (1999). Treating substance abuse among patients with schizophrenia. *Psychiatric Services, 50*, 75–80.

Bolla, K. I., Brown, K., Eldreth, D., Tate, D., & Cadet, J. L. (2002). Dose-related neurocognitive effects of marijuana use. *Neurology, 59*, 1337–1343.

Brady, K. T., & Malcolm, R. J. (2004). Substance use disorders and co-occurring axis I psychiatric disorders. In M. G. Gallanter & H.D. Kleber (Eds.), *Textbook of substance abuse treatment* (3rd ed.). Washington, DC: American Psychiatric Publishing.

Burke, B. L., Arkowitz, H., & Menchola, M. (2003). The efficacy motivational interviewing: A meta-analysis of controlled trials. *Journal of Consulting and Clinical Psychology, 71*, 843–861.

Carey, K. B. (1996). Substance use reduction in the context of outpatient psychiatric treatment: A collaborative, motivational, harm reduction approach. *Community Mental Health Journal, 32*, 291–306.

Carey, K. B., Purnine, D. M., Maisto, S. A., & Carey, M. P. (2001). Enhancing readiness-to-change substance abuse in persons with schizophrenia. *Behavior Modification, 25*, 331–384.

Cunningham, J. A., Sobell, L. C., Gavin, D. R., Sobell, M. B., & Breslin, F. C. (1997). Assessing motivation for change: Preliminary development and evaluation of a scale measuring the costs and benefits of changing alcohol and drug use. *Psychology of Addictive Behaviors, 11*, 107–114.

Drake, R. E., Essock, S. M., Shaner, A., Carey, K. B., Minkoff, K., Kola, L., et al. (2001). Implementing dual diagnosis services for clients with severe mental illness. *Psychiatric Services, 52*, 469–476.

Drake, R. E., McLaughlin, P., Pepper, B., & Minkoff, K. (1991). Dual diagnosis of major mental illness and substance disorder: An overview. *New Directions for Mental Health Services, 50*, 3–12.

Drake, R. E., Mercer-McFadden, C., Mueser, K. T., McHugo, G. J., & Bond, G. R. (1998). Review of integrated mental health and substance abuse treatment for patients with dual disorders. *Schizophrenia Bulletin, 24,* 589–608.

Drake, R. E., Osher, F. C., & Wallach, M. A. (1989). Alcohol use and abuse in schizophrenia: A prospective community study. *Journal of Nervous and Mental Disease, 177,* 408–414.

Graeber, D. A., Moyers, T. B., Griffith, G., Guajardo, E., & Tonigan, S. (2003). A pilot study comparing motivational interviewing and an educational intervention in patients with schizophrenia and alcohol use disorders. *Community Mental Health Journal, 39,* 189–202.

Handmaker, N., Packard, M., & Conforti, K. (2002). Motivational interviewing in the treatment of dual disorders. In W. R. Miller & S. Rollnick, *Motivational interviewing: Preparing people for change* (2nd ed.). New York: Guilford Press.

Harrison, P. J. (1999). The neuropathology of schizophrenia: A critical review of the data and their interpretation. *Brain, 122,* 593–624.

Heinrichs, R. W. (2004). Meta-analysis and the science of schizophrenia: Variant evidence or evidence of variants? *Neuroscience and Biobehavioral Reviews, 28,* 379–394.

Kay, S. R., Fizbein, A., & Opler, L. A. (1987). The Positive and Negative Syndrome Scale (PANSS) for schizophrenia. *Schizophrenia Bulletin, 13,* 261–276.

King, T. K., & DiClemente, C. C. (1993). *A decisional balance measure for assessing and predicting drinking behavior.* Poster presented at the annual meeting of the Association for the Advancement of Behavior Therapy, Atlanta, GA.

Lawton-Craddock, A., Nixon, S. J., & Tivis, R. (2003). Cognitive efficiency in stimulant abusers with and without alcohol dependence. *Alcoholism Clinical and Experimental Research, 27,* 457–464.

Lyons, J. S., & McGovern, M. P. (1989). Use of mental health services by dually diagnosed patients. *Hospital and Community Psychiatry, 40,* 1067–1069.

Managed Care Initiative Panel on Co-Occurring Disorders. (1998). *Co-occurring psychiatric and substance disorders in managed care systems: Standards of care, practice guidelines, workforce competencies, and training curricula.* Rockville, MD: Center for Mental Health Services.

Martino, S., Carroll, K., Kostas, D., Perkins, J., & Rounsaville, B. (2002). Dual diagnosis motivational interviewing: A modification of motivational interviewing for substance-abusing patients with psychotic disorders. *Journal of Substance Abuse Treatment, 23,* 297–308.

Martino, S., Carroll, K. M., O'Malley, S. S., & Rounsaville, B. J. (2000). Motivational interviewing with psychiatrically ill substance abusing patients. *American Journal on Addictions, 9,* 88–91.

McLellan, T. A., Kushner, H., Metzger, D., Peters, R., Smith, I., Grissom, G., et al. (1992). The 5th edition of the Addiction Severity Index. *Journal of Substance Abuse Treatment, 9,* 199–213.

Mellman, T. A., Miller, A. L., Weissman, E. M., Crismon, M. L., Essock, S. M., & Marder, S. R. (2001). Evidence-based pharmacologic treatment for people with severe mental illness: A focus on guidelines and algorithms. *Psychiatric Services,*

52, 619–625.
Miller, W. R., C'de Baca, J., Matthews, D. B., & Wilbourne, P. L. (2001). Personal values card sort. Available at *www.casaa.unm.edu*
Miller, W. R., & Mount, K. A. (2001). A small study of training in motivational interviewing: Does one workshop change clinician and client behavior? *Behavioral and Cognitive Psychotherapy, 29*, 457–471.
Miller, W. R., & Moyers, T. (2007). Eight stages in learning motivational interviewing. *Journal of Teaching in the Addictions, 5*, 3–17.
Miller, W. R., & Rollnick, S. (2002). *Motivational Interviewing: Preparing people for change* (2nd ed.). New York: Guilford Press.
Minkoff, K. (2001). Developing standards of care for individuals with co-occurring psychiatric and substance use disorders. *Psychiatric Services, 52*, 597–599.
Moyers, T., Martin, T., Catley, D., Harris, K. J., & Ahluwalia, J. S. (2003). Assessing the integrity of motivational interviewing interventions: Reliability of the motivational interviewing skills code. *Behavioural and Cognitive Psychotherapy, 31*, 177–184.
Moyers, T., & Martino, S. (2006). *Personal values card sort for dually diagnosed patients.* Available at *www.casaa.unm.edu*
Nixon, S. J., & Phillips, J. A. (1999). Neurocognitive deficits and recovery in chronic alcohol abuse. *CNS Spectrums, 4*, 95–110.
Osher, F. C., & Kofoed, L. L. (1989). Treatment of patients with psychiatric and psychoactive substance abuse disorders. *Hospital and Community Psychiatry, 40*, 1025–1030.
Owens, R. R., Fischer, E. P., Booth, B. M., & Cuffel, B. J. (1996). Medication noncompliance and substance abuse among patients with schizophrenia. *Psychiatric Services, 47*, 853–858.
Parsons, O. A. (1998). Neurocognitive deficits in alcoholics and social drinkers: A continuum? *Alcoholism Clinical and Experimental Research, 22*, 954–961.
Steinberg, M. L., Zeidonis, D. M., Krejci, J. A., & Brandon, T. H. (2004). Motivational interviewing with personalized feedback: A brief intervention for motivating smokers with schizophrenia to seek treatment for tobacco dependence. *Journal of Consulting and Clinical Psychology, 72*, 723–728.
Swanson, A. J., Pantalon, M. V., & Cohen, K. R. (1999). Motivational interviewing and treatment adherence among psychiatrically and dually diagnosed patients. *Journal of Nervous and Mental Disease, 187*, 630–635.
Turner, W. M., & Tsuang, M. T. (1990). Impact of substance abuse on the course and outcome of schizophrenia. *Schizophrenia Bulletin, 16*, 87–95.
Van Horn, H. A., & Bux, D. A. (2001). A pilot test of motivational interviewing groups for dually diagnosed inpatients. *Journal of Substance Abuse Treatment, 20*, 191–195.
Ziedonis, D. M., & Trudeau, K. (1997). Motivation to quit using substances among individuals with schizophrenia: Implications for a motivation-based treatment model. *Schizophrenia Bulletin, 23*, 229–238.
Zweben, A., & Zuckoff, A. (2002). Motivational interviewing and treatment adherence. In W. R. Miller & S. Rollnick, *Motivational interviewing: Preparing people*

for change (2nd ed., pp. 299–319). New York: Guilford Press.

第12章

Allen, J., Anton, R. F., Babor, T. F., Carbonari, J., Carrol, K. M., Connors, G. J., et al. (1997). Project MATCH secondary a priori hypotheses. *Addiction, 92*, 1671–1698.

Amrhein, P. C. (2000). *A training manual for coding client commitment language, version 1.0*. Albuquerque: Center on Alcohol, Substance Abuse, and Addictions, University of New Mexico.

Amrhein, P. C., Miller, W. R., Yahne, C., Palmer, M., & Fulcher, L. (2003). Client commitment language during motivational interviewing predicts behavior outcomes. *Journal of Consulting and Clinical Psychology, 71*, 862–878.

Andrews, D. A., & Bonta, J. (2003). *The psychology of criminal conduct* (3rd ed.). Cincinnati, OH: Anderson Publishing.

Anglin, M. D., & Hser, Y. (1990). Treatment of drug abuse. In M. Tonry & J. Q. Wilson (Eds.), *Drugs and crime* (pp. 393–460). Chicago: University of Chicago Press.

Belenko, S., & Peugh, J. (1998). *Behind bars: Substance abuse and America's prison population*. New York: National Center on Addiction and Substance Abuse at Columbia University.

Brottsförebyggande Rådet (Swedish National Council for Crime Prevention). (2005). *Evaluation of the program against drugs in corrections during the years 2002–2004*. Stockholm: Author.

Butzin, C. A., Martin, S. S., & Inciardi, J. A. (2002). Evaluating component effects of a prison-based treatment continuum. *Journal of Substance Abuse Treatment, 22*, 63–69.

Cullen, F., & Gendreau, P. (1988). The effectiveness of correctional rehabilitation: Reconsidering the "nothing works" debate. In L. Goodstein & D. L. MacKenzie (Eds.), *The American prison: Issues in research policy* (pp. 23–44). New York: Plenum Press.

Dowden, C., & Andrews, D. A. (2000). Effective correctional treatment and violent reoffending: A meta-analysis. *Canadian Journal of Criminology, 42*, 449–469.

Farbring, C. Å. (2000). The drug treatment programme at Österåker Prison: Experience from a therapeutic community during the years 1978–1998. *American Jails, 14*, 85–96.

Farbring, C. Å. (2003). "IF"—a way of broaching the subject without creating resistance. *MINUET, 10*, 4.

Farbring, C. Å., & Berge, P. (2003). *BSF Beteende–Samtal–Förändring: Fem samtal om förändring. Manual och arbetshäfte*. [Behavior–Interviewing–Change: Five interviews about change: Manual and workbook]. Stockholm: Kriminalvårdstyrelsen.

Härenstam, A. (1989). *Prison personnel—working conditions, stress and health: A study of 2000 prison employees in Sweden*. Doctoral dissertation, National Institute of Psychosocial Factors and Health, Department of Stress Research, Karolinska Institute, Stockholm.

Hettema, J., Steele, J., & Miller, W. R. (2005). A meta-analysis of research on motivational interviewing treatment effectiveness (MARMITE). *Annual Review of Clini-*

cal Psychology, 1, 91–111.
Home Office. (2004). News and Updates, December 2, 2004. Available at www.probation.homeoffice.gov.uk/output/page 268.asp
Home Office Statistical Bulletin. (2005, May 25). Re-offending of adults: Results from the 2002 cohort. Available at www.homeoffice.gov.uk/rds/pdfs05/hosb2505.pdf
Kider, S., MacKenzie, D. L., & Wilson, D. B. (2003). Effects of correctional boot camps on offending: A Campbell collaborative systematic review. Newbury Park, CA: Sage.
Lipsey, M. W. (1992). The effect of treatment on juvenile delinquents: Results from meta-analysis. In F. Lösel, T. Bliesener, & D. Bender (Eds.), Psychology and law: International perspectives (pp. 131–143). Oxford, UK: Walter de Gruyter.
Lipsey, M. W., & Wilson, D. B. (1998). Effective intervention for serious juvenile offenders: A synthesis of research. In R. Loeber & D. Farrington (Eds.), Serious and violent juvenile offenders: Risk factors and successful interventions (pp. 313–345). Thousand Oaks, CA: Sage.
Lipton, D.S. (2001). Therapeutic community treatment programming in corrections. In C. R. Hollin (Ed.), Handbook of offender assessment and treatment (pp. 155–175). Chichester, UK: Wiley.
Lipton, D. S., Pearson, F. S., Cleland, C. M., & Yee, D. (2002). The effectiveness of cognitive behavioural treatment methods on offender recidivism. In J. McGuire (Ed.), Offender rehabilitation and treatment: Effective programmes and policies to reduce re-offending (pp. 79–112). Chichester, UK: Wiley.
Mackenzie, D. L., & Hebert, E. E. (Eds.). (1996). Correctional boot camps: A tough intermediate sanction. Washington, DC: National Institute of Justice.
Mann, R. E., Ginsburg, J. I. D., & Weekes, J. R. (2002). Motivational interviewing with offenders. In M. McMurran (Ed.), Motivating offenders to change. A guide to enhancing engagement in therapy (pp. 87–102). Chichester, UK: Wiley.
Martinson, R. (1974). What works?: Questions and answers about prison reform. Public Interest, 35, 22–54.
Martinson, R. (1979). New findings, new views: A note of caution regarding sentencing reform. Hofstra Law Review, 7, 243–258.
McConnaughy, E., Prochaska, J. O., & Velicer, W. F. (1983). Stages of change in psychotherapy: Measurement and sample profiles. Psychotherapy: Theory, Research and Practice, 20, 368–375.
Miller, W. R., C'de Baca, J., Matthews, D., & Wilbourne, P. (2001). Personal Values Card Sort. Retrieved July 4, 2005, from the University of New Mexico, Center on Alcoholism, Substance Abuse and Addiction Website, casaa.unm.edu/inst/personal valuescardsort.pdf.
Miller, W. R., & Rollnick, S. (2002). Motivational interviewing: Preparing people for change (2nd ed.). New York: Guilford Press.
Miller, W. R., & Tonigan, J. S. (1996). Assessing drinkers' motivation for change: The Stages of Change Readiness and Treatment Eagerness Scale (SOCRATES). Psychology of Addictive Behaviors, 10, 81–89.
Miller, W. R., Yahne, C. E., Moyers, T. B., Martinez, J., & Pirritano, M. (2004). A randomized trial of methods to help clinicians learn motivational interviewing.

Journal of Clinical and Consulting Psychology, 72, 1050–1062.

National Institute of Justice. (1999). *Annual report on drug use among adult and juvenile arrestees.* Washington, DC: U.S. Department of Justice.

Pearson, F. S., & Lipton, D. S. (1999). A meta-analytic review of the effectiveness of corrections-based treatment for drug abuse. *Prison Journal, 79*, 384–410.

Petrosino, A., Turpin-Petrosino, C., & Buehler, J. (2002). Scared Straight and other juvenile awareness programs for preventing juvenile delinquency. *Annals of the American Academy of Political and Social Science, 589*(1), 41–62.

Porporino, F., & Fabiano, E. (2002). New Reintegration Program for Resettlement Pathfinders/Pre-Course Brochure. Ottawa, ON, Canada: T³ Associates.

Prochaska, J. O., & DiClemente, C. C. (1982). Transtheoretical therapy: Toward a more integrative model of change. *Psychotherapy: Theory, Research, and Practice, 19*, 276–288.

Project MATCH Research Group. (1997). Matching alcoholism treatments to client heterogeneity: Project MATCH posttreatment drinking outcomes. *Journal of Studies on Alcohol, 58*, 7–29.

Resnicow, K. (2002). *1-PASS coding system for motivational interviewing: Introduction and scoring.* Unpublished rating scale.

Smith, P., Goggin, C., & Gendreau, P. (2002). *The effects of prison sentences and intermediate sanctions on recidivism: General effects and individual differences.* Ottawa, ON, Canada: Solicitor General of Canada.

Wexler, H. K., DeLeon, G., Thomas, G., Kressel, D., & Peters, J. (1999). The Amity prison TC evaluation: Reincarceration outcomes. *Criminal Justice and Behavior, 26*, 147–167.

Wooldredge, J. (1988). Differentiating the effects of juvenile court sentences on eliminating recidivism. *Journal of Research in Crime and Delinquency, 25*, 264–300.

第13章

Amrhein, P. C., Miller, W. R., Yahne, C., Knupsky, A., & Hochstein, D. (2004). Strength of client commitment language improves with therapist training in motivational interviewing. *Alcoholism: Clinical and Experimental Research, 28*, 74A.

Amrhein, P. C., Miller, W. R., Yahne, C. E., Palmer, M., & Fulcher, L. (2003). Client commitment language during motivational interviewing predicts drug use outcomes. *Journal of Consulting and Clinical Psychology, 71*, 862–878.

Anton, R. F., O'Malley, S. S., Ciraulo, D. A., Cisler, R. A., Couper, D., Donovan, D. M., et al. (2006). Combined pharmacotherapies and behavioral interventions for alcohol dependence: The COMBINE study: A randomized controlled trial. *Journal of the American Medical Association, 295*, 2003–2017.

Arkowitz, H. (1997). Integrative theories of change. In S. Messer & P. Wachtel (Eds.), *Theories of psychotherapy: Origins and evolution* (pp. 227–288). Washington, DC: American Psychological Association Press.

Arkowitz, H. (2002). An integrative approach to psychotherapy based on common processes of change. In J. Lebow (Ed.), *Comprehensive handbook of psychotherapy: Vol. 4. Integrative and eclectic therapies* (pp. 317–337). New York: Wiley.

Bien, T. H., Miller, W. R., & Boroughs, J. M. (1993). Motivational interviewing with alcohol outpatients. *Behavioural and Cognitive Psychotherapy, 21*, 347–356.

Bohart, A. S., Elliott, R., Greenberg, L. S., & Watson, J. C. (2002). Empathy. In J. C. Norcross (Ed.), *Psychotherapy relationships that work: Therapist contributions and responsiveness to patients.* New York: Oxford University Press.

Brown, J. M., & Miller, W. R. (1993). Impact of motivational interviewing on participation and outcome in residential alcoholism treatment. *Psychology of Addictive Behaviors, 7*, 211–218.

Buber, M. (1971). *I and thou.* New York: Free Press.

Buber, M., Rogers, C. R., Anderson, R., & Cissna, K. N. (1997). *The Martin Buber–Carl Rogers dialogue: A new transcript with commentary.* Albany: State University of New York Press.

Burke, B. L., Arkowitz, H., & Menchola, M. (2003). The efficacy of motivational interviewing: A meta-analysis of controlled clinical trials. *Journal of Consulting and Clinical Psychology, 71*, 843–861.

Burns, D., & Nolen-Hoeksma, S. (1992). Therapeutic empathy and recovery from depression: A structural equation model. *Journal of Consulting and Clinical Psychology, 92*, 441–449.

Carroll, K. M., Ball, S. A., Nich, C., Martino, S., Frankforter, T. L., Farentinos, C., et al. (2006). Motivational interviewing to improve treatment engagement and outcome in individuals seeking treatment for substance abuse: A multisite effectiveness study. *Drug and Alcohol Dependence, 81*, 301–312.

Clarke, K. M., & Greenberg, L. S. (1986). Differential effects of the Gestalt two-chair intervention and problem solving in resolving decisional conflict. *Journal of Counseling Psychology 33*, 11–15.

Connors, G. J., Walitzer, K. S., Dermen, K. H. (2002). Preparing clients for alcoholism treatment: Effects on treatment participation and outcomes. *Consulting and Clinical Psychology, 70*, 1161–1169.

Deci, E. L., & Ryan, R. M. (1985). *Intrinsic motivation and self-determination in human behavior.* New York: Plenum Press.

Dollard, J., & Miller, N. E. (1950). *Personality and psychotherapy: An analysis in terms of learning, thinking, and culture.* New York: McGraw-Hill.

Elliott, R., Greenberg, L. S., & Lietaer, G. (2004). Research on experiential psychotherapies. In C. R. Snyder & R. E. Ingram (Eds.), *Handbook of psychological change: Psychotherapy processes and practices for the 21st century* (pp. 493–539). New York: Wiley.

Engle, D. E., & Arkowitz, H. (2006). *Ambivalence in psychotherapy: Facilitating readiness to change.* New York: Guilford Press.

Frankl, V. E. (1963). *Man's search for meaning.* Boston: Beacon Press.

Greenberg, L. S., Rice, L. N., & Elliott, R. (1993). *Facilitating emotional change: The moment-by-moment process.* New York: Guilford Press.

Handmaker, N. S., Miller, W. R., & Manicke, M. (1999). Findings of a pilot study of motivational interviewing with pregnant drinkers. *Journal of Studies on Alcohol, 60*, 285–287.

Hettema, J., Steele, J., & Miller, W. R. (2005). Motivational interviewing. *Annual Re-*

view of Clinical Psychology, 1, 91–111.

Lambert, M., & Barley, D. E. (2002). Research summary on the therapeutic relationship and psychotherapy. In J. Norcross (Ed.), *Psychotherapy relationships that work* (pp. 17–36). New York: Oxford University Press.

Lane, C., Huws-Thomas, M., Hood, K., Rollnick, S., Edwards, K., & Robling, M. (2005). Measuring adaptations of motivational interviewing: The development and validation of the behavior change counseling index (BECCI). *Patient Education and Counseling, 56*, 166–173.

Leahy, R. L. (2002). *Overcoming resistance in cognitive therapy.* New York: Guilford Press.

Lincourt, P., Kuettel, T. J., & Bombardier, C. H. (2002). Motivational interviewing in a group setting with mandated clients: A pilot study. *Addictive Behaviors, 27*, 381–391.

Madson, M. B., & Campbell, T. C. (2006). Measures of fidelity in motivational enhancement: A systematic review. *Journal of Substance Abuse Treatment, 31*, 67–73.

Madson, M. B., Campbell, T. C., Barrett, D. E., Brondino, M. J., & Melchert, T. P. (2005). Development of the Motivational Interviewing Supervision and Training Scale. *Psychology of Addictive Behaviors, 19*, 303–310.

Marcus, M., Westra, H. A., Angus, L., & Stala, D. (2007, June). *Client experiences of cognitive behavioural therapy for generalized anxiety disorder: A qualitative analysis.* Paper presented at the annual meeting of the Society for Psychotherapy Research, Madison, WI.

McCambridge, J., & Strang, J. (2004). The efficacy of single-session motivational interviewing in reducing drug consumption and perceptions of drug-related risk and harm among young people: Results from a multi-site cluster randomized trial. *Addiction, 99*, 39–52.

Miller, W. R. (1983). Motivational interviewing with problem drinkers. *Behavioural Psychotherapy, 11*, 147–172.

Miller, W. R. (Ed.). (2004). *Combined Behavioral Intervention manual: A clinical research guide for therapists treating people with alcohol abuse and dependence* (COMBINE Monograph Series, Vol. 1; DHHS No. 04-5288). Bethesda, MD: National Institute on Alcohol Abuse and Alcoholism.

Miller, W. R., & Baca, L. M. (1983). Two-year follow-up of bibliotherapy and therapist-directed controlled drinking training for problem drinkers. *Behavior Therapy, 14*, 441–448.

Miller, W. R., Benefield, R. G., & Tonigan, J. S. (1993). Enhancing motivation for change in problem drinking: A controlled comparison of two therapist styles. *Journal of Consulting and Clinical Psychology, 61*, 455–461.

Miller, W. R., & Mount, K. A. (2001). A small study of training in motivational interviewing: Does one workshop change clinician and client behavior? *Behavioural and Cognitive Psychotherapy, 29*, 457–471.

Miller, W. R., & Rollnick, S. (1991). *Motivational interviewing: Preparing people to change addictive behavior.* New York: Guilford Press.

Miller, W. R., & Rollnick, S. (2002). *Motivational interviewing: Preparing people for change* (2nd ed.). New York: Guilford Press.

Miller, W. R., Taylor, C. A., & West, J. C. (1980). Focused versus broad spectrum behavior therapy for problem drinkers. *Journal of Consulting and Clinical Psychol-*

ogy, 48, 590–601.
Miller, W. R., Yahne, C. E., Moyers, T. B., Martinez, J., & Pirritano, M. (2004). A randomized trial of methods to help clinicians learn motivational interviewing. *Journal of Consulting and Clinical Psychology, 72,* 1050–1062.
Moyers, T. B., Martin, T., Catley, D., Harris, K. J., & Ahluwalia, J. S. (2003). Assessing the integrity of motivational interventions: Reliability of the Motivational Interviewing Skills Code. *Behavioural and Cognitive Psychotherapy, 31,* 177–184.
Moyers, T. B., Martin, T., Manuel, J. K., Hendrickson, S. M. L., & Miller, W. R. (2005). Assessing competence in the use of motivational interviewing. *Journal of Substance Abuse Treatment, 28,* 19–26.
Moyers, T. B., Miller, W. R., & Hendrickson, S. M. L. (2005). How does motivational interviewing work?: Therapist interpersonal skill predicts client involvement within motivational interviewing sessions. *Journal of Consulting and Clinical Psychology, 73,* 590–598.
Pelletier, L. G., Tuson, K. M., & Haddad, N. K. (1997).Client Motivation for Therapy Scale: A measure of intrinsic motivation, extrinsic motivation, and amotivation for therapy. *Journal of Personality Assessment, 68,* 414–435.
Project Match Research Group. (1997). Matching alcoholism treatments to client heterogeneity: Project Match post-treatment drinking outcomes. *Journal of Studies on Alcohol, 58,* 7–29.
Project Match Research Group. (1998). Therapist effects in three treatments for alcohol problems. *Psychotherapy Research, 8,* 455–474.
Rogers, C. R. (1959). A theory of therapy, personality, and interpersonal relationships as developed in the client-centered framework. In S. Koch (Ed.), *Psychology: The study of a science: Vol. 3. Formulations of the person and the social contexts* (pp. 184–256). New York: McGraw-Hill.
Rogers, C. R. (1980). *A way of being.* Boston: Houghton Mifflin.
Rogers, E. M. (2003). *Diffusion of innovations* (5th ed.). New York: Free Press.
Rollnick, S., & Miller, W. R. (1995). What is motivational interviewing? *Behavioural and Cognitive Psychotherapy, 23,* 325–334.
Rollnick, S., Miller, W. R., & Butler, C. C. (in press). *Motivational interviewing in health care: Helping patients to change behavior.* New York: Guilford Press.
Rubak, S., Sandbaek, A., Lauritzen, T., & Christensen, B. (2005). Motivational interviewing: A systematic review and meta-analysis. *British Journal of General Practice, 55,* 305–312.
Truax, C. B., & Carkhuff, R. R. (1967). *Toward effective counseling and psychotherapy.* Chicago: Aldine.
Valle, S. K. (1981). Interpersonal functioning of alcoholism counselors and treatment outcome. *Journal of Studies on Alcohol, 42,* 783–790.

索引

【数字・欧語】

1 PASS　379
Addiction Severity Index（ASI）　344
AN 特有の信念　241, 253
AN の声　265
AN の死亡率　235
AN の平均罹病期間　259
BSF　375
CBT　108, 175, 393, 407
　——の自習マニュアル　268
　——の実施様式　408
　——の準備　112
CGI　117, 124
COMBINE　203
　——研究　16
ERF　125
ERP　108, 110, 129
　——開始の決断　123
　——の困難　131
　——の有効性　109
　——模擬セッション　120
　——を拒否した患者　130
GA　278
GAD　33, 48
IPT　175, 202
LSD　354
Maudsley モデル　241
MDMA　354
MET　408
MI/RI 原理の適用　130
MI 精神　179, 180, 199, 203, 231, 404, 409, 410
MI 適用の限界　232
MI に一致した応答をしつつ，MI に一致しない応答を避ける　67
MI による準備的初期治療　127
MI による初期治療　408
MI による短期の初期治療　112
MI の懐疑論者　229
MI の原理　94, 395
MI の指示的要素　403
MI の精神　5, 21, 118, 395
MI の有効性　362
MI 法の本質から外れている　401
OCD 症状の大幅な改善　126
PANSS　344
PME　77
　——集団療法　79, 80, 91, 94, 95, 100, 101
　——の論拠　83
PTSD 症状　77
PTSD 治療　97
PTSD の動機づけ強化（PME）　77
　——グループ　77
PTSD プログラム　97
readiness intervention（RI）　112,

索引　457

　　　　　129
　　──戦略　118
　　──プログラム　113, 116
Rogers　9
SCID　117
SOC　110
SOCRATES　375
SSD　301
TC　371
Trauma Recovery Program (TRP)　97
URICA　117, 122, 125, 375
Y-BOCS スコア　124

【日本語】

あ行

ああそうだったのか　93
諦め　80
　　──ている人　327
アサーティヴ　264
温かさ　180
新しい経験を促進する　190
新しい視点　144
集めて要約する　12
アドヒアランス　176, 303, 329, 331
　　──・トーク　153
　　──の強化　173
　　──不良　239
　　──率　331
あまり良くない点　284
アルコール依存症　203
安心　230
安全　65, 89, 169, 262
　　──感　47, 93, 254
　　──計画　215
　　──契約　211
　　──問題　222
案内　380, 381

「案内役」　410
言い争い　286
言い換え　352
　　──ながら　358
　　──る方法　356
医学的リスク　248
怒り　42, 83, 97, 101, 177, 197, 371, 413
　　──っぽさ　73, 75
　　──と感情のコントロール　77
　　──に関連した行動　76
　　──を抱えるうつ病の人々　177
生きた症例　115
生き続けること　218
維持期　3
意識化　4
意識的にチェインジ・トークを喚起する　404
意思決定　39, 218
　　──バランスの演習　64, 281, 287
意志の強さの競争　398
依存症　11
1カ月に使っている金額と，月収を比較する方法　287
一般的障壁　172
一般的な徴候　59
「いま，ここ」　16
意味のある動機　40
飲酒　76
　　──問題　90
　　──問題と怒り　76
陰性症状　302, 320, 326, 338
陰性精神病症状　336, 340, 357
インターネット　271
内側から生じる安全　213
内気　261
うつ病　31, 73, 135, 394
　　──治療の統合的枠組み　394
英国の治療指針　238

栄養学的健康と安全に関するリスク
　　　　247
栄養面の健康　256
　　──改善計画　257
易怒的な人々　373
エネルギー　147
　　──消費量　257
　　──の低下　161
援助　74
　　──希求性　92
　　──プログラム　345
応答の産物　52
応答を変更している　53
大きな効果　400
大きな未来の展望　13
怒りっぽさ　75
汚染恐怖　119, 121
汚染の心配　120
恐れ　8, 41, 90, 110, 114
　　──の低減　127
　　──や懸念　288
　　──を低減する　113
思いやり　41

か行

解決策　41
解決手段　237
外在化　249
改作　335
案内人（ガイド）　14
介入プログラム　374
害の削減（ハームリダクション）　339
回避　118, 263
　　──的な対処法　60
　　──の役割　118
下位分類　307
解放的な喜び　397
変えたくない理由　184
変える必要性　88, 91

過覚醒　73
拡散過程　398
学習および記憶　337
格闘からダンスへ　398
確認強迫　107
過去　265
　　──から持ち越されてきたパターン
　　　　185
　　──の経験に由来する過剰反応　79
賢い人間　287
過剰警戒　73, 75, 92
過剰反応　79
仮説検定　191
家族　258
　　──の絆　370
　　──の否定的意見　377
　　──療法　238, 414
課題を与える　59
価値ある機能　253
価値観　7, 49, 253, 376, 385, 402
　　──と行動の矛盾を拡大する　182
　　──との矛盾　7
価値と有用性　91
葛藤　76, 275
　　──解決仮説　405
　　──の解決　275
　　──や心理的抵抗　310
　　──を悩み抜く　406
カップル療法　414
合併　194
　　──症　63, 300
　　──する精神疾患　295
渇望　344, 349
仮定された状況　288
仮定された将来　290
家庭内暴力　371
かなり大きな効果　20
可能な解決策　158
過敏性　73

変わらないことによる利益　65
変わらないことの代償　288
変わらないことの利益　289
変わらない理由　349
　　――と変わる理由　349
変わりたくない理由　182, 183
変わる自信　58
変わる準備　294, 373
　　――の程度　76
変わる戦略の選択肢　188
変わる動機　49, 78
変わる理由　42, 183, 184, 349
感覚的に理解する　45
喚起　22
　　――性　5, 332
　　――的　402
　　――的な質問　343
環境療法　211
関係性における反応　258
簡潔性　346
患者中心主義　96
　　――の視点　96
患者とともに在る技術　309
患者に従う　168
　　――べき　168
患者の願望　140
患者の懸念　151, 164, 243
患者の見解　310
患者の言葉　164, 251
患者の自律性　238
患者の人生の物語　251
患者の戦略　137
患者の認識　251
患者の反応　362
患者の目標　310
患者の求めるもの　163
感情　44, 140, 197
　　――焦点化療法　204
　　――的回避　265

――的戦略　329
――的反応　212, 284
――と認識の承認　144
――鈍麻　73
――の回避　260
――の狭小化　76
――の反映　142
――の平板化　338
――表現の欠如　90
――面での重要性　376
――面での相違　377
――を味わう時間　284
――を反映する　356
――を表現する　231
関心　45
　　――と探求の精神　51
　　――を持つ　60
完全に教育的な介入　329
完璧　263
　　――主義　84, 260
願望　140
関与　358
管理的環境　211
関連問題行動の再燃を予防する　82
奇異な行動　337
記憶　347
　　――障害　81
飢餓　242
機会　340
危機介入　207
危機的状況　230
危機における短期のMI介入　219
危機評価　209, 215
聴くこと　380
危険因子　175, 211
危険性　386
帰国後の適応の難しさ　101
基準値　78
基準比較　90

──演習　82
──モジュール　78
傷つきやすい　261
季節性感情障害　174
期待　69, 125
──効果　111
気づき　80
気に障る　53
機能的側面　40
機能不全　303
気分障害の緩和　144
気分変調性障害　174
希望　23, 152, 165
──と欲求　387
──の源　158
基本的精神　27
基本的態度　47
逆説を用いる治療者　55
虐待　197
ギャンブラー　394
ギャンブラーズアノニマス（GA）　273
ギャンブリング　271
──前後の感情　282
──に魅かれる理由　283
──の重症度評価　285
──の低減　288
──欲求　278, 280
──を続ける理由　289
急速に体重が増えた場合　256
教育的戦略　329
脅威値を上げる　132
境界線の設定　238
驚愕反応　73
共感　37, 45, 65, 67, 68, 78, 112, 113, 178, 180, 181, 406
共感性　7, 179, 400
──の質　409
──の高い臨床家　413
共感的　46

──傾聴　114, 168
──態度　129
──治療関係　178
──な環境　309
──な態度　67, 100
──な治療者　6
──な反映　153
──に応答する　307
──に反映　55
──反映　49, 59
共感と限界設定の間　92
共感の表現　309, 316
共感を表現する　6
共感を含む治療関係要因　178
強固な基盤　402
強固な治療同盟　332
教師の役割　17, 160
──を務める　17
矯正　372
強制か任意かという選択肢　225
矯正施設　394
矯正治療の効果　370
強制的直面化　403
強制的に治療する　242
強制入院　214
──率　233
強制力　57, 362
協働　22
協働性　5, 25, 332
──を重んじる　25
協働　47, 52, 280, 402
──関係　306, 313, 325
──関係の構築　314
──な試み　398
──な精神　345
──な治療関係　309, 408
──な出会い　280
協働の過程　62
強迫観念　258

強迫行為　107
強迫行動　258
強迫思考　107, 111
強迫性障害スペクトラム　274
強迫的儀式　107, 110
強迫的な恐れ　111
恐怖　79, 90, 125, 129, 310
　　——感が増強する　110
　　——条件／刺激　34
　　『——直面』プログラム　369
　　——の軽減　110, 119, 120, 130
　　——誘発刺激　114
強力な障壁　153
強力な欲求　39
強烈な反発　387
許可　61
拒否　109, 238
記録　30
議論を避ける　315, 327
金銭の自己管理　350
苦痛の原因　140
組み合わせ　27, 31
クライアントが選択肢から選ぶ　185
クライアントが述べたことから
　選択されたもの　50
クライアント自身の観点　60
クライアント中心　62
　　——の精神　51
　　——の態度　65
　　——面接法の進化形　179
　　——療法　4, 9, 16, 189, 204, 402,
　　405
　　——療法の人間関係技能に熟達する
　　25
クライアントに追従する　196
クライアントの意欲　62
クライアントの観点　6
クライアントの抵抗　26
繰り返し更新　331

グループ療法　414
訓練　67
敬意　47, 145
計画　294
契機　282
警告的な追記　227
経済的損失　34, 279
経済的問題　295, 296
継続的なフィードバックと指導　28
傾聴　8, 381
刑務所職員　380
刑務所内の治療共同体　385
ケース・フォーミュレーション　187
結果の深刻さ　89
決断　129
決断の利益と代償　349
　　——の探求　287
　　——のバランス　114
　　——を検討する　182, 361
　　——を検討する技法　81, 82, 343
決定要因　184
懸念　253, 277
　　——を抱いている　297
権威者　185
権威的な人物　186
限界　242
　　——設定　92
幻覚　337
言語化　9
　　——する　43
　　——の土台　46
言語学習　337
言語生成　337
現在の問題を理解する　152
現実的障壁　136
現実的理解　162
現状維持　406
　　——の「価値」　42
　　——の気持ち　145

――の利益　40
検証を促進するのみ　192
健全な職場環境　391
健全な体重　264
賢明な投資　296
原理　5
権力的な関係　325
故意の自傷　208, 209
好意的　233
効果のないこと　238
攻撃される　261
高次脳機能　242
抗精神病薬　303
　　――アドヒアランス　330
構造　358
　　――化　320
硬直性　260
肯定　11
　　――的な強化　57
　　――的な変化　152
　　――的雰囲気で終了する　165
　　――と楽観的態度　167
行動　58
　　――および認知療法　273
　　――基盤の方法に統合する　68
　　――的介入　273, 311
　　――的戦略　329
　　――の変化　19
　　――の変化を促進する　395
　　――や信念のリスト　82
　　――療法　17, 34, 237
　　――を変える代償　289
　　――を変える利益　290
　　――を処方している　404
合理化　80
　　――している患者　328
合理的な理解　377
高レベルの項目　120
高レベルの抵抗　412

口論を避ける　318
コード化システム　410
黒白思考　90
心のうちを全て明らかにする
　自己開示　182
心を自由にする　15
心を開いて準備しておく　63
固執しない　313
固執する　63
個人的な情報交換　115
個人的なフィードバック　28
個人的目標　310
個人に合わせたフィードバック
　　281, 350
個人に向けて諌える　311
固定観念　91
孤独感　86
異なる介入　306
異なる視点を提供する　144
異なる段階の「変化への動機」　13
言葉にされていない抵抗　148, 151
5年後10年後の生活　291
コミットメント（変わる決意の言葉）
　　165
コミットメント・トーク　165, 166
コミュニケーション　76
　　――技術　380
コミュニティ強化家族療法（CRAFT）
　　266
雇用の機会　370
孤立　83, 84, 90, 93, 97, 101
　　――している　121
「今後一生，薬を飲む」という
　議論は避ける　327
根底にある精神　401
根底にある問題　195
コントロール　262
根本的信念　254

さ行

サービス受給への障壁　75
罪悪感　90, 261
猜疑心　352
最高の水準　262
最小の脱落率　35
最善の利益　362
最大　19
再体験　73
最大の関心事　64
最大の治療効果　35
再燃　108, 306, 307, 330, 390
　　――防止　264, 346
　　――防止技術　361
　　――率　176
再発　175
　　――率　31
再犯　369
　　――防止　369, 370
　　――リスク　369
　　――率　371, 372, 390
最良の専門家　294
作業記憶　337
策略　55
差別　304
作用機序　407
参加者の点数　285
視覚空間認識　337
資格認定　379
時間の無駄　228
時機　57
資源　62, 377
試行実験　192
持効性薬剤　304
思考と言語生成の遅延　338
思考を修正する　192
自己効力感　8, 58, 60, 62, 152, 192, 213, 217, 277, 310

　　――の育成　113
　　――の探求　281
　　――を育成　320
　　――を醸成する　277
　　――を喪失している　218
　　――を育む　8
自己統制感　217
自己統制と動機の障害　274
自己統制の障害　274
自己評価の資源の喪失　195
自己誘発性嘔吐　270
自己理解　187
自殺　175, 209
　　――既遂者　214, 232
　　――企図　209, 210, 214
　　――企図率　272
　　――傾向　394
　　――行為　213
　　――志向　208, 210, 215
　　――志向を持つクライアント　233
　　――衝動　208
　　――念慮　214
　　――の危機　208
　　――未遂者　232
　　――リスク　394
　　――率　338
示唆的な刺激　246
資質　152
　　――を確認　152
指示的　4, 320, 357
　　――仮説　405
　　――－権威的形式　410
　　――なクライアント中心療法　4
　　――な方法　357
　　――要素　406
自習帳　274
自習用ワークブック　276
自傷行為　209, 213, 258
　　――の成功　214

自信　255, 293, 376
　　──の育成　58
自然治癒による回復　275
持続的回避　73
失業率　108
実験　190
　　──的試行　191
実行期　3
実際にやりたいこと　293
実際の変化　24
実践的指導　28
質の良い生活　330
質の良い人間関係　370
疾病の存在の承認　317
疾病利得　66
疾病を外在化する　264
実用的　229
視点の転換　397
視点の変換　67
視点を変えている　161
指導　381
児童虐待　374
支配的態度　84, 92
自発性を促進させる　17
自発的な変化　60
支払う代償　42, 287
自分自身で結論を出す　192
自分自身の言葉　85
自分自身の専門家　290
自分の言葉で明言する　79
死亡率　235
ジミーの考えを聞く　314
社会恐怖症　42
社会的孤立　73, 75, 93, 94, 185, 338
社会的ネットワーク地図　377
社会的モデリング　371
社会の規則　243
社会不安症　35
尺度を用いる　351

自由　15, 53, 58, 64
銃器　221
重症化するまで待つ　396
重症度　89
　　──評価　285
重症のギャンブラー　299
就職　316
集団療法　74, 77, 86, 273, 365
　　──形式　96
集中　347
　　──的治療　300
　　──力　43
重篤度と並行して増強する　399
重篤な集団　400
重度の陰性症状　312
自由な選択　129
柔軟　168
　　──性　27
　　──に解決する　295
　　──に切り替える　367
柔軟に対応する能力　57
重要な対人関係　253
重要な他者　243, 259
　　──の対処モデル　266
重要な点を強調する　11
自由を脅かされる　2
熟考期　3, 4, 85, 117, 240, 269, 373
　　──または実行期　128
宿題　79, 88, 116, 190
　　──の遵守率　69
熟慮する時間　246
受診率　136
出席　21
　　──率　98
主導権　281
受動性の原因　198
受動的な人　198
受容　47, 179, 180
　　──的雰囲気　309

索引　465

──能力　57
馴化　120, 123
　　──の過程　34
遵守率　36
「純粋な」MI　395
準備　9, 170, 236
　　──介入　118, 122
　　──期（決断期）　3
　　──状態　99, 110, 117, 231
　　──状態の程度　3
　　──状態を示す徴候　12
　　──的介入　116
　　──的初期治療　130, 138, 170
　　──の乏しい人　24
障害物　386
生涯有病率　235
状況　140
証拠を調べる　51
詳細に探究　43
賞賛　11, 47, 57
　　──する　11
常習的犯行　388
常習的犯罪　370, 371
少数民族　160
焦燥感　177
焦点　63
　　──の移行　196
　　──を移行　153
　　──を移行させる　354
衝動抑制障害　274
承認　253
　　──は不要　317
障壁　65, 75, 90, 93, 96, 101, 142, 150,
　　159, 160, 163, 164, 230, 304
　　──の克服　138
　　──を低減する　136
　　──を理解する　191
情報　61, 347
　　──処理速度　337

──の開示　151
──の完全性と正確性　230
──を集める　281
将来　265, 374
初回面接法　169
初期治療　15, 31, 205, 393, 408
　　──介入法　112
職業選択　196
　　──に対する両価性　196
食事制限　235, 236, 270
触媒　15, 70
食欲　147
助言　96
所属感　373
初犯青年　369
自律　22
　　──性　5, 25, 58, 209, 212, 213,
　　217, 231, 332, 350, 402
　　──性に敬意を払う　25
　　──性の促進　207
自立性　327
自立生活　316
自律的回復　275
自律的な意思決定　54
　　──を促す　54
自律的人間　53
死を選択すること　218
深刻な　298
　　──問題を持つ人々　299
真実に直面する恐れ　94
真実の共感　385
人生全体の俯瞰図　265
診断の受容に固執しない　313
診断名や治療の受容　310
診断やレッテルの受容　313
心的外傷後ストレス症（PTSD）
　　394
信念　90, 254
心配の承認　144

審判を避ける　373
振幅のある動揺性の過程　13
親密な人間関係　97
　——の問題　92
信頼　47, 77, 90, 386
　——関係　217, 316
　——関係を構築する　316
心理教育　113, 139, 145, 149, 310
心理的障壁　160
心理的要因　136
水晶球演習　377
推測する　9
随伴性管理　4
睡眠　146
スウェーデンの刑務所制度　374
少ない面接　20
ストレス反応　381
　——の減少　381
ストレスや不安の軽減　380
ストレスレベル　380
全ての摂食障害に有効　270
性格上の欠点　384
正確な共感性　22, 24, 25
正確なフィードバック　29
生活の質　34
　——を改善する　333
性機能不全　175
性虐待　197
成功した介入　329
成功した経験　290
成功した戦略　290
成功に達する　398
政策立案者　383
誠実　180
　——さ　179, 181
脆弱な立場の女性たち　136
成熟過程を遅延し妨害する　242
精神疾患に罹患している子どもを
　　持つ母親の集団　135

精神疾患を持つ子どもの母親　202
精神的柔軟性　337
精神分析概念　186
精神分析理論　16
正当性の保証　47
正当性を保証する　46
性暴力　371
生命の危険　237
責任　87
　——の問題　84
　——をもって変わる決意の言葉
　　23, 24
積極的傾聴　370
積極的に棚上げする　45
接近禁止令　220
摂食障害　31, 235, 394
　——の病因　235
窃盗犯　374
絶望的に見える　149
説明責任　371
全か無か思考　90
潜在的障壁　91, 164
潜在的問題　86, 95
　——の評価　82
前熟考期　3, 80, 85, 240, 307, 326, 373
洗浄強迫　107
選択肢　53, 59, 233
　——から選ぶ　185
　——を与える　242
選択と自律性の強調　52
選択と自律性を明確に強調する　55
選択に共感　143
選択の自由　62, 362
選択はクライアントの手中にある
　　403
戦闘関連 PTSD 症状　74
専念すべきもの　397
全般性不安症　33
全般的症状を軽減する　182

全般的満足度　298
専門家の落とし穴　96
専門治療　136
専門的観点　150
専門的技術や知識　14
増加させる　370
早期　397
　──の愛着関係　186
双極性障害　174, 301
相互観察グループ　379
相互作用　340
相互に作用しあう行動標的　340
操作　55
相乗的に作用　20
相対的な有効性　413
相対的に深刻な問題を持つ人々　298
相談役　58, 184, 190
増幅する　49
疎外感　387
即時的目標　216
率直なコミュニケーション　47
尊重する心　25
尊重を表明する　14

た行

大うつ病　174, 301
退役軍人　97, 100
ダイエット　235
対決的（強制的直面化）　403
対決的面接　75
第3位　210
体重増加　175, 255
体重測定　254
体重や体型への拘り　236
代償　42
対象関係　186
対処行動　64
対処できる　144
対人関係療法　175, 202, 241

代替療法　68
怠薬　308
対話の方向性を統制　282
高い再燃率　173
高い認容性　109
多幸感　340
他殺率　338
他者の不安　212
他者不信　75, 84
他者を信用しない　93
脱感作法　273
脱落　109, 126, 129, 137
　──率　276, 300
楽しみ　283
他の選択肢　14
食べ方をコントロールできる　262
ため息を返す　221
多理論横断モデル　3, 110
短期対人関係療法　202
短期的な変化の計画　377
短期の初期治療　112
短期の対人関係療法　138
短期の動機づけ介入面接　300
短期目標　279
単極性うつ病　174
短期療法　215, 398
短時間の動機づけ介入　296
単純な反映　387
地域社会資源　370
地域社会に根差した援助　330
チェインジ・トーク（変化を語る言葉）　5, 9, 11, 13, 23, 26, 27, 28, 43, 158, 343, 344, 375, 404, 405
　──の手掛かり　386
　──を聞きわける　27
　──を特に聞きわけようとする　26
　──を引き出す　28, 180
知覚運動機能　337

秩序　358
致命的状態の人々　396
注意力と集中力　337
中核的問題　195
中止の理由　176
抽象化　337
抽象的思考　337
躊躇　80, 239, 310
　——している患者　326
中立的な対人関係　215
長期型ケア施設　318
長期的な視野　332
長期的目標　279, 280
長期のMI治療　194
長期の治療　194
長所　165, 377, 384
　——と資源　377
　——を述べる　384
挑戦的な興奮　278
重複した問題領域　336
重複障害　335
　——の患者　336
　——のサービス制度　366
重複診断　339
直面する　110
治療アドヒアランス　97, 99, 125,
　　137, 138, 139, 203, 302
　——に対する動機づけ　344
　——を有意に改善　125
治療過程を通して　331
治療関係　400
　——の重要性　96
　——の力　200
治療完了率　276
治療共同体（TC）　371
治療拒否　132
治療継続を促進　176
治療困難な理由　159
治療指針　238

治療者に対する評価　297
治療者の応答　52
治療者の恐れ　68
治療者の価値観　57
治療者の基盤　295
治療者の健康を護る　232
治療者の誠実さ　179
治療者の認識　397
治療者の能力　36
治療者の理解　161
治療遵守強化の介入　276
治療障壁　140
治療初期　80
　——段階　182
治療態度　37
治療脱落率　112
治療的共感　178
治療的態度　203
治療同盟　51, 67, 208, 212, 217, 230
　——の拡大強化　207
　——の強化　212
治療に対する恐れ　130
治療に対する認識　152
治療に取り組む動機　138
治療の行き詰まり　258
治療者の価値観　57
治療の拒否　125
治療の主導権　191
治療の順序　295
治療の障壁　152, 165
治療の選択肢　131, 251
治療の不一致　137
治療の利益　308
治療への取り組み強化　397
治療目標　254
治療や治療者に望むことや望まない
　こと　153
治療を拒否される　396
追従-受動的形式　410

費やした額　287
通常の一日　265
強い関心　60
提案の許可　188
低減　298
抵抗　2, 8, 36, 39, 40, 51, 52, 55, 56, 57, 58, 145, 148, 177, 216, 325, 372, 386, 407
　──が表される　2
　──が大きいほど　24
　──が喚起され　51
　「──している」　396
　──する可能性　145
　──する患者　177
　──と防衛　17
　──に遭う可能性が低い　61
　──に関わる問題　408
　──に逆らわず　68, 322
　──に逆らわず一緒になって進む　7
　──に出会った時　57
　──に同調する　54
　──の増加　75
　──の度合い　24
　──の量　404
　──は増大する　372
　──や敵意　386
　──を支持し同調する　52
低所得層のうつ病の妊婦　171
低所得層の妊婦の集団　135
停滞期　255
敵意　386
　──や抵抗の回避　240
適応的な対処行動　78
適応的な対処戦略　101
適切な対処戦略　76
手順通り　168
手放す　289
転移の解釈　186

電気ショック療法　273
同意する参加者の割合　125
動機　36, 132, 189, 292, 407
　──・エネルギー・喜びの喪失　338
動機づけ介入　203, 267
　──面接　297, 298
　──を受けたギャンブラー　298
動機づけ技法　238, 329, 332
動機づけ強化面接　296
動機づけ強化療法（MET）　5, 268, 408
動機づけ尺度　375
動機づけにおける認知的な要因　275
動機づけの要　37
動機づけの形式　265
動機づけの障害　274
動機づけの問題　396
動機づけプログラム　372
動機づけ面接　277
「動機づける」　402
動機の概念　1
動機の強化　64, 177, 395
　──を促す　358
動機の減弱　188
動機の脆弱さ　15
動機の乏しさ　176, 408
動機のレベル　63
動機を拡張する　23
動機を強化　112
　──する　2, 275, 408
動機を構築する　252
統合　31
統合失調症　335
　──スペクトラム（SSD）　301
　──スペクトラム障害　394
統合失調性感情障害　335
統合的かつ包括的治療　336
統合的過程　217

索　引　469

統合的治療モデル　311
統合的な治療　337
統合的な枠組み　174
統合的枠組み　179, 205
洞察　187
　　――力　110
　　――力の不足　111
統制感　253
糖尿病の危険性　322
逃避　272
　　――する喜び　278
同僚の見解　228
同僚の両価性　228
特徴的性質　399
特別な関係性の質　22
飛びついてしまう　40
トラウマ　77
　　――体験　101
　　――の影響　84
取り組み強化面接　139, 168, 169, 172, 202
　　――で扱う問題　170
努力目標の達成　361

な行

内的・外的動機の評価尺度　376
内的葛藤　182
内的資源　190
内的動機　4, 8, 15, 173, 412
　　――の強化　173, 181
　　――の発展　383
　　――を強化　4, 5, 180, 203
　　――を構築する　8
内的または外的動機　377
「何もしていない」感覚　201
二次的な疾病利得　66
２通の手紙　253
入院治療　212
人間関係　93

　　――アプローチ　241
　　――仮説　405
　　――的要素　406
　　――と親密性　76
　　――の妨げ　44
　　――を変える　377
人間主義的カウンセリング　370
人間主義的精神　405
忍耐　200
認知行動的介入　273
認知行動療法（CBT）　74, 239, 393, 407
認知障害　81
認知的・感情的障壁　78, 79, 82
認知の再構成　371, 377
認知の歪み　302, 320, 337, 340
認知療法　241
　　――家　17
眠気の問題　322
能動的な情報処理　79
能力　23
望ましい解答　84
望ましい治療関係　325
望ましい反応　22
望み　162
ノンアドヒアランス　301, 304, 305, 332, 344
　　――の理由　303

は行

パートナーとしての対話　402
曝露演習　114, 121
曝露階層　114
　　――表　119
曝露課題　38
曝露と反応妨害　108
曝露療法　34, 119, 123, 131, 273, 394, 409
激しい抵抗　237

恥　86, 90
恥ずかしいという感情　186
発見志向　191
発言の意味　351
話したがらない　320
話すこと　380
パニック症　35
反映　285, 286
　――する　141
反映的傾聴　9, 10, 25, 27, 29, 92, 200,
　　284, 306, 309, 313, 352, 356
　――の教育　266
反映的なアプローチ　346
反映的な要約　142
反映的に応答する　246
反映的に傾聴　112
反映的発言　96
反抗　80
半構造化された介入　167
反抗的なSSD患者　326
反犯罪モデリング　370
反論の意図的な喚起　406
反論や抵抗　405
被害体験　197
被害妄想　94, 343, 354
比較対照技法　88
比較対照分析を完了する　88
悲観的な気持ち　158
低い自己評価　180
非合理的な振る舞い　39
非遵守率　51
非審判的　47, 280
　――態度　7, 112
筆記課題　264
　――によるナラティブ技法　264
必要性　23
必要としない　21
否定的感情の価値　386
否定的側面　39, 375

否定的な思考　192
　――パターン　185
ビデオ鑑賞　114
非難　83, 161, 164
　――や批判　163
否認　45
批判　261
　――的考察　122
　――的に捉える　120
評価期間　279
評価尺度　88
標準化されたマニュアル　378
標準値のフィードバック　286
費用対効果　175
平等主義　180
平等なパートナーシップ　17
表面的な対処法　79
表面的な認知スタイル　83
開かれた心　87
開かれた質問　9, 11, 141, 200
不安　8, 86, 95, 97, 121, 132, 261
　――症　31, 33, 195
　――の力動や信念　65
　――誘発刺激　34
　――を軽減する　89
　――を誘発する課題　61
フィードバック　60, 285, 343, 355,
　　375
　――レター　251
不一致　4
不意をつかれる　82
フォーミュレーション　260
不快感のより低い閾値　356
複雑な反映　142, 366
複雑な両価性　212, 214
副作用　175, 310
服薬アドヒアランス　358, 360
服薬拒否　314
服薬遵守不良　6

服薬の利益　323
不十分　261
侮辱しない　40
不信　73, 101
2つの選択肢　218
物質使用障害　33, 127, 178, 195, 330, 335, 393
　——の領域　178
物質使用の低減　390
物質誘発性の症状　336
物質乱用　73
不適切　362
　——な対処行動　74
ブラインドサイダー（気づいていない問題）　82, 84, 95
フラッシュバック　73
不利益が生じる　21
不利益な結果　349
不利益な面　43
文化的な障壁　164
文化的な抵抗　151
文化的な背景　150
文化的背景　137
文化的要因　136
文献　18
文節を続ける反映的傾聴　387
平均的な人との比較　89
ヘルプライン　278
変化にかかわる懸念　8
変化に関する両価性　293
変化に対する準備　236
　——状態　255
変化に対する障壁　182
変化に対する躊躇　239
変化に対する動機　267
　——を喚起する　396
変化についての両価性　38, 113, 397
変化の維持　190
変化の過程　8, 65

変化の可能性　320
変化の計画　12, 26, 58, 188
　——を立てる　26
「変化の原動力」　377
変化の肯定的側面　375
変化の試み　277
変化の5段階モデル　3, 307
変化の重要性　376
変化の熟考期　122
変化の障害物　40
変化の障壁　80
変化の戦略　58, 59, 187
変化の代償　44
変化の多段階理論　78
変化のために最適な環境　391
変化の段階　58, 110, 268, 375
変化の必要性　144
変化の不利益　406
変化の利益と損失　39
変化の両価性　77
変化の理論横断モデル　307
変化への決意を表明する言葉　11
変化への決断　62
変化への抵抗　7
変化への動機　7, 36
　——を強化する　396
変化を実行に移す現実の機会　387
変化を「試す」　59
変化を誘導する　19
変化を擁護する立場　11
偏見　75, 160, 373
弁証法的対立　68
弁証法的治療　67
防衛　45
　——因子　211
暴言　258
法的強制措置　259
法的拘束力　211
暴力　258

――犯罪　374
他の人々が用いた戦略　291
ほどほど　264

ま行

前向きな評価　143
前向きなフィードバック　382
窓　129
的を射た　237
マニュアル　378
　　――化された手順の厳格な遵守　36
　　――に従う　21
慢性PTSD　83
慢性疾患　302
慢性のPTSD症状　73
見誤っている　59
未解決の感情　195
未解決の悲嘆　185
認め難い自己　47
認めて肯定する過程　47
認めない人　285
耳を傾ける　48
未来の展望　13
未来を見通して　281
魅力的　282
民族　172
無作為化予備研究　171
無作為化臨床研究　297
無作為化臨床試験　18, 20
矛盾　4, 49, 140, 165, 230, 316
　　――している　50
　　――の両面　37, 406
　　――を浮き彫りにする　12
　　――を拡大　113
　　――を拡大する　7, 49, 51, 265
　　――を調整する　215
無条件な真実の共感　385
無条件の肯定的な関心　179, 181
　　――または受容　179

無力　261
明晰　262
　　――さ　346
　　――で具体的な質問　317
滅裂思考　337
面接者の文化に特有の価値観　139
面接の目的　281
面接を完了する　168
妄想　337, 354
　　――型の統合失調症　314
模擬面接　28
目的　89
目標　318
　　――追求を中断させ崩壊させる　272
『持っているかもしれない』問題　76, 82
　　――行動　88
もっともな理由　43
最も不満足な領域　320
物語を引き出す　139
問題解決　329, 337
　　――技法　332, 371
問題ギャンブリングの重症度　298
問題行動の結果を見積もる　346
問題行動の頻度　89
問題行動を変える動機　77
問題の解決　162
問題を見つけようとすること　95
問題を持つことの利益　8

や行

役に立つ意味　352
薬物使用　76, 374, 388
　　――の低減　330
薬物製造と売買　374
薬物乱用　11
薬物療法　74, 127, 175, 193, 211, 273, 328, 345
　　――アドヒアランス　302, 311,

318, 320, 332, 394
　　──抵抗性の患者　108
　　──のアドヒアランス　176, 336
　　──のノンアドヒアランス　302
　　──の利益と損失　327
役割責任　371
有意に大きな行動の変化　19
有意に増加　21
有意に増大　99
有益　286
有効性　366
　　──を増強する　20
有効な矯正治療　371
「有効に働くこと」　370
　　──プログラム　372
優先順位　376
　　──の認識　388
誘導（案内）形式　410
　　──のフィードバック　356
誘導する　44
有用な矛盾　213
「良い選択」を可能にする　217
良い投資　383
養育放棄　374
陽性症状　302, 336, 337
陽性精神病症状　340, 358
要約　11, 293
　　──を構成する　140
抑圧された怒り　185
抑うつ症状　177
予測　404, 409
欲求不満　387
より深い反映　354
より良いコミュニケーション技術　380
弱さの表れ　93

ら行

烙印　304, 327, 328, 340

楽観性　56
楽観的態度　69
利益　62, 122
利益と損失　49, 64
　　──を比較対照　39
利益と代償　79, 88, 375
　　──の比較　87
　　──の比較検討　321
　　──の分析　121
　　──を検討する　93, 343
利害得失対照表　321
力動的精神療法　16, 186
リスク監視　254
リスク管理　208
リスク評価　243
理由　23
両価性　4, 7, 9, 11, 15, 23, 26, 33, 36, 37, 38, 69, 100, 112, 114, 125, 127, 145, 153, 158, 165, 173, 177, 189, 193, 200, 210, 212, 214, 215, 217, 230, 231, 293, 307, 310, 397, 407
　　──が増大　101
　　──から抜け出す道筋　7
　　──に取り組む　12
　　──の解決　5, 33, 38, 181, 395
　　──の検証　207
　　──の考察　37
　　──の重要な要素　218
　　──の測定法　412
　　──の探求　64
　　──の探求と解決　218
　　──の反映　36
　　──の否定的側面　39
　　──の両面　8, 405
　　──や躊躇　310
　　──を解決　180
　　──を解決する　4, 12, 49, 111, 173, 203, 373, 404

——を簡潔に要約　356
　　——を軽減させる　92
　　——を探求する　121, 277
　　——を探求する過程　26
　　——を探求する機会　280
　　——を低減　5
　　——を低減させる　127
両価的　24, 63, 75, 85, 299
　　——状態　2, 137, 188
　　——な患者　169
　　——な感情　33
　　——な気持ちを探求する　299
良好な治療の成果　22
両面相互の動的関係　4
両面の探求　406
両面の反映　52, 158, 166
両面を反映する　165

臨床家次第　399
臨床家の共感　352
臨床家の正しい言動の強化因子　29
臨床的有用性　109
累犯率　369
礼儀　230
　　——正しさ　217
レッテル貼り　316, 318, 373
連続体上に存在する行動　208
連帯感　373
論理的に考える　347

わ行

枠組みを変える　52
私－あなた　402
『私の努力目標』のリスト　350

編著者／訳者紹介

【編者略歴】

Hal Arkowitz は，アリゾナ大学の心理学準教授である。彼の主要な関心は，人はどのように変わっていくのか，そしてなぜ変わらないのかということに対する理解にある。彼は，不安症，うつ病，精神療法および統合的精神療法の領域において，幅広く論文を発表している。最近では，David E. Eagle と共著で『Ambivalence in Psychotherapy : Facilitating Readiness to Change』を出版した（Guilford Press, 2006）。また彼は，Scott O. Lilienfeld と共に Scientific American Mind 誌にコラムを寄せており，この10年間，Psychotherapy Integration 誌の編集委員を務めている。博士号を取得した後も，彼は積極的な臨床活動を展開し，研究と臨床実践の相互的な影響力の評価について研究を続けている。

Henny A. Westra は，トロントのヨーク大学において，心理学準教授と不安研究クリニックの診療部長を兼任している。彼女は以前，ロンドン健康科学センターで，不安症と気分障害診療部の部長を務めていた。また，今までに30以上の論文と共著の書籍を執筆し，100を超える学会発表やワークショップを開催してきた。彼女は，米国国立精神保健研究所とカナダ健康保健研究所の資金援助によって，動機づけ面接法（MI）と変化への期待，および治療に対する取り組みについて研究している。

William R. Miller は，ニューメキシコ大学の心理学および精神医学の著明な教授であり，特筆すべき業績をあげてきた。35冊の書籍を含む400以上もの論文を著しており，なかでも1983年の論文によって，動機づけ面接法（MI）の概念を提唱したことで知られている。

Stephen Rollnick は，臨床心理士であり，英国・ウェールズのカーディフ大学において，プライマリケアおよび健康保健学部に所属し，ヘルスケアコミュニケーションの教授として教鞭を執っている。彼は MI と健康に関わる行動の変化について，幅広く論文を出版している。また，健康と社会的援助領域の困難な相談業務について，特に関心を寄せている。

著者／訳者略歴　477

【執筆者一覧】

Hal Arkowitz, PhD, Department of Psychology, University of Arizona, Tucson, Arizona

Brian L. Burke, PhD, Department of Psychology, Fort Lewis College, Durango, Colorado

Patrick W. Corrigan, PsyD, Institute of Psychology, Illinois Institute of Technology, Chicago, Illinois

Katherine M. Diskin, PhD, Addiction Centre, Foothills Medical Centre, Calgary, Alberta, Canada

David J. A. Dozois, PhD, Department of Psychology, University of Western Ontario, London, Ontario, Canada

Carl Åke Farbring, MA, National Prison and Probation Administration, Stockholm, Sweden

Nancy K. Grote, PhD, School of Social Work, University of Washington, Seattle, Washington

David Hodgins, PhD, Department of Psychology, University of Calgary, Calgary, Alberta, Canada

Wendy R. Johnson, MS, Department of Psychology, University of New Mexico, Albuquerque, New Mexico

Nicholas Maltby, PhD, Anxiety Disorders Center, The Institute of Living, Hartford, Connecticut

Steve Martino, PhD, Department of Psychiatry, Yale University School of Medicine, New Haven, Connecticut, and VA Connecticut Healthcare System, West Haven, Connecticut

Stanley G. McCracken, PhD, School of Social Service Administration, University of Chicago, Chicago, Illinois

William R. Miller, PhD, Department of Psychology, University of New Mexico, Albuquerque, New Mexico

Theresa B. Moyers, PhD, Center on Alcoholism, Substance Abuse, and Addictions, University of New Mexico, Albuquerque, New Mexico

Ronald T. Murphy, PhD, Department of Psychology, Francis Marion University, Florence, South Carolina

Stephen Rollnick, PhD, Department of General Practice, Cardiff University School of Medicine, Cardiff, United Kingdom

Ulrike Schmidt, MD, PhD, Section of Eating Disorders, Institute of Psychiatry, London, United Kingdom

Holly A. Swartz, MD, Department of Psychiatry, Western Psychiatric Institute and Clinic, University of Pittsburgh School of Medicine, Pittsburgh, Pennsylvania

David F. Tolin, PhD, Anxiety Disorders Center, The Institute of Living, Hartford, Connecticut, and Department of Psychiatry, University of Connecticut School of Medicine, Farmington, Connecticut

Janet Treasure, MD, PhD, Department of Academic Psychiatry, Kings College London, London, United Kingdom

Henny A. Westra, PhD, Department of Psychology, York University, Toronto, Ontario, Canada

Harry Zerler, MA, Hunterdon Medical Center, Flemington, New Jersey

Allan Zuckoff, PhD, Department of Psychiatry, Western Psychiatric Institute and Clinic, University of Pittsburgh School of Medicine, Pittsburgh, Pennsylvania

【訳者略歴】

後藤　恵（ごとう めぐみ）

日本依存神経精神科学会評議員，日本アルコール・薬物医学会（元）理事。

1985 年	京都府立医科大学卒業
1992 年	（〜 1994 年）ロンドン大学精神医学研究所にて，嗜癖行動科学（専門医コース終了），その他家族療法・認知行動療法・地域医療・児童精神医療などを学ぶ
1999 年	成増厚生病院　急性期治療病棟・アルコール病棟勤務
2003 年	同　診療部長
2010 年	（〜 2012 年）日本アルコール薬物医学会理事
2011 年〜	翠会ヘルスケアグループ精神医学研究所副所長
2014 年〜	東京医科歯科大学臨床講義担当
2014 年〜	東京都立松沢病院依存症外来担当兼務
2015 年〜	日本アルコーリクスアノニマス専門家常任理事

動機づけ面接法の適用を拡大する：
心理的問題と精神疾患への臨床適用

2016 年 4 月 21 日　初版第 1 刷発行

編　者　ハル・アーコウィッツ　ヘニー・A・ウェスラ
　　　　ウイリアム・R・ミラー　ステファン・ロルニック
訳　者　後藤　恵
発行者　石澤雄司
発行所　㈱星和書店
　　　　〒168-0074　東京都杉並区上高井戸 1-2-5
　　　　電話　03（3329）0031（営業部）／ 03（3329）0033（編集部）
　　　　FAX　03（5374）7184（営業部）／ 03（5374）7185（編集部）
　　　　http://www.seiwa-pb.co.jp

Ⓒ 2016 星和書店　　Printed in Japan　　ISBN978-4-7911-0928-9

・本書に掲載する著作物の複製権・翻訳権・上映権・譲渡権・公衆送信権（送信可能化権を含む）は㈱星和書店が保有します。
・JCOPY　〈(社)出版者著作権管理機構　委託出版物〉
　本書の無断複写は著作権法上での例外を除き禁じられています。複写される場合は，そのつど事前に(社)出版者著作権管理機構（電話 03-3513-6969，FAX 03-3513-6979，e-mail：info@jcopy.or.jp）の許諾を得てください。

動機づけ面接法 基礎・実践編

ウイリアム・R・ミラー、ステファン・ロルニック 著
松島義博、後藤 恵 訳
A5判　320p　3,300円

人が変わってゆく過程を援助する技法として世界標準となっている動機づけ面接法。依存症治療をはじめ、精神科領域全般、高血圧・糖尿病の生活指導など様々に応用されている医療関係者必修の技法！

動機づけ面接法 実践入門
あらゆる医療現場で応用するために

ステファン・ロルニック、ウイリアム・R・ミラー、
クリストファー・C・バトラー 著
後藤 恵 監訳　後藤 恵、荒井まゆみ 訳　A5判　324p　2,900円

動機づけ面接法は患者の行動変化を促すための非常に効果的な面接技法である。一般の臨床家にも理解しやすく、動機づけ面接法の概要を把握し日常のヘルスケア業務に即応用できる実践的な解説書。

動機づけ面接法 応用編

ウイリアム・R・ミラー、ステファン・ロルニック 編
松島義博、後藤 恵、猪野亜朗 訳
A5判　304p　3,200円

動機づけ面接法を様々な対象（思春期青年期、重複障害など）、状況（グループなど）、領域（医療、保健、司法など）へどのように適用するか、エビデンスに基づき解説。様々な場面で柔軟に活用するために。

発行：星和書店　http://www.seiwa-pb.co.jp　価格は本体（税別）です